नरेश अग्रवाल
के
राजनीतिक 50 वर्ष

नरेश अग्रवाल के राजनीतिक 50 वर्ष

देवकी नंदन मिश्र
से संवाद पर आधारित

प्रभात प्रकाशन

प्रकाशक • **प्रभात प्रकाशन प्रा. लि.**
4/19 आसफ अली रोड,
नई दिल्ली–110002

संस्करण • प्रथम, 2023
मूल्य • पाँच सौ निन्यानबे रुपए
मुद्रक • आर–टेक ऑफसेट प्रिंटर्स, दिल्ली

NARESH AGARWAL KE RAJNEETIK 50 VARSH
by Shri Devaki Nandan Mishra ₹ 599.00
Published by Prabhat Prakashan Pvt. Ltd., 4/19 Asaf Ali Road, New Delhi-2
e-mail: prabhatbooks@gmail.com ISBN 978-93-5562-495-6

यह पुस्तक

मेरी माताजी **स्व. शांति देवी**

व

पिता **स्व. श्री श्रीशचंद्र अग्रवालजी**

के

चरणों में समर्पित है

अमित शाह

गृह मंत्री एवं सहकारिता मंत्री
भारत सरकार

सत्यमेव जयते

संदेश

यह अत्यंत हर्ष का विषय है कि राज्यसभा के पूर्व सांसद श्री नरेश अग्रवालजी के राजनीतिक जीवन के पाँच दशक पूर्ण होने के अवसर पर उनके द्वारा अपने राजनीतिक अनुभवों को एक पुस्तक के रूप में संकलित कर प्रकाशित किया जा रहा है।

उत्तर प्रदेश की राजनीति में एक राजनीतिक कार्यकर्ता के रूप में श्री नरेश अग्रवालजी का प्रमुख स्थान रहा है। सार्वजनिक जीवन में गरीबों, दलितों, पिछड़ों एवं वंचितों के अधिकारों के लिए वे सदैव संघर्षरत रहे। मुझे विश्वास है कि उनके संघर्षों, सामाजिक व राजनीतिक योगदान तथा व्यक्तित्व एवं कृतित्व की व्यापक झलक इस पुस्तक में देखने को मिलेगी। यह पुस्तक पाठकों को उनके जीवन के विभिन्न आयामों से परिचित कराने में भी सफल होगी।

श्री नरेश अग्रवालजी को सामाजिक जीवन के पाँच दशक पूर्ण होने के अवसर पर बधाई देते हुए मैं पुस्तक के सफल प्रकाशन की कामना करता हूँ।

(अमित शाह)

श्री नरेश अग्रवाल
पूर्व संसद सदस्य (राज्यसभा)

कार्यालय : गृह मंत्रालय, नॉर्थ ब्लाक, नई दिल्ली-110001
दूरभाष : 23092462, 23094686, फैक्स : 23094221
इ-मेल : hm@nic.in

जगत प्रकाश नड्डा
राष्ट्रीय अध्यक्ष

भारतीय जनता पार्टी
दिनांक : 28 अगस्त, 2023

संदेश

मुझे अत्यंत प्रसन्नता है कि आपके राजनीतिक सफर के 50 वर्ष पूर्ण होने के अवसर पर आपके राजनीतिक अनुभवों को एक पुस्तक के रूप में प्रकाशित किया जा रहा है।

आपने अपने राजनीतिक जीवन में सदा दलितों एवं पिछड़ों के अधिकारों के लिए संघर्ष किया है तथा सदैव जमीन से जुड़ कर उनके उत्थान के लिए अनगिनत प्रयास किए हैं, जिसकी मैं सराहना करता हूँ।

एक बार पुनः आपको राजनीतिक सफर के 50 वर्ष पूर्ण होने के उपलक्ष्य में हार्दिक शुभकामनाएँ एवं पुस्तक के सफल प्रकाशन की मंगलकामनाएँ।

आपका

(जगत प्रकाश नड्डा)

श्री नरेश अग्रवाल
बी–988, सेक्टर–ए, महानगर,
लखनऊ (उत्तर प्रदेश) 226006

6–ए, दीनदयाल उपाध्याय मार्ग, नई दिल्ली–110002 • दूरभाष : 011–23500000

प्रस्तावना

श्री नरेश अग्रवाल उत्तर प्रदेश की राजनीति का चर्चित चेहरा हैं। इस साल यानी 2023 में वे अपनी राजनीतिक यात्रा के 50 वर्ष पूरे कर रहे हैं। कांग्रेस के नगर अध्यक्ष के रूप में उन्होंने अपनी राजनीतिक यात्रा आरंभ की। वे उत्तर प्रदेश विधानसभा के सदस्य रहे। मंत्री बने और बाद में राज्यसभा के सदस्य भी बने। किसी भी राजनीतिक नेता का मुख्य गुण संवेदनशीलता होता हैं। संवेदनशीलता उत्कृष्ट गुण है। श्री अग्रवाल अतिसंवेदनशील राजनेता है। अपनी संवेदनशीलता के कारण ही वे आमजनों में लोकप्रिय हैं। यारों के यार हैं। सबके प्रति मिलनसार हैं। व्यवहार में सरल और तरल है। उत्तर प्रदेश विधानसभा में मैंने उनका संसदीय ज्ञान और अनुभव निकट से देखा है। वे विधानसभा के प्रतिष्ठित विधायक रहे हैं। उनके व्यक्तित्व के तमाम पहलू हैं। जब मैं मंत्री था तब नरेश अग्रवाल कांग्रेस के विधायक थे। विधानसभा में गन्ने पर चर्चा चल रही थी। मैं निरंतर विधायकों के सवाल का जवाब दे रहा था। नरेशजी ने खड़े होकर कुछ प्रश्न किए। जब मैं जवाब देने लगा तो नरेश अग्रवालजी ने चुटकी ली कि पंडितजी, आप तो ऐसे जवाब दे रहे हैं जैसे आप गन्ने के एक्सपर्ट रहे हैं। आप उस जिले से आते हैं, जहाँ न गन्ना है और न ही शुगर मिल है। अधिकारियों द्वारा बताई गई बातों को आप कह रहे हैं, इस पर हम लोगों से तर्जुबा लीजिए। मैं शांत रहा, लेकिन नरेशजी की बात एकदम सही थी।

वरिष्ठ पत्रकार श्री देवकी नंदन मिश्रजी ने श्री अग्रवाल की 50 वर्ष की सक्रिय राजनीतिक यात्रा पर 'नरेश अग्रवाल के राजनीतिक 50 वर्ष' नामक

पुस्तक लिखी है। यह प्रसन्नता का विषय है। श्री मिश्र की यह पुस्तक श्री अग्रवाल के राजनीतिक जीवन का ज्ञान अभिलेख है।

श्री नरेश अग्रवाल हमारे मित्र हैं। पुस्तक के लेखक श्री मिश्र हमारे प्रिय है। मैं इस पुस्तक की लोकप्रियता की शुभकामना करता हूँ।

—हृदय नारायण दीक्षित
पूर्व विधानसभा अध्यक्ष, उत्तर प्रदेश

मेरी बात

मेरा जन्म 1 अक्तूबर, 1951 को हरदोई में एक मध्यम वैश्य परिवार में हुआ था। घर में राजनीति और व्यापार दोनों थे और हम लोग चाचा-भाई लगभग 20 लोग एक साथ रहते थे, जॉइंट फैमिली सिस्टम था। हम संख्या में ज्यादा थे, इसलिए मन भी आपस में लगा रहता था। पढ़ते थे, पर अन्य कार्य भी करते थे। हमारे बाबा श्री छेदालाल गुप्ताजी एम.पी. थे, उनको ताश खेलने का बहुत शौक था। उन दिनों एंटरटेनमेंट का कोई साधन नहीं था, बाबा के साथ हम लोग कोट पीस खेलते थे। जब कोई हम लोगों में से ताश खेलने में फँस जाता था, तो समझिए कि बस आधा दिन तो चला गया, लेकिन उतनी देर बाबा के पास बैठकर बहुत सारी बात सुनने को भी मिलती थी। जीवन में उससे सीख भी मिली और राजनीति में प्रेरणा भी। बाबा की मृत्यु के बाद मेरे पिताजी श्रीषचंद्र अग्रवाल राजनीति में आए, अध्यक्ष जिला परिषद् बने, फिर विधायक बने। बचपन में माता-पिता का बहुत प्यार मिला। भाई-बहन सब आपस में एक-दूसरे को बहुत प्यार करते थे। एक तरीके से अपनत्व के बीच जीकर हम लोग बड़े हुए हैं, क्योंकि सामूहिक परिवार में रहते थे, तो जागरूकता भी थी अपनापन भी होता था। उस जमाने में न तो टी.वी. होता था और न ही मोबाइल। सिर्फ खेलना, कबूतर पालना, खरगोश पालना यही हम लोगों के एंटरटेनमेंट का साधन था। बाल विहार में मैंने कक्षा 6 तक पढ़ाई की है। कक्षा 6 के बाद 7वीं में हम राजकीय इंटर कॉलेज, हरदोई चले गए। पिताजी उस समय अध्यक्ष जिला परिषद् थे। उस समय एजुकेशन जिला परिषद् के अंतर्गत रहती थी।

मेरे पिताजी और मेरे प्रिंसिपल साहब में बहुत अच्छी दोस्ती थी और वो मुझको बेटे की तरह ट्रीट करते थे। अकसर हम दोपहर में खाना खाने उनके घर चले जाया करते थे। उनका बेटा निहाल राशिद मेरा बहुत अच्छा मित्र था। इनसे छोटे जमाल राशिद थे। उसी समय चाइना का युद्ध हुआ और युद्ध के बाद चाइना और इंडिया में बहुत कटुता हो गई। मैं और मेरे दोस्त मोहम्मद अहमद और रवींद्र नाथ सेठ सदैव साथ रहते थे। एक दिन हम लोग क्रिकेट खेल रहे थे, तभी प्रिंसिपल साहब का छोटा बेटा जमाल अहमद वहाँ पर आ गया। मोहम्मद मियाँ ने उसे मजाक में चीनी कह दिया। उसने अपने घर जाकर इसकी शिकायत की। प्रिंसिपल साहब अपने बेटे के बारे में चीनी शब्द सुनकर बहुत नाराज हुए। एक दिन उन्होंने हम तीनों को अपने दफ्तर में बुला लिया। मुझे पीछे खड़ा कर दिया और कहा, तुमसे तो हम बाद में निपटेंगे। उन दोनों पर वो बहुत नाराज हुए और कहा कि अपने पिताजी को बुलाकर लाओ तब क्लास में एंट्री मिलेगी। मोहम्मद मियाँ के पिताजी ताल्लुकेदार थे, वो कैसे आते! हम लोग बैठे थे, सोच रहे थे कि प्रिंसिपल साहब की जिद को कैसे पूरा किया जाए? मोहम्मद मियाँ का एक नौकर सिद्दीक था। उसको हम लोगों ने मनाया और उसे पिता बनाकर प्रिंसिपल साहब के सामने ले जाने की योजना बनाई। उसे शेरवानी पहनाई, बढ़िया चूड़ीदार पाजामा पहनाया, नागरा का जूता पहनाया और उसको प्रिंसिपल साहब के सामने पेश किया गया। दोनों में दुआ-सलाम हुई। उर्दू भाषा में दोनों बात करने लगे। प्रिंसिपल साहब ने कहा कि बड़ा नालायक लड़का है। उसने कहा कि हाँ, ये बड़ा नालायक लड़का है, इसे आप देखें। सिद्दीक ने कहा कि अब जाने दो, मैं इसकी नालायकी ठीक कर दूँगा। यह कहकर बात खत्म हुई और हम लोगों को जाने दिया गया। हम लोग वहाँ से निकलकर घर जा रहे थे, सिद्दीक हम लोगों से आगे चल रहा था, मोहम्मद मियाँ आगे गए और जूता निकालकर सिद्दीक को मारने लगे। हम चौंक गए कि सिद्दीक इतना बड़ा काम करके आया है तो उसे क्यों पीटा जा रहा है! हमने आगे बढ़कर मोहम्मद मियाँ से कहा कि तुम इसकी पिटाई क्यों कर रहे हो? मोहम्मद मियाँ ने कहा, इसकी हिम्मत

कैसे हुई, इसने मुझे नालायक कहा। वैसे वो बात तो वहीं पर खत्म हो गई, लेकिन जीवन का वो किस्सा मुझे आज भी याद आता है कि बचपन में हम क्या-क्या शरारत किया करते थे। इंटर पास करके मैंने लखनऊ में के.के. सी. कॉलेज में बी.एस.सी. में दाखिला ले लिया और कॉलेज के हॉस्टल में रहने लगा। मेरे बड़े भाई डॉ. रमेश अग्रवालजी मेरे रूम पार्टनर थे। कुछ ऐसा दुर्भाग्य हुआ कि जब-जब मेरे पिताजी हॉस्टल आते थे, मैं उन्हें नहीं मिल पाता था। बड़े भाई मिलते थे और वह मेरी शिकायत कर देते थे। इसी बात को लेकर पिताजी मुझसे बहुत नाराज रहते थे। जब कभी भी मैं घर पर हरदोई जाता था तब चारपाई पर मुँह ओढ़कर मैं तब तक सोता रहता था, जब तक पिताजी ऊपर से नीचे नहीं उतर जाते थे। मेरी माताजी उस समय मुझको संरक्षण देती थी। तब सौ रुपए महीना मुझे खर्चे के लिए मिलता था। कभी कोई कमी रहती थी, तो माताजी से कहते थे। पिताजी से कभी नहीं कहा। माताजी मुझे अपार प्रेम करती थी। पिताजी मुझसे नाराज जरूर रहते थे, लेकिन अकसर पिताजी मेरे बारे में सबसे यही कहते थे कि मेरा यही बेटा तरक्की करेगा। उनके इर्द-गिर्द, जो लोग बैठते थे, वो उनसे कहते थे कि देखना, यही एक दिन नेता बनेगा। मैंने सन् 1972 में वकालत पास की और कांग्रेस में शामिल हो गया। सन् 1974 में हरिकेश बहादुरजी उत्तर प्रदेश के यूथ कांग्रेस के अध्यक्ष थे वह बहुगुणाजी के बहुत खास थे और मुझे उन्होंने हरदोई यूथ कांग्रेस का अध्यक्ष बना दिया। इसी के साथ मेरा राजनीतिक जीवन शुरू हुआ।

मैं राजनीतिक मामलों में कई बार जेल गया। इंदिराजी और संजय गांधीजी की गिरफ्तारी के बाद मुझे भी गिरफ्तार कर लिया गया। पहले लखनऊ जेल, फिर हरदोई जेल में भी रहा। राजनीति में जेल जाने को कोई बुरा नहीं मानता था। एक दिन किसान आंदोलन में संजयजी लखनऊ में अरेस्ट हुए। हम लोग भी अरेस्ट किए गए पर हम लोगों को जेल नहीं भेजा गया। सुल्तानपुर रोड पर दूर ले जाकर हमें छोड़ दिया गया। वहाँ से हम लोग पैदल वापस आए।

अगले दिन हम लोग संजय गांधीजी से जेल में मिलने गए। जेल में

हम लोगों ने संजयजी से बताया कि मुझे भी अरेस्ट किया गया था, लेकिन बाद में छोड़ दिया गया। इस पर उन्होंने कहा कि कल नरेशजी, आप जेल का ताला तोड़ेंगे। मैं चुप रहा और वहाँ से चला आया। वापस आकर मैंने सोचा कि ताला तोड़ने का मतलब गोली कहीं-न-कहीं लगनी है। हमें भी श्रदांजलि दे दी जाएगी। रात में हम तीन मित्र इस मुद्दे पर विचार करने के लिए बैठे। हम लोग सोच रहे थे कि इसका कैसे समाधान निकाला जाए कि बात भी न कटे और काम भी हो जाए। उस समय हमारे एक मित्र, हजरतगंज में इंस्पेक्टर थे। मैंने उनसे कहा कि यार, तुम हम तीनों को रात में अरेस्ट कर लो और पॉलिटिकल कॉन्सपिरेसी दिखा दो। उन्होंने हमारी बात मानी और हम तीनों को पॉलिटिकल कॉन्सपिरेसी में अरेस्ट करके सुबह जेल भेज दिया। जेल में पहुँचते ही संजयजी ने हम लोगों को देखा और कहा, "तुम लोग जेल में?" हमने कहा, "साहब! रात में हम लोग योजना बना रहे थे कि कैसे जेल का फाटक तोड़ा जाए तब तक पुलिस को सूचना मिल गई और हमको अरेस्ट कर लिया।" एक तरीके से दिमाग लगाकर हम लोगों ने उस काम को किया। साँप भी मर गया और लाठी भी नहीं टूटी। मैं सौभाग्यशाली हूँ कि मुझे इंदिराजी से लेकर आदरणीय मोदीजी तक 8 प्रधानमंत्रियों के साथ काम करने का मौका मिला, जो मुझे नाम से पुकारते हैं। 11 मुख्यमंत्रियों में विश्वनाथ प्रताप सिंहजी से लेकर आज मैं बाबा योगी आदित्यनाथजी के साथ काम कर रहा हूँ। उनमें से कई के साथ मतभेद भी हुए। विश्वनाथ प्रताप सिंहजी, नारायण दत्त तिवारीजी से बहुत मतभेद हुए। कल्याण सिंहजी, राम प्रकाश गुप्ताजी, राजनाथ सिंहजी व मुलायम सिंह यादवजी के साथ मंत्रिमंडल में ऊर्जा परिवहन और पर्यटन मंत्री भी रहा। प्रधानमंत्री श्रीमती इंदिरा गांधीजी, मनमोहन सिंहजी, राजीव गांधीजी व अटलजी से मुझे बहुत प्यार मिला। मौजूदा प्रधानमंत्री नरेंद्र मोदीजी से हमेशा मुझे स्नेह मिलता रहता है।

राजनीति में कई बार मुझे धोखा भी मिला। लेकिन जिन-जिन ने भी मेरे साथ विश्वासघात किया, उन सबसे मैंने बदला लिया। मैंने राजनीति में बहुतों का टिकट काटा और बहुतों को जितवाया और बहुतों को हरवाया

भी। मैंने लोकतांत्रिक कांग्रेस का गठन करके 22 लोगों को मंत्री बनवाया, 2 राज्यसभा एम.पी. बनाए, 2 लोकसभा एम.पी. बनाए। विधान परिषद् के 2 सदस्य दिए, लेकिन धोखा भी बहुत मिला। मौका आया तो इनमें से अधिकांश लोग मुझे छोड़कर भाग गए। लेकिन इन धोखों के बाद भी मैंने कभी अपने को अकेला नहीं महसूस किया, मैं जनता के साथ मिलकर चलता रहा। उसका नतीजा है कि सफलता की राह पर चढ़ता चला गया। मैं यही कहूँगा कि सफल पॉलिटिशियन को पीछे मुड़कर नहीं देखना चाहिए कि कौन साथ है, कौन नहीं है। अपने रास्ते चलते जाओ, जनता तुम्हारे साथ चलती जाएगी। यदि तुम सही रास्ते पर चल रहे हो,तो तुम कभी अकेले नहीं रहोगे और राजनीति में इसको गूढ़ मंत्र मान लेना चाहिए। एक बात और मैं कहता हूँ, अगर किसी को राजनीति करनी है तो मेरे द्वारा कही गई बात को जीवन में अंगीकृत कर लेना चाहिए। एक जमाने में मैं (नरेश अग्रवाल) सरकार बनाता भी था और बिगाड़ता भी था।

मैं अपने उन सभी मित्रों का बहुत-बहुत शुक्रिया अदा करूँगा, जो बचपन से लेकर आज तक मेरे साथ खड़े रहे। लेकिन जब सब मुझे धोखा देते रहे तो भी कुछ मित्र मेरे साथ खड़े रहे। मैं यह कह सकता हूँ कि मित्रों के मामले में मैं बड़ा सौभाग्यशाली हूँ, जिसको ऐसे मित्र मिले। सत्ता में रहते समय मैं जिन्हें अपने पास ज्यादा बुला नहीं पाया। जब सत्ता में मैं नहीं रहा तो भी वे मेरे साथ खड़े रहे। मैं उन सभी को भी धन्यवाद देता हूँ। नाम इस वजह से नहीं लिख रहा कि जिसका नाम छूट जाएगा कि वह हमसे नाराज हो जाएँगे। मैं इतना कहकर सभी मित्रों को बहुत-बहुत सलाम करता हूँ। उनको हाथ जोड़कर नमस्कार करता हूँ। उनका एहसान हम पर जीवन में था और रहेगा, बस यही कह सकता हूँ।

मेरी नजर में प्रथम श्रेणी में आज के मौजूदा नेताओं में मोदीजी और अमित शाह को छोड़ दें तो अरुण जेटली जैसा मित्र, बड़ा भाई और व्यवहार कुशल व्यक्ति मैंने नहीं देखा। मैं बहुत वोकल था, मैं अरुणजी के ऊपर भी तमाम कटाक्ष करता था, लेकिन वो हँसते थे, बुरा नहीं मानते थे। बल्कि कई बार सेंट्रल हॉल में आकर मुझसे कहते थे कि तुम नरेश, मुझको भी

नहीं छोड़ रहे हो। मैंने कहा, भाई साहब! पॉलिटिकल लैंग्वेज कुछ और है, व्यक्तिगत लैंग्वेज कुछ और है और वो हँसने लगते थे। वे बड़े वकील थे। अरुणजी सदन में अंग्रेजी में भाषण देते थे। एक बार मैंने उनसे जिद करी कि अरुणजी, देश में 70 प्रतिशत लोग हिंदी जानते हैं, अंग्रेजी नहीं जानते हैं। अगर आपको नेता बनना है तो हिंदी में भाषण दीजिए। अरुणजी ने मेरी बात को स्वीकार किया और उन्होंने तब से अंग्रेजी में भाषण देना बंद कर दिया।

अरुणजी सुबह-सुबह कभी-कभी मुझे फोन कर देते थे और कहते थे कि नरेशजी, आज इस मैटर को आप हाउस में उठा दीजिएगा। अरुणजी को बहुत सी चीजें स्पष्ट करनी होती थीं सदन के सामने। मैं उस मैटर को शून्य काल में उठा देता था और अरुणजी उस पर जवाब दे देते थे। जिससे कि सरकार की बहुत सी चीजें जनता के बीच स्पष्ट हो जाती थीं, जिसको लेकर विपक्ष जनता को भ्रम में रखता था। अकसर अरुणजी मुझको शाम को खाने पर बुला लेते थे। बीमार पड़े तो मैं कई बार उनसे मिलने गया। मैंने उनसे कहा, भाई साहब! आप जल्दी ठीक होंगे। वे बिल्कुल अकेले में रहते थे और बाद में जब मिलना शुरू भी किया तो इतने रिस्ट्रिक्शन पर मिल रहे थे कि मुझे अच्छा नहीं लग रहा था। लेकिन अरुणजी के भाग्य में जो लिखा था, उसको कोई रोक नहीं सकता था। अरुणजी ने भाजपा को बहुत ऊँचाइयों तक पहुँचाया। कांग्रेस की सरकार में अगर विपक्ष की लड़ाई अदालत में किसी ने लड़ी तो अरुणजी ने लड़ी। विपक्ष को अरुण जेटलीजी इतना महत्त्व देते थे। अब तो सत्ता पक्ष के राजनेता विपक्ष के राजनेता को दुश्मन की दृष्टि से देखते हैं। लीडर सदन होने के नाते वे बहुत सफल थे। विपक्ष के नेताओं को हफ्ते में एक बार तो वे अपने कमरे में छोले-भटूरे के लिए जरूर बुलाते थे। उनका सबसे विश्वासपात्र छोले-भटूरेवाला था, सीताराम, पहाड़गंज में छोले-भटूरे बेचता था। वो मुझसे कहते थे कि नरेशजी, सीताराम बहुत अच्छे छोले बनाता है और मैं बचपन से इसके छोले खाता था। तुम लोग भी इसको पसंद करोगे। हम लोग भी उनके यहाँ छोले-भटूरे खाने चले जाते थे। जब मेरा सन् 2018 में राज्यसभा का समय

आ रहा था तब वो चाहते थे कि मैं सपा से एक बार फिर राज्यसभा में आऊँ। एक दिन सेंट्रल हॉल में हम लोग बैठे थे, वो उठकर आए और रामगोपालजी से बोले, "रामगोपालजी, नरेशजी को जरूर सदन में लाना। नरेशजी नहीं आए तो सदन की रौनक खत्म हो जाएगी।" रामगोपालजी ने कहा, यही सदन में आएँगे। बाद में रामगोपालजी की बात अखिलेशजी ने नहीं मानी और मेरी जगह किसी और को वो ले आए। यह उनकी सोच थी, इसके बाद मैंने पार्टी छोड़ दी। अब इससे सपा को फायदा हुआ या नुकसान हुआ, इसका आकलन तो अखिलेशजी ही कर सकते हैं। लेकिन ये मेरे साथ अच्छा हुआ। उस दिन के बाद मैं राष्ट्रीय पार्टी में आ गया। मेरा मानना है कि जिंदगी में सफलता सिर्फ राष्ट्रीय पार्टी से मिल सकती है, क्षेत्रीय पार्टी से नहीं मिल सकती। आज मैं राष्ट्रीय पार्टी से जुड़ा हूँ। इतना कह सकता हूँ कि अगर अरुणजी जिंदा रहे होते, तो मेरा भाजपा से राज्यसभा का टिकट अवश्य होता, क्योंकि वह मुझसे तो कहते थे कि नरेशजी, ये तुम मुझ पर छोड़ो, मैं तुमको टिकट लाकर दूँगा और शायद उनकी बात भाजपा की हाई कमान भी नहीं काटती, लेकिन जो होना था, वह हो गया, मुझे टिकट नहीं मिला। मैं अपने जीवन में अरुणजी को जितना भी धन्यवाद दूँ या उनके लिए जितने भी शब्द बोलूँ, वो कम होंगे, क्योंकि राजनीति में ऐसे व्यक्ति बहुत कम मिला करते हैं।

मैं यह भी कहना चाहूँगा कि अरुणजी का इस धरती से जाना राष्ट्र और बीजेपी दोनों का नुकसान था। मेरे इन शब्दों को पढ़कर शायद बहुत से लोगों को बुरा लग रहा होगा, लेकिन जो सत्यता मैंने देखी, मैं उसको कह रहा हूँ, मैं कोई चापलूसी नहीं कर रहा हूँ, क्योंकि मैंने जीवन में कभी चापलूसी नहीं की।

एक घटना का जिक्र यहाँ करना जरूरी है। एक बार की बात है अरुण जेटलीजी मंत्री और राज्यसभा में उस समय नेता होते थे। उस समय बिटकॉइन की खूब चर्चा हो रही थी। बड़ी संख्या में लोग बिटकॉइन की खरीददारी कर रहे थे। सरकार भी चिंता में थी कि इस पर कैसे रोक लगाई जाए। मैंने इस मसले को उठाया और कहा कि अगर बिटकॉइन को

लीगलाइज कर दिया गया तो समानांतर दो तरह की करेंसी देश में चलन में आ जाएँगी। इसका असर अर्थव्यवस्था पर पड़ेगा। मैंने अरुणजी से इस मुद्दे पर निजी तौर पर भी बात की तब उन्होंने बिटकॉइन पर रोक लगाई।

राजनीति में कभी-कभी बिना सोचे निर्णय लेना उसी पर भारी पड़ जाता है। माननीय सर्वोच्च न्यायालय ने निर्णय लिया कि यदि किसी भी जन प्रतिनिधि को किसी भी अदालत से दो साल की सजा हो जाएगी तो उसकी सदस्यता स्वत: ही समाप्त हो जाएगी, जबकि इससे पूर्व यह नियम था कि जब तक माननीय सर्वोच्च न्यायालय से निर्णय न हो जाए तब तक सदस्यता समाप्त नहीं की जा सकती। हम लोग इसके विरोध में थे। बहुत से सदस्य उस समय के कानून मंत्री के पास इसका विरोध करने गए। इसका असर यह हुआ कि उस समय सरकार ने निर्णय लिया कि माननीय सर्वोच्च न्यायालय के निर्णय के विरोध में संसद में बिल लाया जाएगा। बिल तैयार हो गया और जिस दिन सदन में बिल प्रस्तुत होना था, उससे ठीक एक दिन पहले श्री राहुल गांधी ने एक प्रेस कॉन्फ्रेंस बुलाई और इस बिल का विरोध करते हुए बिल को पत्रकारों के सामने फाड़ दिया। पूरी केंद्र सरकार इससे भयभीत हो गई और तय हुआ कि यह बिल नहीं लाया जाएगा। दरअसल उस समय देश की राजनीति में अपराधीकरण का विरोध हो रहा था। बिल सदन में नहीं लाया गया और सुप्रीम कोर्ट का आदेश प्रभावी रहा, इसका परिणाम यह हुआ कि एक छोटे से मामले में श्री राहुल गांधीजी को दो साल की सजा सुनाई गई और उनकी सदस्यता समाप्त हो गई। इस तरीके से माननीय सर्वोच्च न्यायालय के इस निर्णय से देश में विपक्ष की चाल कमजोर हुई। राजनीतिक दलों ने सरकार के उन निर्णयों पर, जो जनता के हित में नहीं होते थे, धरना-प्रदर्शन करना बंद कर दिया क्योंकि उन्हें मामूले सी बात पर सदस्यता जाने का डर सताता था। मेरा यह मानना है कि विपक्ष के कमजोर होने से तमाम चीजों में जनता अपने पक्ष में निर्णय नहीं करा पा रही है।

मैं इसी साल (2023) राजनीति के पचास साल पूरे कर रहा हूँ। मैंने यद्यपि राजनीतिक जीवन के पचास वर्ष पूरे तो कर लिए हैं फिर भी मैं अपने

को राजनीतिक विधा में अभी भी अपरिपक्व समझता हूँ क्योंकि राजनीतिक शिक्षा का क्षेत्र इतना बड़ा है कि पूरा जीवन भी उसके लिए कम है।

मैं उन सभी बड़े नेताओं को प्रणाम करता हूँ जिन्होंने देश के राजनीतिक इतिहास को लिखा। इस पुस्तक में अपने 50 साल के राजनीतिक जीवन को लिपिबद्ध करके आपके सामने प्रस्तुत कर रहा हूँ। इसमें त्रुटि भी संभव है। इस पुस्तक को पढ़ने के बाद अगर किसी को पीड़ा हुई हो तो मैं उसके लिए क्षमा प्रार्थी हूँ। मैं देवकी नंदन मिश्रजी का विशेष रूप से अनुग्रहित हूँ कि उन्होंने मेरे अंदर इस पुस्तक को लिखने की प्रेरणा दी। मैं उनका जीवन भर आभारी रहूँगा।

मुझे लेकर बहुत लोगों के मन में अलग-अलग धारणा होगी लेकिन इस पुस्तक को पढ़ने के बाद मैं उस धारणा को अपने पक्ष में करने में सफल रहूँगा ऐसा मेरा विश्वास है। जो लोग मुझे मौका परास्त कहते है वो भी इस पुस्तक को पढ़ने के बाद अपने शब्दों को वापस लेने पर जरूर विचार करेंगे। मैंने इस किताब के लेखक देवकी नंदन मिश्र को वही बताया है जो मेरे जीवन में घटा है। इस पुस्तक में कुछ कमियाँ भी रह सकती है लेकिन कमियाँ ही इनसान को अंधकार से रोशनी की तरफ ले जाती हैं। इस पुस्तक को प्रस्तुत करते हुए आपसे वादा करता हूँ कि मैं अपने जीवन के अंतिम समय तक राजनीतिक रूप से देश की सेवा करता रहूँगा और देश के इतिहास में और भारत के निर्माण में अपना नाम जरूर अंकित करूँगा। यह पुस्तक भविष्य की पीढ़ी खास कर युवा राजनीतिज्ञों को, देश को आगे ले जाने में मार्गदर्शन जरूर प्रदान करेगी।

इन शब्दों के साथ इस पुस्तक को आपके सामने समर्पित करते हुए अपने सभी हितैषी और मित्रों को प्रणाम करता हूँ।

1.10.2023

आपका

—नरेश अग्रवाल

nareshagarwaloffice@gmail.com

लेखकीय

अप्रैल 2023 के एक दिन की बात है, मेरे मित्र बृजेश शुक्ला का सुबह-सुबह फोन आता है। मैं घर से दफ्तर के लिए निकलने की तैयारी में था। शुक्लाजी ने कहा, आपको सांसद (नरेश अग्रवाल)जी याद कर रहे हैं। मैं घर से निकलकर सीधे नरेश अग्रवालजी के महानगर आवास पर पहुँचा। नरेशजी ने कहा, पंडितजी! मैं इस साल अपने राजनीतिक सफर के पचास साल पूरे कर रहा हूँ। मैंने नरेशजी को बधाई दी। वहीं पर तय हुआ कि नरेश अग्रवालजी के लंबे राजनीतिक सफर को एक पुस्तक के तौर पर लिपिबद्ध किया जाए। मैंने पुस्तक लिखने को लेकर हामी भर दी, लेकिन बड़ी चुनौती भी सामने खड़ी थी। जितना मैं पिछले 23 साल से नरेश अग्रवाल के बारे में देखता और सुनता आ रहा था, वह राजनेता भर मुझे कभी नहीं लगे। नरेश अग्रवाल बहुआयामी व्यक्तित्व के धनी हैं। राजनीति का नाम समझौता है, लेकिन नरेश अग्रवाल कभी झुके नहीं और समझौता भी नहीं किया। जब जिस बड़े नेता से नहीं बनी, उन्होंने खुद को उस पार्टी से अलग कर लिया। अपनी बात को बेबाक तरीके से रखने को लेकर वे पत्रकारों में भी खूब लोकप्रिय हैं। किसी राजनेता के बारे में चर्चा उनके सामने छेड़ दीजिए तो वह आपके सामने उसकी कुंडली रख देंगे।

मेरे लिए 'नरेश अग्रवाल के राजनीतिक 50 वर्ष' नरेश अग्रवाल के राजनीतिक सफर के पचास साल को पुस्तक के कुछ पन्नों में समेटना तनिक भी आसान नहीं था, फिर भी हमारी कोशिश है कि इस पुस्तक में आपको सब कुछ नया पढ़ने को मिले, जिसे अभी तक आपने सुना या जाना न होगा।

राजनीति के गलियारे में अंदर खाने क्या चल रहा होता है, पत्रकार दावा तो करते हैं कि उन्हें मालूम हो जाता है, लेकिन इस पुस्तक को जब आप पढ़ेंगे तब आपको पता चलेगा कि असलियत क्या है। आप यही कहेंगे, अरे! यह हुआ था, हमें तो कुछ और ही पता था।

नरेश अग्रवाल का परिवार वैसे तो राजनीतिक रहा है, लेकिन उनकी राजनीतिक यात्रा काफी उतार-चढ़ाव और संघर्षों से भरी रही है। इनके पिताजी श्री श्रीषचंद्र अग्रवालजी खुद दो बार एम.एल.ए. रहे। दादाजी बाबू छेदालालजी स्वतंत्रता संग्राम सेनानी थे। मतलब नरेश अग्रवाल के खून में राजनीति रची-बसी हुई थी। वे छात्र यूनियन का चुनाव तो नहीं लड़े, लेकिन उनकी यूनियन में सक्रियता भरपूर थी। नरेश अग्रवाल ने जब कानून की पढ़ाई पूरी कर ली, उसके बाद उनके पिताजी चाहते थे कि वे हरदोई में वकालत करें। नरेश अग्रवाल हरदोई की कोर्ट में बैठने भी लगे, लेकिन उनका मन वकालत में नहीं लगा और वे यूथ कांग्रेस की राजनीति में सक्रिय हो गए। उन्हें शहर यूथ कांग्रेस का प्रेसीडेंट बनाया गया। तब तक राजनीति में संजय गांधी सक्रिय हो गए थे। नरेश अग्रवाल संजय की यूथ ब्रिगेड में शामिल हो गए और तभी देश में इमरजेंसी लग गई। इमरजेंसी का दौर समाप्त हुआ और यूपी की विधानसभा भंग कर दी गई। चुनाव का बिगुल बजा तो नरेश अग्रवाल अपनी पिता की सीट से टिकट माँगने लगे।

हरदोई के दिग्गज नेता इनके विरोध में खड़े हो गए। इस बार नरेश अग्रवालजी को टिकट नहीं मिला। देश में जनता पार्टी और यूपी में जनता दल की सरकार बन गई। इंदिरा गांधी को गिरफ्तार कर लिया गया। इंदिराजी की गिरफ्तारी का विरोध करने पर नरेश अग्रवाल को भी गिरफ्तार करके जेल में डाल दिया गया। सन् 1980 में जब उत्तर प्रदेश में फिर विधानसभा का चुनाव हुआ तो पहली बार नरेश अग्रवाल को हरदोई से टिकट मिला। हालाँकि नारायण दत्त तिवारीजी नरेशजी के विरोध में थे, लेकिन संजय गांधीजी से नजदीकी की वजह से उन्हें अपने पिता की सीट से टिकट मिला और भारी बहुमत से वे चुनाव जीत गए। इसके बाद से नरेश अग्रवाल का चुनावी राजनीतिक जो सफर शुरू हुआ वह कभी थमा नहीं। आज नरेश अग्रवाल बीजेपी में हैं, लेकिन बिना

इनकी राय के हरदोई में कोई टिकट फाइनल नहीं होता है। नरेश अग्रवाल तब तक इसी सीट से विधायक रहे जब तक वे राज्यसभा के लिए नहीं चुने गए। यूपी की सरकार में नरेश अग्रवाल ऊर्जा मंत्री भी रहे। दोबारा राज्यसभा में भी गए। दो लोकसभा के चुनाव में उन्हें हार का भी सामना करना पड़ा।

नरेश अग्रवाल को यूपी में एक दबंग और खरा-खरा बोलने वाले राजनीतिज्ञ के तौर पर भी जाना जाता है। गलत बात को कभी वे बर्दाश्त नहीं करते, शायद इसी वजह से कई नेताओं से उनकी समय-समय पर खूब तकरार भी हुई। संजय गांधी की विमान हादसे में मौत के बाद कांग्रेस में नरेश अग्रवाल की खिलाफत का दौर शुरू हो गया और उनका टिकट काट दिया गया। उसके बाद वे निर्दल मैदान में उतर गए और चुनाव जीते। एक समय में कांग्रेस में जब उनका ज्यादा विरोध होने लगा तो नरेश अग्रवाल ने कांग्रेस को ही तोड़ दिया और लोकतांत्रिक कांग्रेस बना डाली। लोकतांत्रिक कांग्रेस के सहयोग से बीजेपी की सरकार बनवाई। उत्तर प्रदेश की कई सरकारों में नरेश अग्रवाल ने कैबिनेट मंत्री रहते हुए पर्यटन, ऊर्जा और परिवहन जैसे महत्त्वपूर्ण विभागों को सँभाला। यह बात शायद किसी को नहीं पता होगी जब एक बार बी.एस.पी. प्रमुख बहन मायावती ने नरेश अग्रवालजी को यूपी का मुख्यमंत्री बनाने का प्रस्ताव दिया। बहन मायावती दिल्ली में एक अधिकारी के घर पर नरेश अग्रवालजी को दो घंटे तक मनाती रही, लेकिन नरेश तैयार नहीं हुए। बाद में बहन मायावती ने नरेश अग्रवाल को पहली बार राज्यसभा भेजा।

नरेश अग्रवाल का राजनीति में जिस किसी ने विरोध किया, उसका विरोध भी वे खुलकर पूरा दम लगाकर करते हैं। यूपी के कई बार मुख्यमंत्री रहे नारायण दत्त तिवारीजी सन् 1980 के बाद से कोई मौका नहीं छोड़ते थे जब वे नरेश अग्रवाल का विरोध न करें। एक बार नरेश अग्रवालजी को भी मौका लगा और उन्होंने तत्कालीन प्रधानमंत्री नरसिम्हा राव के सामने तिवारीजी का इस कदर विरोध किया कि उनका राज्यसभा का टिकट कट गया। इसके बाद तिवारीजी ने नरेश अग्रवाल को अपने घर बुलाया और फूट-फूटकर रोने लगे।

समाजवादी पार्टी में जब नरेश अग्रवाल गए तो नेताजी उन्हें तो मानते ही

थे, लेकिन रामगोपाल यादवजी पर कुछ ज्यादा ही भरोसा करते थे, जो पार्टी के बहुत लोगों को पसंद नहीं आया। नरेश अग्रवाल की मौजूदा प्रधानमंत्री नरेंद्र मोदीजी और गृहमंत्री अमित शाहजी से नजदीकियाँ जग जाहिर हैं। जब नरेशजी बीजेपी में शामिल हुए तो अमित शाह ने उनसे पूछा, "नरेशजी! आपकी कोई शर्त?" तब नरेश अग्रवाल ने कहा था, इस उम्र में कोई शर्त रखी तो मेरा छोटापन होगा। मेरी कोई शर्त नहीं है।

हरदोई के लोग नरेश अग्रवाल को विकास पुरुष की तरह देखते हैं। सरकार किसी भी पार्टी की हो, लेकिन नरेश अग्रवाल ने कभी भी हरदोई के विकास को धीमा नहीं होने दिया। इस पुस्तक में नरेश अग्रवाल की पचास साल की राजनीतिक यात्रा के खट्टे-मीठे अनुभवों का समावेश किया गया है। यूथ कांग्रेस से राजनीति की शुरुआत करके नरेश अग्रवाल ने एक समय में कांग्रेस को तोड़ने का भी कार्य किया और लोकतांत्रिक कांग्रेस बनाई। समाजवादी पार्टी, बहुजन समाज पार्टी में काम करने के बाद वे इस समय बीजेपी में हैं। नरेश अग्रवाल प्रधानमंत्री नरेंद्र मोदी को विजिनरी नेता के तौर पर देखते हैं। इंदिरा गांधी से लेकर विश्वनाथ प्रताप सिंह, नरसिम्हा राव, अटल बिहारी वाजपेयी, मनमोहन सिंह के साथ नरेश अग्रवाल ने किसी-न-किसी तौर पर कार्य किया। सोनिया और राहुल गांधी के साथ भी उनका राजनीतिक साबका रहा है। कई प्रधानमंत्रियों से नरेश अग्रवाल के कार्य को लेकर तकरार भी हुई, जिसका जिक्र इस पुस्तक में होगा। नेताजी यानी मुलायम सिंह यादव भी नरेश अग्रवाल को बहुत मानते थे। नरेश अग्रवाल ने पूर्व प्रधानमंत्री नरसिम्हा रावजी के बारे में काफी विस्तार से अपने अनुभव लिखे हैं कि किस तरह से उन्होंने कांग्रेस को कमजोर किया। मौजूदा प्रधानमंत्री नरेंद्र मोदी से जब उनकी पहली मुलाकात हुई थी तब मोदीजी ने नरेश अग्रवाल से क्या कहा था, उसका भी विस्तार से जिक्र इस पुस्तक में है। यूपी में बीजेपी की सरकार बनने के बाद किस तरह से नरेश बीजेपी के हो गए और फिर बीजेपी ने उन्हें राज्यसभा क्यों नहीं भेजा, यह कहानी भी है। आज नरेश अग्रवाल हरदोई के विकास पुरुष तो कहे ही जाते हैं, इसके साथ ही यूपी की 'राजनीति के महारथी' भी कहे जाते हैं। बड़े बिजनेसमैन से भी नरेश अग्रवाल की खूब

बनती थी और वे समय-समय पर उनकी मदद भी करते थे। सहारा इंडिया परिवार के मुखिया सुब्रत रॉय सहारा, जिन्हें लोग सहाराश्री के नाम से जानते हैं, से नरेशजी की खूब बनती है। राज्यसभा में कई बार सहारा के मसले को नरेश अग्रवाल ने उठाया।

पुस्तक में प्रत्येक चैप्टर में आपको एकदम नई कहानी मिलेगी। इसे आप नरेश अग्रवाल की जुबानी भी कह सकते हैं। मतलब जैसा नरेश अग्रवाल ने घटना के बारे में बताया, उसे उसी रूप में प्रस्तुत किया गया है। कई चैप्टर ऐसे हैं, जिसे मैंने उनकी बात सुनने के बाद अपनी भाषा में लिखा है। यह पुस्तक सिर्फ और सिर्फ नरेश अग्रवाल पर है, जो युवा नेताओं को राजनीति में आगे बढ़ने में मार्गदर्शन देगी। राजनीति में सिर्फ चापलूसी से सब कुछ नहीं हासिल किया जा सकता, बल्कि सफलता के लिए आपको दृढ़ और संकल्प का भी मजबूत होना पड़ेगा जैसा नरेश अग्रवाल ने अपनी पचास साल की राजनीति में किया। आपको यह पुस्तक 'नरेश अग्रवाल के राजनीतिक 50 वर्ष' कैसी लगी, हमें मेल पर लिख सकते हैं।

—देवकी नंदन मिश्र
dnmunithead@gmail.com

अनुक्रम

जैसा मैंने नरेश अग्रवाल को जाना

राज्यसभा में नरेश अग्रवाल के चयनित उद्बोधन

साक्षात्कार

विदेश यात्राएँ

उपलब्धियाँ

नरेश अग्रवाल के राजनीतिक किस्से

मैं तो खेद व्यक्त करने गया था, लेकिन मोदीजी ने तो गले लगा लिया

प्रधानमंत्री नरेंद्र मोदीजी से मेरी बहुत जान-पहचान नहीं थी। चुनाव चल रहा था, मैंने हरदोई से एक बयान दे दिया कि चाय बेचने वाला भी क्या देश का प्रधानमंत्री हो सकता है, बल्कि मैंने तो यह कहा था कि क्या चाय बेचने वाले की सोच प्रधानमंत्री बनने की हो सकती है। लेकिन मीडिया वालों ने इसको इस तरह चला दिया कि सारे देश में इसकी चर्चा होने लगी। देश में तमाम चायवाले इकट्‌ठे होने लगे। मैंने समझा, मोदीजी बुरा मान गए होंगे। सन् 2014 में भाजपा की देश में सरकार आई। एक दिन मैंने सोचा कि चलिए, प्रधानमंत्रीजी से खेद व्यक्त कर लिया जाए। मैंने मिलने के लिए टाइम माँगा। मुझे घर में सुबह का टाइम मुलाकात के लिए मिल गया। मैं उनसे सिर्फ इतना ही कह पाया कि साहब, आपको मेरे शब्द बुरे लग गए होंगे, मैंने चायवाला कह दिया। मोदीजी बोले, नहीं, नहीं नरेशजी! इतना कहकर गले से लगा लिया और बोले, मैंने इस शब्द से कितने गुना वोट पा लिये हैं, यह तो नरेशजी आप सोच ही नहीं सकते। मुझे उस दिन लगा कि मोदीजी वास्तव में राजनीतिक सोच के व्यक्ति हैं। मेरी प्रधानमंत्री नरेंद्र मोदीजी से पीएम बनने के बाद यह पहली भेंट थी। जब मैं मोदीजी से मिलकर चलने लगा तो उन्होंने कहा कि नरेशजी! मेरी एक बात मान लो। मैंने कहा, बताइए साहब, मोदीजी ने कहा कि आप मसाला और तंबाकू छोड़ दो। उस दिन के बाद मैंने मसाला और तंबाकू छोड़ दिया।

मैं सदन में बोलता बहुत था, बिना मेरे राज्यसभा चलती नहीं थी। दो-

तीन भाषणों में तो प्रधानमंत्रीजी खूब हँसे भी। उत्तर प्रदेश की कानून व्यवस्था व नोटबंदी पर भाषण दिया। तब स्वयं प्रधानमंत्रीजी बैठे थे। वो इतना हँसने लगे कि मैं कह नहीं सकता हूँ। पूरा देश उसको देख रहा था। मैं निरंतर प्रधानमंत्रीजी से मिलने जाता था। उस समय मैं समाजवादी पार्टी में था। प्रधानमंत्रीजी से जब मैंने टाइम माँगा, उन्होंने दिया। मैं मिलता था। स्पष्टवादी था, इसलिए सब कुछ साफ-साफ कह देता था। वे मेरी बातों को सुनकर हँसते बहुत थे। इनसे मुझे व्यक्तिगत लगाव था। अब भी जब मैं जाता हूँ, वे मिलते हैं, उनसे बहुत सी बातें कर लेता हूँ। शायद ही कोई भेंट 15-20 मिनट से कम हुई हो। मैं इतना कह सकता हूँ कि इतना दूरगामी, इतनी सोच वाला, कुशल प्रशासक शायद ही देश में पैदा हुआ हो। मैं तो पार्टी में हूँ, वे मेरे बॉस हैं, मैं कार्यकर्ता हूँ। लेकिन वे प्यार देते हैं, स्नेह देते हैं और व्यक्तिगत नाम से बुलाते हैं। अभी 2022 के विधानसभा चुनाव में मोदीजी हरदोई गए, उन्होंने जिस तरह से मेरा हाथ पकड़कर स्नेह दिया, पूरा हरदोई देख रहा था। यह इस बात का सूचक था कि नरेशजी, मैं तुम्हें बहुत चाहता हूँ। हो सकता है परिस्थितियाँ हों, हम पद पर न हों, लेकिन जब तक मोदीजी व अमितशाहजी हैं तब तक मैं भाजपा में नेता जरूर कहलाऊँगा। हालाँकि पूर्व शब्द तो सबके आगे लगता है, पूर्व तो सभी होते हैं। लेकिन इतिहास बहुत कम लोग रचते हैं। मैं नेता कहलाऊँगा, आदर-सम्मान लोग मुझे देंगे और मैं भाजपा को जितना बढ़ा सकता हूँ, बढ़ाऊँगा। इतना ही मैं कह सकता हूँ।

भाजपा में जो लोग मेरा राजनीतिक महत्त्व बढ़ाने वाले हैं, उसमें देश के प्रधानमंत्री श्री नरेंद्र मोदीजी, देश के गृहमंत्री श्री अमित शाहजी मूल रूप से है, इसके साथ ही प्रदेश के मुख्यमंत्री श्री योगी आदित्यनाथजी और राष्ट्रीय महामंत्री सुनील बंसलजी का नाम भी लेना चाहूँगा, इन लोगों ने मुझे भाजपा में स्थापित किया।

विश्व में अगर कोई चर्चित नेता रहे तो इंदिरा गांधीजी, राजीव गांधी और अटलजी। उनके लिए कहा जाता था कि उन्होंने भारत की अंतरराष्ट्रीय छवि बनाई, लेकिन आज प्रधानमंत्री नरेंद्र मोदीजी ने जो अपनी और देश की अंतरराष्ट्रीय छवि बनाई है, वह एकदम अलग है। वे ऐसे प्रधानमंत्री हैं, जो

दूसरे देशों के प्रधानमंत्रियों के चुनाव प्रचार में भी जाते हैं, हम सबको गर्व है ऐसे प्रधानमंत्री पर।

श्री नरेंद्र मोदीजी से मेरी पहली मुलाकात

मैं कांग्रेस की राजनीति में बचपन से ही था और अपने राजनीतिक जीवन की शुरुआत मैंने कांग्रेस से की थी और बाद में मैंने लोकतांत्रिक कांग्रेस बनाई, फिर समाजवादी पार्टी में शामिल हो गया और आज भारतीय जनता पार्टी में हूँ। मेरा माननीय प्रधानमंत्री श्री नरेंद्र मोदीजी से कोई व्यक्तिगत परिचय नहीं था। लोकतांत्रिक कांग्रेस बनाने के बाद जब मैंने भाजपा के साथ मिलकर सरकार बनाई, उसी समय श्री राजनाथ सिंहजी उत्तर प्रदेश के मुख्यमंत्री बने। मिली-जुली सरकार थी और लोकतांत्रिक कांग्रेस उसका हिस्सा थी। मोदीजी उस समय भारतीय जनता पार्टी के राष्ट्रीय महामंत्री थे। सरकार का बहुमत साबित करने के लिए औपचारिकता में हम सहयोगी दलों को भी पत्र लिखकर महामहिम राज्यपाल को देना था। मोदीजी उत्तर प्रदेश के प्रभारी थे और वे इसके लिए लखनऊ भेजे गए थे। उस समय पहली बार उनसे मुलाकात हुई, जब वो राजनाथजी के पक्ष में हमसे पत्र लेने आए, वह मेरी उनसे पहली औपचारिक भेंट थी। मोदीजी उसके बाद गुजरात के मुख्यमंत्री बन गए। मोदीजी से यही मेरी पहली मुलाकात थी। मुझे उसी दौरान लगा था, वो एक डायनमिक लीडर हैं। आगे चलकर जरूर बड़े नेता बनेंगे। जिस प्रकार उनकी बोलचाल थी, मिलनसार व्यक्तित्व था, उससे यह साफ झलक रहा था। उसके बाद मोदीजी से मेरी मुलाकात प्रधानमंत्री बनने के बाद हुई।

सन् 2010 में मैं राज्यसभा का सदस्य बनकर दिल्ली आ गया। सन् 2014 के लोकसभा चुनाव में मोदीजी भाजपा से प्रधानमंत्री के उम्मीदवार घोषित हुए। उस समय मैं सपा में था। मैंने हरदोई से एक बयान दे दिया—क्या एक चाय बनाने वाले की सोच देश के प्रधानमंत्री की सोच हो सकती है। यह लोगों में चर्चा का विषय हो गया। दिल्ली के चायवालों के एक समूह ने मेरे दिल्ली आवास पर प्रदर्शन भी किया। मैं सोच भी नहीं सकता था कि यह भी

एक चुनाव का मुद्दा बन जाएगा और मोदीजी इसे चुनाव का मुद्दा बनाकर देश में आम चाय बेचनेवालों को अपने पक्ष में कर लेंगे।

सन् 2014 में नरेंद्र मोदीजी देश के प्रधानमंत्री बने। तब मैं दूसरी बार जाकर मोदीजी से मिला। मैं प्रतिदिन राज्यसभा में हर मुद्दे पर चर्चा करता था और थोड़े ही दिनों में देश का एक चर्चित राज्यसभा सदस्य हो गया। मुझे नहीं पता था कि प्रधानमंत्रीजी भी अपने कक्ष में बैठकर मुझे सुनते हैं। जब मैं विपक्ष में था, तब मैं प्रधानमंत्रीजी से संसद भवन में औपचारिक रूप से मिलने चला जाता था। कई बार उन्होंने कहा कि नरेशजी, मैं आपका भाषण सुनता रहता हूँ, आप अच्छा बोलते हैं, पर आलोचना कुछ ज्यादा ही कर देते हैं। मैं उनसे कह देता था कि विपक्ष में हूँ, यही एक अधिकार ही तो मेरे पास है।

राज्यसभा में दो बार ऐसा अवसर आया, जब मेरे भाषण के दौरान प्रधानमंत्रीजी सदन में बैठे हुए थे और मैंने जो भाषण दिए, उनमें एक नोटबंदी पर था और एक उत्तर प्रदेश की कानून व्यवस्था को लेकर था। उस समय उत्तर प्रदेश में अखिलेशजी की सरकार थी। वे दोनों भाषण मेरे काफी चर्चित हुए। मैं कभी-कभी सोचता था कि जीवन में प्रधानमंत्री के नेतृत्व में कुछ सीखना चाहिए और ईश्वर की कृपा से ऐसा ही हुआ कि सन् 2018 में समाजवादी पार्टी ने मुझे राज्यसभा के टिकट के योग्य नहीं समझा और मैं सपा छोड़कर भारतीय जनता पार्टी में शामिल हो गया और आज मैं उनके नेतृत्व में बीजेपी में काम कर रहा हूँ। जब मैं भाजपा में नहीं था तो मैंने कभी भी हरदोई पर भाजपा का कब्जा होने नहीं दिया, लेकिन भाजपा में आने के बाद मुझसे यह उम्मीद की गई कि हरदोई व उत्तर प्रदेश में भाजपा का साथ दूँ। मैंने अपना संपूर्ण योगदान दिया और आज हरदोई में हर पद पर भाजपा का प्रतिनिधि बैठा हुआ है।

एक ऐसा ही किस्सा सन् 2017 के उत्तर प्रदेश विधानसभा के चुनाव में हुआ। मेरा बेटा हरदोई विधानसभा से समाजवादी पार्टी का उम्मीदवार था और प्रधानमंत्रीजी ने अपना हरदोई का दौरा विशेषकर इस कारण लगाया कि मेरा हरदोई से प्रभाव समाप्त हो जाएगा। उस समय भाजपा की आँधी चल रही थी, लेकिन उसके बावजूद भी मेरा बेटा विधानसभा का चुनाव जीत गया।

उसके बाद एक दिन संसद भवन में मैं प्रधानमंत्रीजी से मिलने गया, तो उन्होंने मुझसे कहा, नरेशजी, बधाई हो, आपका बेटा चुनाव जीत गया, मैं तो आपको हराने गया था। नितिन को मेरी ओर से बधाई दे दीजिएगा। मैं आश्चर्यचकित रह गया और मेरे दिल में मोदीजी के प्रति श्रद्धा और बढ़ गई और मैं उनका कायल हो गया। ऐसे और भी बहुत से उदाहरण हैं जिनका वर्णन मैं कहाँ तक करूँ।

विपक्ष में होने के बाद भी प्रधानमंत्रीजी का मुझसे लगाव था। रामगोपाल यादवजी, जो समाजवादी पार्टी से दल के नेता थे, उनके 25 वर्ष सदन में पूरे होने पर मैंने एक प्रीतिभोज का आयोजन दिल्ली के अशोका होटल में किया। मैं प्रीतिभोज का निमंत्रण-पत्र लेकर प्रधानमंत्रीजी के पास गया और उनसे अनुरोध किया कि कृपया इस भोज में सम्मिलित होने की कृपा करें। प्रधानमंत्रीजी मुस्कुराए और मैं चला आया। उन्होंने मेरा निमंत्रण स्वीकार कर लिया और उस कार्यक्रम में आए और करीब एक घंटा रुके। जबकि मैं विपक्ष में था। उस भोज में करीब-करीब सारे राजनीतिक दलों और राज्यसभा से जुड़े सब बड़े नेता उपस्थित होकर हँसी का माहौल बनाए रहे।

प्रधानमंत्री मोदीजी का मेरे प्रति बहुत सम्मान है और उनके इस प्रीतिभोज में शामिल होने से मेरा कद बहुत ऊँचा हुआ और मैं यह कभी नहीं भूलूँगा कि उन्होंने मेरे जैसे साधारण व्यक्ति का मान बढ़ाया।

मैं आज मोदीजी को भारत का ही नहीं, विश्व का नेता मानता हूँ और विश्व में जिस तरह प्रधानमंत्रीजी ने भारत की शक्ति बढ़ाई है, उससे निश्चित है कि एक दिन भारत विश्व की बड़ी ताकत बनकर उभरेगा। संयुक्त राष्ट्र संगठन में उसे वीटो का अधिकार मिलेगा और जो भारत गरीब और अविकसित माना जाता है, उसे संपन्न और विकसित भारत एक दिन माना जाएगा और भारत की जी.डी.पी. टॉप की तीन अर्थव्यवस्था वाले के देशों में शामिल होगी।

मैं भाजपा में पद के लिए नहीं आया हूँ, बल्कि अपना अनुभव भाजपा को देने आया हूँ और प्रधानमंत्रीजी से कुछ अनुभव लेने आया हूँ। मैं विपक्ष से भी कहूँगा कि उन्हें सरकार की आलोचना का अधिकार है, लेकिन उसका विकल्प भी बताना उनका कर्तव्य है। सरकार को आईना दिखाएँ, लेकिन

जादूगरी आईना न दिखाएँ, जिसमें तस्वीर साफ न नजर आए। मैं विपक्ष से यह भी कहना चाहता हूँ कि जैसा हमारे पूर्वजों ने कहा है कि जितना मरा-मरा कहोगे, उतना ही राम-राम निकलेगा। वैसे ही जितना मोदी-मोदी कहोगे, उतना ही बड़ा कद मोदीजी का होगा।

मैं अपने जीवन के 50 साल के तजुर्बे से इतना ही कह सकता हूँ कि गाँव और गरीब परिवार से निकले एक मुलायम सिंह यादवजी को मैंने बड़ा नेता होते देखा था, लेकिन उससे बड़ा कद एक गरीब परिवार से निकले मौजूदा प्रधानमंत्री नरेंद्र मोदीजी का है और निश्चित ही विश्व में उनका नाम स्वर्ण अक्षरों से लिखा जाएगा।

प्रधानमंत्रीजी को विश्व पटल पर स्थापित करने में अगर कुछ अंशदान मेरा भी हो तो यह मेरा सौभाग्य होगा।

□

और मैं राजनीति में आकर एम.एल.ए. बन गया

मैं छात्र जीवन से ही राजनीतिक हो गया था, क्योंकि मेरे पिताजी व बाबाजी राजनीति में एम.एल.ए., एम.पी. रहे, एक तरीके से कहा जाए तो मेरे खून में राजनीति थी। यूनिवर्सिटी छात्र राजनीति में भी मेरा इंट्रेस्ट था। मैंने वकालत पास करते ही यूथ कांग्रेस की राजनीति प्रारंभ कर दी। सन् 1974 में मैं जिले में यूथ कांग्रेस का अध्यक्ष बन गया। उस समय तक यूथ कांग्रेस की बहुत पूछ नहीं थी। कोई भी कांग्रेसी यूथ कांग्रेस को नहीं चाहता था। उस समय कांग्रेस की यह सोच थी कि 60 वर्ष से ऊपर वाले को राजनीति में आना चाहिए और नौजवानों को दरी बिछानी चाहिए। लेकिन वर्ष 1975 में संजय गांधीजी के आने के बाद एकदम क्रांति हुई और नौजवानों का बोलबाला शुरू हो गया। उत्तर प्रदेश में यूथ कांग्रेस का अध्यक्ष राजेंद्र सिंह सोलंकी को बनाया गया। राजेंद्र सिंह सोलंकी जाने क्यों मुझसे व्यक्तिगत चिढ़ते थे। मेरी उनसे कहासुनी भी हो जाती थी। क्योंकि वे जातिवाद के पक्षधर थे, हरदोई में भी जातिगत राजनीति हावी रहती थी। एक दिन वे ट्रेन में सफर कर रहे थे, मैं भी उनके साथ था। मैंने उनसे कहा कि "तुम मुझे कुछ बनाओ या न बनाओ, मैं राजनीति में कभी पीछे नहीं रहूँगा।" सोलंकी ने मुझे हरदोई यूथ कांग्रेस का जिला अध्यक्ष नहीं बनाया, जबकि दावेदारी मेरी थी। और मैंने दिल्ली जाना शुरू किया। उस समय मेरा संपर्क श्री गुफरान आजम, जो उस समय यूथ कांग्रेस के महामंत्री थे और उत्तर प्रदेश के इंचार्ज थे, उनसे हुआ। मध्य प्रदेश की राजनीति से गुफरान भाई आए थे और यूथ कांग्रेस के राष्ट्रीय महासचिव थे। उन्होंने मुझे पूरा सपोर्ट किया।

मैंने हरदोई में समानांतर यूथ कांग्रेस का गठन किया। सन् 1975 में दिल्ली यूथ कांग्रेस का राष्ट्रीय अधिवेशन होने वाला था। उसमें संजय गांधीजी को आना था। उस अधिवेशन में शामिल होने के लिए 'पास' की इतनी मारामारी मची कि लगता था कि कार्यकर्ता संघर्ष कर लेगा। मुझे भी 'पास' चाहिए थे, लेकिन मुझे तो 'पास' मिल ही जाता, क्योंकि मैं खुद पदाधिकारी था, लेकिन मुझे उन लोगों को पास दिलाना था, जिन्हें मैंने समानांतर पदाधिकारी व अध्यक्ष बनाया था। मैं गुफरान आजमजी के पास गया, उन्होंने मेरी पूरी टीम को रिकमंड कर दिया और मुझे दिल्ली से 'पास' दिला दिए। हरदोई से दो टीमें जाने लगीं। मेरी टीम राजनीतिक थी, क्योंकि मैं राजनीतिक था। मेरे विरोधी जातिवादी थे और उन्होंने जातिवाद के आधार पर अपनी टीम खड़ी की थी। यहाँ से हरदोई में कांग्रेस की राजनीति में मैं हावी हो गया और यह मेरी राजनीतिक जीवन की शुरुआत थी। मैंने एक ऐसी टीम तैयार की, जो आज भी मेरे साथ है।

इसी बीच श्री संजय सिंह का राजनीति में पदार्पण हुआ। इसके बाद वे उत्तर प्रदेश युवक कांग्रेस के अध्यक्ष बने। अमेठी में एक कार्यकर्ताओं का कैंप लगा उसमें हम सभी लोग गए। श्री संजय सिंह से हमारा बहुत अच्छा परिचय हो गया था, इसलिए संजय सिंह ने अपनी प्रदेश की टीम में मुझे ले लिया। हम उनके साथ प्रदेश की टीम में काम करने लगे। सन् 1980 का चुनाव हुआ और यह तय हुआ कि टिकट नौजवानों को दिए जाएँगे। वैसे तो नौजवानों को टिकट देने की शुरुआत श्री चंद्रशेखरजी ने सन् 1977 में ही कर दी थी, जब जनता पार्टी की सरकार बनी थी। उस समय यूनिवर्सिटी की राजनीति करने वाले नौजवानों को श्री चंद्रशेखरजी ने टिकट दिया था। संजय गांधीजी ने भी उसी तरह नौजवानों को टिकट देना जारी रखा। 1980 में मुझे टिकट देने की बात आई। वैसे मैं अपने पिता की सीट से टिकट माँग रहा था, वे क्षेत्र में एम.एल.ए. होते थे। सांसद धर्मगज सिंह मेरा विरोध कर रहे थे, वह चाहते थे कि टिकट उनकी बेटी को मिल जाए। नारायण दत्त तिवारीजी उनका खुला सपोर्ट करते थे। विश्वनाथ प्रताप सिंहजी भी उनका खुला पक्ष ले रहे थे और वे इन दोनों के बलबूते राजनीति में हावी होते जा रहे थे। मुझे कुछ सूझ नहीं रहा था कि मैं अपना टिकट कैसे कंफर्म कराऊँ, क्योंकि संजयजी

मिल नहीं रहे थे। नरेश चंद्रा, जो प्रदेश में मंत्री थे, मेरे अच्छे मित्र थे, वे मुझे पी.एम. हाउस में दिख गए, इंदिराजी उस समय प्रधानमंत्री थीं। उस समय सिक्योरिटी इतनी नहीं होती थी। मैंने नरेश चंद्रा को बुलाया और कहा कि मेरे टिकट का सवाल है और तुम मुझे कोठी के अंदर ले लो। नरेश चंद्रा बोले, तुम दो मिनट रुको, मैं अभी तुम्हें अंदर बुलाता हूँ। कुछ देर बाद नरेश चंद्रा अंदर से आए और वे नाटक करते हुए बोले, नरेश अग्रवाल कौन हैं, मैंने कहा, मैं हूँ, तो बोले, तुम्हें संजय गांधीजी ने बुलाया है और मैं कोठी के अंदर चला गया। जब मैं अंदर गया तो धर्मगज सिंह भी अंदर डटे हुए थे, अपनी बेटी को टिकट दिलाने के लिए। मैं सोच रहा था कि कैसे मिलूँ, क्योंकि अंदर कमरे में मीटिंग चल रही थी। वहाँ मैंने देखा कि मिर्जापुर के सांसद अजीज इमाम भी बैठे थे, वे अपने भाई के लिए टिकट माँग रहे थे। उनको पता चला कि उनके भाई को टिकट नहीं दिया गया। वे वहीं गिर गए और उनकी मौके पर ही मौत हो गई। राजेंद्र कुमारी वाजपेयी व अन्य लोग उन्हें कार में बैठाकर अस्पताल ले गए तब तक उनकी मौत हो चुकी थी। इतने में मैंने देखा कि संजयजी लॉन के किनारे गुलाम नबी आजादजी के साथ बात कर रहे हैं। मैं लपककर उनके पास चला गया, वे बोले, तुम कैसे आए हो ? मैंने कहा कि मेरा टिकट नहीं हो रहा है, जिले के सांसद अपनी बेटी को टिकट दिलाना चाहते हैं। संजयजी बोले, यह तुम हम पर छोड़ दो, मैं तुम्हारा टिकट कर दूँगा। इसके बाद संजयजी लौटकर कमरे में गए। दो मिनट बाद ही नारायण दत्त तिवारीजी बाहर आए और मुझे बधाई देने लगे, बोले, नरेशजी, आपका टिकट हो गया है। उन्होंने कहा कि मैंने भी कहा कि कुछ व्यापारियों को भी टिकट मिलना चाहिए। मैंने कहा, पंडितजी, हम व्यापारी नहीं हैं, हम राजनीतिक व्यक्ति हैं। हम व्यापार नहीं करते, हमारा कोई व्यापार नहीं है। लेकिन मैं जानता था कि वे मेरे विरोध में रहे हैं। मैं कुछ बोला नहीं, मेरा टिकट घोषित किया गया और इसके बाद मैं हरदोई आ गया। मैं चुनाव लड़ा, मेरे खिलाफ भाजपा के बड़े नेता गंगा बक्श सिंहजी चुनाव लड़े, लेकिन मैं चौदह हजार वोट से चुनाव जीत गया। यह मेरी चुनावी राजनीति में पहली शुरुआत थी।

□

इमरजेंसी के बाद जेल की यात्रा

देश में इमरजेंसी का दौर समाप्त हो गया था। उत्तर प्रदेश की विधानसभा भंग कर दी गई थी। मैं पिताजी की जगह चुनाव लड़ना चाहता था। लेकिन मुझे टिकट नहीं दिया गया। मैंने तब भी उस समय कांग्रेस प्रत्याशी की मदद की। यद्यपि मेरे उनसे रिश्ते अच्छे नहीं थे। विधानसभा चुनाव में पूरे प्रदेश में कांग्रेस हारी, लेकिन हरदोई जनपद में नौ सीटों में से 4 सीटों पर कांग्रेस जीती।

देश में जनता पार्टी की सरकार और उत्तर प्रदेश में भी जनता दल की सरकार बन चुकी थी। उन सरकारों ने इंदिराजी और संजयजी के खिलाफ मुकदमे दर्ज करके काररवाई शुरू कर दी। इंदिराजी 12 विलिंगडन क्रिसेंट रोड, नई दिल्ली में रहने लगी थीं और वहीं से संजयजी ने उस सरकार के विरोध में मोर्चा सँभाला हुआ था। इंदिराजी की गिरफ्तारी हुई। हम सब भी इसके विरोध में हरदोई में गिरफ्तार हुए, जेल भेज दिए गए। तब तक मेरी शादी हो चुकी थी। शायद मेरी पत्नी यह सोच भी नहीं सकती थीं कि मुझे जेल जाना पड़ेगा। जेल में मेरी माँ और मेरी पत्नी मुझसे मिलने आईं। पत्नी रो रही थीं। मैंने कहा, राजनीतिक जीवन में यह सब तो होता ही रहता है। मैंने उन्हें समझाकर घर वापस भेज दिया। इसके बाद अन्य आंदोलनों में हरदोई और लखनऊ की जेलों में मुझे कई बार जाना पड़ा।

इस बीच चौधरी चरण सिंहजी ने जनता दल तोड़कर नया दल बनाया और कांग्रेस की मदद से देश के प्रधानमंत्री बन गए। मैं तब समझ गया था कि यह सरकार ज्यादा दिन तक नहीं चलने वाली है और शीघ्र ही देश व प्रदेश

में मध्यावधि चुनाव होंगे। और वैसा ही हुआ।

एक दिन मैं घर पर बाहर कुरसी पर बैठा था, तभी पुलिस आ गई। इंस्पेक्टर ने कहा कि कप्तान साहब आपसे बात करना चाहते हैं, उन्होंने आपको बुलाया है। मैं पुलिस की गाड़ी में बैठ गया तब दरोगाजी मुझसे कहने लगे, जे.पी. अवस्थी को भी साथ ले लीजिए। अवस्थीजी लखनऊ विश्वविद्यालय के छात्र नेता थे। मैंने सोचा कि एक से दो हो जाएँगे तो जेल में अकेले नहीं रहना पड़ेगा। मैंने अवस्थीजी को सिनेमा चौराहे पर बुला लिया। उनके साथ नरेंद्र सिंह मुन्ना एडवोकेट भी थे। मुन्ना ने हम लोगों की गिरफ्तारी का विरोध किया और बोले कि मैं कोर्ट में एफिडेविट दे दूँगा कि पुलिस मेरे सामने दोनों को ले गई है। पुलिस ने मुन्नाजी को भी गाड़ी में बैठा लिया और हम सबको कोतवाली ले जाया गया। वहाँ पर हमारे खिलाफ कई एफ.आई.आर लिखी गई थीं, जिसे बाद में फाड़ दिया गया। पुलिस ने बाद में एक एफ.आई.आर. की, जिसमें लिखा था कि हम लोग सांडी रोड पर सरकार विरोधी नारे लगा रहे थे। रात 10 बजे हम लोगों को जेल भेज दिया गया। अगले दिन बार एसोसिएशन को इस घटना की जानकारी हुई तो पूरी बार एसोसिएशन हमारे समर्थन में आ गई और हड़ताल पर चली गई। प्रशासन झुक गया और समझौता हुआ, फिर जज साहब के यहाँ हमारी बेल एप्लिकेशन लगी। पुलिस ने विरोध नहीं किया और हम लोग बिना शर्त रिहा कर दिए गए। मुकदमा भी बिना शर्त समाप्त हो गया।

□

कांग्रेस अधिवेशन में जब नारायण दत्त तिवारी, संजय गांधीजी की चप्पल उठाते दिखे

मैं युवा कांग्रेस में था तो पहली बार भारतीय राष्ट्रीय कांग्रेस के अधिवेशन में जाने का मौका मिला। अधिवेशन चंडीगढ़ में हो रहा था। जिस जगह अधिवेशन हो रहा था, उस शहर का नाम कामागाटा मारू था। पिताजी अखिल भारतीय कांग्रेस कमेंटी के सदस्य थे। वे भी अधिवेशन में जा रहे थे। एक स्पेशल ट्रेन चंडीगढ़ जा रही थी। हम लोग भी पिताजी के साथ उस अधिवेशन में इस लालच से चले गए कि अधिवेशन भी देखेंगे और शिमला, जो चंडीगढ़ के पास है, वहाँ भी घूम आएँगे। चंडीगढ़ पहुँच गए, वहाँ काफी स्वागत हुआ और एक कार पिताजी को दे दी गई तथा जिस जगह रहना था, उसका पता दे दिया गया। मन में लालसा थी कि कांग्रेस अधिवेशन क्या होता है, यह देख लें। पिताजी के साथ अधिवेशन में चला गया। उस समय कांग्रेस में संजय गांधीजी का जमाना था। चारों ओर संजयजी की जय-जयकार हो रही थी और मंच पर इंदिराजी सहित सभी बड़े नेता मौजूद थे। संजयजी थोड़े ही देर में आने वाले थे। मैं उत्सुकता से उस क्षण का इंतजार कर रहा था। जैसे ही खबर आई कि संजयजी आ गए हैं, नारायण दत्त तिवारीजी सहित कुछ कांग्रेस के बड़े नेता मंच से नीचे आ गए। मैं भी उत्सुकता से देख रहा था। संजयजी हमेशा चप्पल ही पहनते थे, जूता कभी नहीं पहना, चाहे जितनी भी सर्दी हो। संजयजी आए, सब नेता उनकी अगवानी करने लगे, इतने में हमने

देखा कि संजयजी मंच पर चढ़ने लगे और उनके एक पैर से चप्पल मंच के नीचे छूट गई। नारायण दत्त तिवारीजी ने उस चप्पल को तुरंत उठा लिया और मंच पर चप्पल लेकर ऐसे चढ़ने लगे, जैसे हाथ में भगवान् की मूर्ति हो। यह देखकर हम सब आश्चर्यचकित रह गए। मैंने मन में सोचा कि बड़े नेता भी इतनी चापलूसी कर सकते हैं और उसी दिन से उनके प्रति मेरी श्रद्धा खत्म हो गई। अगले दिन समाचार में इसे हेडलाइन में छापा गया था। आश्चर्य तो यह भी था कि उस चप्पल को उठाने का इनाम नारायण दत्त तिवारीजी को उत्तर प्रदेश का मुख्यमंत्री बनाकर अदा किया गया। अब तो राजनीति में चाटुकारिता आम बात हो गई है और मेरा यह मानना है कि राजनीति में यदि आप बड़े नेता हैं तो चाटुकारिता आपके जीवन का अंग होना चाहिए, क्योंकि आप में क्या गुण है, इसकी कोई महत्ता नहीं है।

□

संजय गांधीजी की मृत्यु के बाद कांग्रेस में हम लोगों के खिलाफ चक्रव्यूह

23 जून, 1980 को संजय गांधीजी की विमान दुर्घटना में मृत्यु हो गई। मैंने पहली बार इंदिराजी को फूट-फूटकर रोते देखा। हम सब एक तरह से नेतृत्वविहीन हो गए थे। संजयजी की मृत्यु के बाद विश्वनाथ प्रताप सिंह, नारायण दत्त तिवारी, अरुण नेहरू ने हम लोगों के खिलाफ साजिश शुरू कर दी। श्री सी.पी.एन. सिंह केंद्र में राज्यमंत्री थे। मैं एक दिन उनसे मिलने गया। उन्होंने मुझसे कहा कि मुझे लग रहा है, संजयजी के नजदीकी सभी लोगों का टिकट काटा जाएगा। मुझे उनकी बात पर विश्वास नहीं हो रहा था। मैं एक दिन सुबह इंदिराजी से मिलने चला गया। मैंने इंदिराजी से यह बात कह दी। इंदिराजी ने मुझे प्यार से डाँटा। धवनजी से कहा, कमरे में ले जाओ। मैं कमरे में बैठ गया। जनता दर्शन के बाद इंदिराजी कमरे में आईं। मुझे अलग बुलाकर पूछा, तुमसे किसने कहा? मैंने श्री सी.पी.एन. सिंहजी का नाम ले लिया। यद्यपि मुझे उनका नाम नहीं लेना चाहिए था। इंदिराजी ने कहा, जाओ, तुम लोग काम करो। लेकिन सन् 1984 में इंदिराजी की हत्या कर दी गई। राजीवजी देश के प्रधानमंत्री बने। उस समय देश के लोगों में रोष बहुत था। राजीवजी ने इन सब चीजों को सँभाला। लोकसभा चुनाव हुए। कांग्रेस विशाल बहुमत से जीती। उसी के बाद उत्तर प्रदेश में विधानसभा चुनाव हुए। राजीवजी राजनीति में नए-नए आए थे। हम लोग सीधे उनसे जुड़ गए। लेकिन जब सन् 1984 में उत्तर प्रदेश में टिकटों का वितरण हुआ तो जो बात सी.पी.एन. सिंह ने कही थी, वह सत्य चरितार्थ हुई।

श्री नारायण दत्त तिवारी, श्री विश्वनाथ प्रताप सिंह, श्री अरुण नेहरू और श्री अरुण सिंह ने साजिश करके हम सभी नौजवानों के टिकट काट दिए। मेरी जगह एक ऐसी महिला को टिकट दे दिया गया, जो कांग्रेस के एक नेता की सहयोगी थीं। इससे हरदोई की जनता में बहुत रोष था। सब लोग मुझे निर्दलीय चुनाव लड़ने को कह रहे थे। मेरे पिताजी ने भी मुझसे निर्दलीय चुनाव लड़ने को कहा। लेकिन कांग्रेस के कई बड़े नेताओं के कहने पर मैंने चुनाव नहीं लड़ा। यद्यपि चुनाव लड़ता तो भारी बहुमत से जीत दर्ज करता, क्योंकि मेरी कार्यशैली हरदोई की जनता को बहुत पसंद थी। इस बीच महावीर प्रसादजी उत्तर प्रदेश कांग्रेस के अध्यक्ष बने। महावीर प्रसादजी ने मुझसे कहा कि तुम्हें हरदोई जिला कांग्रेस का अध्यक्ष बनाना चाहता हूँ। मैं भौचक्का रह गया। क्योंकि उस समय श्री लालन शर्मा हरदोई जिला कांग्रेस के अध्यक्ष थे। उनकी अपनी एक अलग धाक थी। मैंने अपने साथियों से सलाह ली और उनकी सहमति पर मैंने हामी भर दी और मैं जिला कांग्रेस का अध्यक्ष घोषित हो गया। हरदोई के तमाम कांग्रेसी मेरे विरोध में उतर आए, लेकिन मैं संघर्ष करता रहा। जिला कांग्रेस अध्यक्ष के तौर पर मैंने जिले में सभी कमेटियों में पुराने और नौजवानों को पदाधिकारी बनाया और एक नई टीम लेकर पूरे जनपद में घूमने लगा।

अध्यक्ष पद पर कार्य करते-करते मैं राजीवजी के काफी नजदीक पहुँच गया। राजीवजी सीधे मुझे नाम से पुकारते थे। गुलाम नबी आजादजी कांग्रेस के महासचिव व उत्तर प्रदेश के इंचार्ज थे। नारायण दत्त तिवारीजी उत्तर प्रदेश के मुख्यमंत्री थे। उत्तर प्रदेश विधान परिषद् में 12 लोगों को नामित किया जाना था। दिल्ली से मेरा नाम फाइनल करके मुख्यमंत्री को भेज दिया गया। मुख्यमंत्री नारायण दत्त तिवारीजी उन नामों को दबाकर बैठ गए। लगभग एक महीना बीत गया, परंतु हम नामित नहीं हुए। मेरी बेचैनी बढ़ गई। मैंने दिल्ली में राजीवजी से कहा। राजीवजी ने मुझसे कहा कि मैंने तुम्हारा नाम भेजा है, कोई काटेगा नहीं। लेकिन मुझे डर था कि नारायण दत्त तिवारीजी मेरा नाम नहीं भेजेंगे। मेरी आशंका सही साबित हुई। नारायण दत्त तिवारीजी ने मेरा नाम महामहिम राज्यपाल को नहीं भेजा।

□

जब नारायण दत्त तिवारीजी फूट-फूटकर रोने लगे

कांग्रेस की राजनीति में नारायण दत्त तिवारीजी लगातार मेरा विरोध करते रहते थे। मेरे मन में भी उनके प्रति बदले की भावना निरंतर रहती थी। क्योंकि सन् 1980 से निरंतर वे राजनीति के हर कदम पर मेरे विरोध में खड़े हो जाते थे। नरसिम्हा रावजी देश के प्रधानमंत्री थे। सन् 1994 में राज्यसभा की एक सीट पर कांग्रेस के प्रत्याशी का चयन होना था। नारायण दत्त तिवारीजी और जितेंद्र प्रसादजी दोनों टिकट के दावेदार थे, लेकिन टिकट किसी एक को ही मिलना था। मैंने भी सोचा, क्यों न यहीं पर पुराना बदला चुका लिया जाए। मैं, प्रमोद तिवारी, महावीर प्रसाद व बलराम सिंह यादव रात्रि में नरसिम्हा रावजी से मिलने प्रधानमंत्री आवास पर गए। पहले मिलने का समय नहीं मिल रहा था। लेकिन हम लोगों ने श्री मतंग सिंहजी के प्रयास से मिलने का समय ले लिया। रात्रि 9 बजे का समय था। नरसिम्हा रावजी को अगले दिन विदेश जाना था और उसी दिन राज्यसभा का टिकट तय होना था। नारायण दत्त तिवारीजी का नाम लगभग फाइनल हो चुका था। रात्रि 9 बजे हम लोग नरसिम्हा रावजी से मिलने पहुँचे। साथ के कुछ लोग नारायण दत्त तिवारीजी का विरोध करने में हिचक रहे थे, लेकिन मैं जितना विरोध करना चाहता था, खुलकर किया। मुझे विश्वास था कि प्रधानमंत्रीजी हम लोगों की बात से सहमत होंगे और हुआ भी वही, सुबह विदेश जाने से पहले उन्होंने जितेंद्र प्रसादजी को राज्यसभा के लिए कांग्रेस का प्रत्याशी घोषित कर दिया। शायद नारायण दत्त तिवारीजी ने ऐसा सपने में भी नहीं सोचा होगा। उनको

काफी सदमा लगा। मेरे एक मित्र ने मुझसे कहा कि नारायण दत्त तिवारीजी आपसे मिलना चाहते हैं। मैं तिलक लेन वाले उनके आवास पर उनसे मिलने गया। तिवारीजी ऊपर कमरे में थे। मुझे ऊपर बुलाया गया। मेरे वहाँ पहुँचने पर तिवारीजी बिलख-बिलखकर रोने लगे। उनकी आँखों से आँसू बह रहे थे। मुझे ऐसे दृश्य की उम्मीद नहीं थी। मैंने तिवारीजी के पैर छुए, उनसे माफी माँगी और उन्हें वचन दिया कि जीवन में कभी भी आपका विरोध नहीं करूँगा और उस दिन के बाद से मैंने देखा, तिवारीजी का रुख मेरे प्रति बदल चुका था। वे मुझे बेटे की तरह स्नेह देने लगे थे।

□

जितेंद्र प्रसादजी ने राष्ट्रीय नेता की पहचान कुछ यूँ दिलाई

कांग्रेस नेता जितेंद्र प्रसादजी मेरे बड़े भाई समान थे। उनके बारे में मैं कहना चाहूँगा कि हमारी राष्ट्रीय राजनीति में छवि बनाने वाले वही थे। जितेंद्र प्रसादजी जब प्रधानमंत्री के सलाहकार नियुक्त हुए तब पूरे देश में उनकी तूती बोलती थी। देश भर के नेता उनसे मिलने आते थे और उनके साथ मेरी भी उन नेताओं से मुलाकात होती थी। इसलिए देश की राजनीति में मेरी काफी जान-पहचान हो गई थी। जितेंद्र प्रसादजी प्रधानमंत्री नरसिम्हा रावजी के काफी नजदीक थे। नारायण दत्त तिवारीजी से मेरा बहुत विरोध चलता था। जितेंद्र प्रसादजी व नारायण दत्त तिवारीजी का भी आपस में विरोध था।

जितेंद्र प्रसादजी उत्तर प्रदेश कांग्रेस के अध्यक्ष बनाए गए। हम लोग जितेंद्रजी के साथ थे। वर्ष 1996 में उन्होंने बहुजन समाज पार्टी से समझौता किया। सीटों का बँटवारा हुआ। इस समय मैंने अपनी मरजी से सारी सीटें छाँट ली थीं। यही कारण था कि जब मैं कांग्रेस से अलग हुआ तो 22 विधायक मेरे साथ चले आए और मात्र 12 विधायक ही कांग्रेस के पास बचे।

एक समय जितेंद्र प्रसादजी का सोनियाजी से किसी बात को लेकर मतभेद हो गया। जितेंद्र प्रसाद कांग्रेस अध्यक्ष पद के लिए सोनिया गांधीजी के खिलाफ खड़े हो गए। हालाँकि मैंने जितेंद्रजी से कहा था कि यह निर्णय सही नहीं है, लेकिन उनका साथ देने वाले धीरे-धीरे किनारे होते गए। उनके पास सिर्फ एक-दो लोग ही खड़े थे। शायद यही टेंशन उनकी मृत्यु का कारण रहा। चुनाव में हार के बाद जब भी वे उत्तर प्रदेश में मीटिंग किया करते थे,

मैं उनकी मीटिंग आयोजित करता था। क्योंकि उस समय मैं प्रदेश का ऊर्जा मंत्री था। जितेंद्र प्रसादजी बड़े ही मृदुभाषी थे, संबंधों को अच्छी तरह निभाना जानते थे। वे भी राजनीति में मुलायम सिंह यादवजी की तरह किसी विरोधी का नुकसान नहीं करते थे। लेकिन उनका एक निर्णय उनको नीचे की ओर लेता चला गया। अब हम लोगों के बीच जितेंद्र प्रसादजी नहीं रहे। मैं कह सकता हूँ कि वे एक कुशल प्रशासक थे। लोग उनको जानते नहीं थे कि उनकी जाति क्या है? एक बार की बात है, प्रदेश कांग्रेस अध्यक्ष के रूप में जितेंद्र प्रसादजी का बहराइच दौरा था। मैं भी उनके साथ था। जैसे ही हम लोग बाराबंकी सीमा पर पहुँचे, राजीव सिंह पार्टी के विधायक ने कार्यकर्ताओं के साथ उनका स्वागत किया और ठाकुर जितेंद्र प्रसाद जिंदाबाद के नारे लगाने लगे। मैं मुसकराता रहा। जितेंद्रजी ने माला पहनी और गाड़ी में आकर बैठ गए। आगे पुत्तू अवस्थी का पेट्रोल पंप था। यहाँ स्वागत कार्यक्रम पुत्तू अवस्थी ने लगा रखा था। यहाँ उतरे तो कार्यकर्ताओं ने नारे लगाए—पंडित जितेंद्र प्रसाद जिंदाबाद। इसके बाद जितेंद्रजी गाड़ी में बैठ गए। थोड़ी देर बाद मैंने कहा कि भाई साहब, ठाकुर जितेंद्र प्रसाद हो गए, पंडित जितेंद्र प्रसाद हो गए, अब एक प्रसाद वाला नारा बाकी रह गया है, यह और हो जाए तो मजा आ जाए। वे बोले, तुम बहुत बदमाश हो, इस तरह की बातें करते रहते हो। मेरे कहने का मतलब यह था कि मैं उनसे इस तरह के मजाक भी कर लेता था, लेकिन वे बुरा नहीं मानते थे। लेकिन मैं इतना जरूर कहूँगा कि राष्ट्रीय राजनीति में लोगों से मुझे मिलवाने में उनका बहुत बड़ा योगदान था। □

जब प्रधानमंत्री इंदिरा गांधीजी ने मेरी रिपोर्ट पर कर्नाटक के मुख्यमंत्री गुंडू राव को बाहर कर दिया

एच.डी. देवगौड़ा तथा इंद्र कुमार गुजराल के अलावा इंदिराजी के बाद लगभग आठ प्रधानमंत्रियों से मेरा परिचय था, जिसमें वर्तमान प्रधानमंत्री श्री नरेंद्र मोदीजी का नाम भी शामिल है। लेकिन इंदिराजी, राजीव गांधीजी, वी.पी. सिंहजी, नरसिंह रावजी, अटलजी, मनमोहन सिंहजी और चंद्रशेखरजी से मेरे अच्छे संबंध थे। ये लोग मुझे व्यक्तिगत नाम से जानते थे और नाम से बुलाते भी थे। इंदिराजी बहुत ही सख्त निर्णय लेने की क्षमता रखती थीं। देश की आम जनता के दिल में इंदिराजी थीं। साउथ में तो इंदिरा अम्मा कहलाती थीं। हम तो उनके आगे बहुत छोटे थे, मेरी उम्र मात्र 28 वर्ष थी। मैं उनके आगे कुछ कह नहीं पाता था। क्योंकि राजीवजी व संजयजी से मेरे अच्छे संबंध थे, तो हम लोग अपनी बात उन्हीं से कह देते थे। राजीव गांधीजी कांग्रेस के महासचिव बने। संगठन में महासचिव पद के अलावा इंदिराजी के बेटे थे, इसलिए संगठन में उनका वर्चस्व था। एक बार राजीव गांधीजी हरदोई दौरे पर आए। मैंने पिहानी चुंगी पर उन्हें अपनी खुली जीप में बैठा लिया और मैं खुद गाड़ी चला रहा था। राजीवजी को मैं पहले गांधी मैदान में ले गया, वहाँ सभा के बाद फिर उन्हें संडीला तक ले गया। राजीवजी बड़ी मीठी बातें करते थे, वे अच्छे स्वभाव के थे।

सन् 1983 में आंध्र प्रदेश में और कर्नाटक में विधानसभा के चुनाव

हुए। उस समय कर्नाटक के सीएम गुंडू रावजी थे। उसी चुनाव में मेरी ड्यूटी अरुण नेहरुजी ने चित्र दुर्गा में लगाई थी। वहाँ भाषा और खाने की समस्या थी। मैं डाक बँगले के सुर्डट में रुका था। मेरे साथ अलीगढ़ वाले स्व. विनोद गुप्ताजी भी थे। चित्र दुर्गा से बैंगलोर जाते समय बीच का हिस्सा आंध्र प्रदेश का पड़ता था। एक दिन हम लोग बैंगलोर जा रहे थे। रास्ते में मैंने देखा कि तमाम भीड़ एक तरफ भाग रही थी। जानकारी की तो पता चला कि राजीव गांधीजी की मीटिंग लगी हुई है। मैंने भी गाड़ी मोड़ी और मीटिंग में चला गया। हेलीपैड पर कांग्रेस के तमाम एम.पी. और एम.एल.ए राजीव गांधीजी के स्वागत के लिए खड़े थे। मैं उनमें से किसी को भी नहीं जानता था। मैं भी राजीव गांधीजी के स्वागत में हेलीपैड पर खड़ा हो गया। दक्षिण के नेता मुझे देखकर चकित थे, सोच रहे थे कि यह कौन आ गया। थोड़ी देर में राजीवजी हेलीकॉप्टर से आए, उनके साथ सिद्धार्थ रेड्डीजी भी थे। हेलीकॉप्टर से नीचे उतरे तो वे गुस्से में थे। शायद वे दक्षिण के नेताओं को पहचानते नहीं थे। मुझे देखकर उन्होंने पुकारा और कहा, यहाँ क्या हाल है? मैंने कह दिया, यहाँ एन.टी. रामारावजी की हवा चल रही है और कांग्रेस का जीतना मुश्किल है। रामारावजी के पक्ष में जनता भी है। राजीवजी बोले, हाँ, पिछली मीटिंग में मेरे ऊपर पथराव भी हुआ, लेकिन तुम लोग शांत मत रहना, ईंट का जवाब पत्थर से देना।

चुनाव से पहले ही राजीवजी चित्र दुर्गा आए थे। जाफर शरीफजी वहाँ के रहने वाले अविवादित नेता थे। कांग्रेस में उनका बोलबाला था, लेकिन उनके व्यवहार से जनता में बहुत आक्रोश था। रात्रि में राजीवजी चित्र दुर्गा में सर्किट हाउस में रुके थे। मैंने उन्हें मुख्यमंत्री गुंडू राव, जाफर शरीफ साहब और के. मालन्नाजी की सही स्थिति से अवगत कराया। राजीवजी आश्चर्यचकित रह गए और बोले, क्या यह सत्य है? गुंडू राव को मैं भी नहीं पसंद करता हूँ और चुनाव के बाद गुंडू राव को मुख्यमंत्री नहीं बनने दूँगा। राजीवजी का सर्किट हाउस में डिनर था, डिनर पर जाफर साहब को नहीं बुलाया। जाफर साहब इससे चकित रह गए और उन्हें लगा कि मैंने राजीवजी से कुछ कह दिया है। मेरे ऊपर उसका कोई असर नहीं

था। अगले दिन राजीवजी जीप से कर्नाटक के दौरे पर निकल गए। जीप कर्नाटक के यूथ कांग्रेस अध्यक्ष चला रहे थे। राजीवजी को कोकाकोला बहुत पसंद था। मैंने बैंगलोर से कोकाकोला मँगाकर पहले ही रख लिया था। रास्ते में जब मैंने उनको कोकाकोला दिया तो राजीवजी कहने लगे, नरेश, तुम बहुत होशियार हो। राजीवजी दिल्ली लौट गए और मैं चित्र दुर्गा लौट आया। उस समय तक राजीवजी के मन में उन नेताओं को लेकर धारणा शायद बदल चुकी थी।

विधानसभा के चुनाव के दौरान चित्र दुर्गा में इंदिराजी की मीटिंग लगी हुई थी। दस बजे मीटिंग थी, इंदिराजी 9 बजे ही डाक बँगले आ गईं। मैं डाक बँगले में रुका था, तैयार होकर मैं कमरे के बाहर खड़ा था। उन दिनों चुनाव आयोग इतना सख्त नहीं था, डाक बँगले में रुकना मना नहीं था। इंदिराजी ने मुझे देखा और किसी से कहा कि इनको बुलाकर लाओ। उनके साथ अरुण नेहरू भी थे। गुंडू राव व के. मालन्ना भी साथ थे। इंदिराजी ने पूछा, तुम यहाँ पर कैसे हो? तो मैंने बताया कि अरुण नेहरूजी ने यहाँ मेरी ड्यूटी लगाई है। इंदिराजी ने पूछा कि कर्नाटक में चुनाव की क्या स्थिति है तो मैंने अरुण नेहरू की तरफ देखा और मैं चुप हो गया। इंदिराजी समझ गईं और उन्होंने तीनों को बाहर कर दिया। मैंने इंदिराजी को बताया कि गुंडू राव का यहाँ बड़ा विरोध है। के. मालन्ना सी.एम. के खास हैं। यहाँ हम लोगों की जमानत जब्त होने जा रही है। यहाँ प्रत्याशी हम लोगों से वोट की बात नहीं करते हैं और रुपए की बात ज्यादा करते हैं। कभी जब किसी चीज के लिए उनसे पूछते हैं तो वे कहते हैं, 'ओनली मनी'। मीटिंग शुरू होने जा रही थी। इंदिराजी गुस्से में निकलीं और इनमें से किसी को गाड़ी में नहीं बैठाया। सभास्थल पर कार्यक्रम पूरा होने के बाद वे सीधी वापस चली गईं। शाम को गुंडू रावजी मेरे पास आए, साथ में के. मालन्नाजी भी थे। वे बोले, आप हमसे नाराज हैं? तो मैंने कहा कि आप लोगों ने तो हम सब को हलके में ले लिया है। तो वे बोले, नहीं-नहीं, वह गलतफहमी हो गई है नरेशजी, आप तो मेरे भाई हैं। लेकिन तब तक जो होना था, वह हो चुका था। उस चुनाव के बाद गुंडू राव का राजनीतिक

जीवन खत्म हो गया। इंदिराजी व राजीवजी ने गुंडू राव को बिल्कुल ही नेगलेक्ट कर दिया। और वहीं से गुंडू रावजी की राजनीतिक पारी लगभग खत्म हो चुकी थी। चुनाव नतीजे आए तो कांग्रेस हार गई थी और कर्नाटक में विपक्ष की सरकार बनी।

□

प्रधानमंत्री नरसिम्हारावजी ने उत्तर प्रदेश में कांग्रेस को कमजोर किया

राजीव गांधीजी की मृत्यु के बाद कांग्रेस के सामने सबसे बड़ी चुनौती खड़ी हो गई कि कांग्रेस का नेतृत्व कौन करे? हम लोगों ने सोनियाजी से आग्रह किया। जिद भी की कि आप कांग्रेस का नेतृत्व सँभालें, लेकिन सोनिया गांधीजी इसके लिए तैयार नहीं हुईं। मुझे लगता है, सोनियाजी उस समय दुःखी थीं। ऐसे में नरसिम्हा रावजी कांग्रेस के अध्यक्ष चुने गए और देश के प्रधानमंत्री बने। शुरू में लगा कि नरसिम्हा रावजी कांग्रेस को सही रास्ते पर ले जा रहे हैं। लेकिन कई बार ऐसा भी लगा कि उनके द्वारा एक साजिश के तहत कांग्रेस को उत्तर प्रदेश में समाप्त किया जा रहा है। राम मंदिर का मुद्दा बड़ा ज्वलनशील मुद्दा था। कल्याण सिंहजी उत्तर प्रदेश के मुख्यमंत्री थे। कल्याण सिंहजी निरंतर यह आह्वान करते थे कि अयोध्या में मंदिर बनवाऊँगा। कार सेवकों को अयोध्या बुलाया जा रहा था। हम लोगों की भी चिंता बढ़ गई। भाजपा आक्रामक होकर देश भर में माहौल बना रही थी। हम सब शांत पड़े थे, तब हम लोगों ने जितेंद्र प्रसादजी के साथ ही हाई कमान से संपर्क साधा। जितेंद्र प्रसादजी ने शायद प्रधानमंत्री नरसिम्हा रावजी से चर्चा करके एक योजना बनाई। योजना के तहत जितेंद्र प्रसादजी ने हम कांग्रेसियों से कहा कि सब लोग अयोध्या चलें। अयोध्या में राम भजन गाएँगे। हम सब कांग्रेसी मिलकर एक मानव श्रृंखला बनाएँगे। हमें यह जताना है कि हम राम मंदिर बनाए जाने के खिलाफ नहीं हैं, पर तरीका सही होना चाहिए। इसी बीच अर्जुन सिंहजी लखनऊ आए और कल्याण सिंहजी से मिलकर

वापस चले गए। हम लोगों ने अर्जुन सिंहजी का लखनऊ आने का विरोध भी किया। मैंने जितेंद्र प्रसादजी से कहा कि अर्जुन सिंहजी के आने से एक गलत संदेश जाएगा। ऐसा लग रहा है कि कल्याण सिंहजी से हम लोगों की मिली भगत है। लेकिन अर्जुन सिंहजी आकर चले गए। हम लोग अयोध्या गए। दिन भर हम लोगों ने वहाँ पर शांतिपूर्वक धरना दिया। भजन-गीत गाए और उसके बाद लौट आए। वहाँ के एसपी और डीएम ने हम लोगों को सलाह दी थी कि आप लोग विवादित स्थल की ओर मत जाइएगा, क्योंकि वहाँ पर कार सेवक बहुत इकट्ठे हो गए हैं, वो लोग आप पर हमला न कर दें। हम लोग विवादित स्थल से थोड़ा दूर ही रहे। हम लोग शाम तक वापस आ गए, लेकिन वहाँ का माहौल बहुत गरम होता चला जा रहा था और नरसिम्हा रावजी कोई भी निर्णय नहीं ले रहे थे। उसका नतीजा यह हुआ कि अयोध्या में उस विवादित स्थल, जिसको कोई मसजिद कहता था और कोई मंदिर कहता था, को कार सेवकों ने तोड़ दिया। मैं उस समय हरदोई में था। सुबह खबर आई। हिंदू बहुत प्रसन्न दिखाई दे रहे थे। मेरे घर के सामने तमाम लोग इकट्ठा हो गए। कह रहे थे कि हम लोगों ने मसजिद ढहा दी है। मैं समझ गया कि विधानसभा थोड़ी देर में भंग होने वाली है और ऐसा ही हुआ। मैं समझता हूँ कि वह कांग्रेस की बहुत बड़ी चूक थी। उस चूक को कांग्रेस आज तक ढो रही है। मेरा खयाल है कि उसी समय से कांग्रेस उत्तर प्रदेश में समाप्ति की ओर बढ़ती चली गई। □

विश्वनाथ प्रताप सिंहजी इस वजह से मेरा विरोध करते थे

मुझे राजनीति में यह भी सौभाग्य प्राप्त है कि मैंने प्रदेश के ग्यारह मुख्य मंत्रियों के साथ काम किया है। सन् 1980 में जब पहली बार विधायक बना तो मेरे पहले मुख्यमंत्री विश्वनाथ प्रताप सिंहजी थे। विश्वनाथ प्रताप सिंहजी राजा परिवार के थे, इसलिए राजा की तरह बात भी करते थे। जाने क्यों वे यह चाहते थे कि कोई भी उनसे तेज आवाज में बात न करे। लेकिन हम लोग यूथ कांग्रेस से निकलकर आए थे। हम लोगों ने उसी तेजी से बात करना शुरू कर दिया। विश्वनाथ प्रताप सिंहजी के मुख्यमंत्री होने से पहले सन् 1980 में जब हम लोग एम.एल.ए. हुए, तो हम लोगों से कहा गया कि चलिए, हम लोग इंदिराजी से मिलते हैं। कम-से-कम 50-60 एम.एल.ए., जो नौजवान थे, इंदिराजी से मिलने उनके घर गए। हम लोगों को घर के अंदर बैठाया गया। हम लोगों ने इंदिराजी से कहा कि सभी लोग चाहते हैं कि संजय गांधीजी को उत्तर प्रदेश का मुख्यमंत्री बना दिया जाए। इंदिराजी इस बात पर तैयार नहीं हुईं। विश्वनाथ प्रताप सिंहजी बाहर टहल रहे थे। वे यह समझ रहे थे कि हम लोग उनका विरोध कर रहे हैं। लेकिन इंदिराजी ने विश्वनाथ प्रताप सिंहजी को उत्तर प्रदेश का मुख्यमंत्री बनाया। मुख्यमंत्री बनने के बाद उनको हमारी पुरानी बात याद थी और इसी वजह से वो हमारे विरोध में रहते थे, लेकिन हमारा भी राजनीति में नया-नया पदार्पण था, तो हम लोग इसकी कोई परवाह नहीं करते थे। हम लोग जानते थे कि जब संजय गांधीजी मौजूद हैं, तो विश्वनाथ प्रताप सिंहजी हमारा क्या कर लेंगे। लेकिन दुर्भाग्य था कि संजयजी

की विमान दुर्घटना में मौत हो गई। इधर विश्वनाथ प्रताप सिंहजी के भाई का मर्डर हो गया। तब प्रदेश की राजनीति में भूचाल-सा आ गया। मुख्यमंत्री के भाई, जो न्यायाधीश थे, उनका मर्डर कर दिया गया था। इसके बाद हमने देखा कि अपराधियों के खिलाफ काररवाई कैसे होती है। लेकिन विश्वनाथ प्रताप सिंहजी से विधायक ज्यादातर नाराज रहते थे। इसलिए विश्वनाथ प्रताप सिंहजी को उत्तर प्रदेश के मुख्यमंत्री पद से हटा दिया गया। उनके स्थान पर श्रीपति मिश्राजी उत्तर प्रदेश के मुख्यमंत्री बनाए गए। पंडितजी बहुत सीधे स्वभाव के थे, बड़े सरल थे, पूरे दिन बैठकर पान खाते रहते थे। उनके प्रमुख सचिव योगेंद्र नारायण थे।

एक बार हरदोई के डी.एम. एच.एल. बिरदी से मेरी कुछ कहासुनी हो गई। मैं श्रीपतिजी के घर चला आया। उस समय इतनी सुरक्षा तो होती नहीं थी। मैंने उनके गनर को बाहर जाने को कहा। मैं नाराज था। पंडितजी बोले, क्या बात हो गई? क्यों नाराज हो? मैंने कहा कि हमें डी.एम. को हटवाना है। मुख्यमंत्री ने पूछा, डी.एम. से क्या बात हो गई? मैंने पंडितजी को अच्छी तरह से पूरी बात समझाई। बोले, अच्छा बैठो। मैं पंडितजी के पैर छूता था। प्रेम से बैठा, उन्होंने हमें चाय पिलवाई और चीफ सेक्रेटरी को फोन कर दिया कि हरदोई का डी.एम. हटा दिया जाए। एक तरह से मेरा यह लड़कपन था कि मैं मुख्यमंत्रीजी से जिद करूँ। लेकिन मेरी उस समय लड़कपन की उम्र थी और मैंने यह सब किया। पंडितजी बहुत सीधे थे और धीरे-धीरे यह खबर फैला दी गई कि वे उत्तर प्रदेश को ठीक से चला नहीं पा रहे हैं। इसके बाद वीर बहादुर सिंहजी को उत्तर प्रदेश का मुख्यमंत्री बनाया गया। वीर बहादुर सिंहजी गुटबाजी बहुत करते थे और ईमानदारी के मामले में भी उनकी छवि बहुत अच्छी नहीं थी। क्योंकि जब वे सिंचाई मंत्री थे तब उन पर कई आरोप लगे। वीर बहादुर सिंह गुटबाजी ज्यादा करते थे, काम कम करते थे। इसी बीच अमिताभ बच्चनजी ने इलाहाबाद लोक सभा सीट से इस्तीफा दे दिया। वहाँ का उपचुनाव घोषित हुआ! वी.पी. सिंहजी विपक्ष के प्रत्याशी बने। जबकि कांग्रेस से सुनील शास्त्री को लड़ाया गया, यू.पी. सरकार ने सभी कोशिशें की लेकिन जनता का झुकाव वी.पी. सिंह के पक्ष में था और चुनाव

में उनकी भारी बहुमत से विजय हुई। यही पर से वीर बहादु सिंहजी की उलटी गिनती शुरू हो गई और उन्हें हटा दिया गया। उनकी जगह फिर से नारायण दत्त तिवारीजी का उत्तर प्रदेश का मुख्यमंत्री बना दिया गया। लेकिन इतिहास गवाह है कि जब-जब नारायण दत्त तिवारीजी के नेतृत्व में कांग्रेस चुनाव लड़ी कांग्रेस बुरी तरीके से पराजित हुई ? यह बात हम लोगों ने कांग्रेस हाईकमान से भी कही, लेकिन बड़ा कद होने के कारण हम लोगों की बात मानी नहीं गई।

□

अटलजी से मुलाकात, फिर कांग्रेस तोड़कर लोकतांत्रिक कांग्रेस बनाई

सन् 1996 में विधानसभा चुनाव कांग्रेस और बसपा ने मिलकर लड़ा। किसी भी दल को बहुमत नहीं मिला। एक दिन बहनजी ने मुझे सूचना भेजी कि मुझसे आकर मिलें, मैं लखनऊ आया और स्व. बरखू राम वर्माजी मुझे बहनजी के पास ले गए। वहाँ पर माननीय काँशीरामजी मौजूद थे। उन्होंने मुझ पर दबाव बनाया कि आप सीताराम केसरीजी से बात कीजिए और हमारी सरकार बनवाइए, क्योंकि हम सबसे बड़े दल हैं। मैंने बहनजी से कहा कि मैं बात कर चुका हूँ, लेकिन उनकी सहमति नहीं है। बहन मायावतीजी ने कहा कि नरेश, आप कांग्रेस के एम.एल.ए. तोड़कर मेरी पार्टी में आ जाओ। मैंने कोई जवाब नहीं दिया और बाहर आ गया। उस समय मैंने पार्टी तो नहीं तोड़ी, लेकिन मन में यह विचार आया कि बहनजी के इस कथन का कभी उपयोग जरूर करूँगा। इसी बीच प्रमोद तिवारी को विधानमंडल दल का नेता बना दिया गया। कुछ दिन बाद बहन मायावतीजी और कल्याण सिंहजी की 6-6 महीने की सरकार बनी। मैं जानता था कि यह सरकार ज्यादा दिन तक नहीं चलेगी। बहन मायावतीजी 6 महीने के बाद गद्दी बीजेपी को नहीं देंगी और हुआ भी वही। 6 महीने का समय खत्म होने के बाद बहन मायावतीजी ने गद्दी देने से मना कर दिया। बीजेपी के पास बहुमत था नहीं।

इसी समय मेरी भेंट भैरो सिंह शेखावतजी से हुई। शेखावतजी मुझे अटलजी के घर ले गए। अटलजी एक डेलिगेशन के साथ अरब देशों की यात्रा पर थे। शेखावतजी ने फोन पर बात की। दो-तीन दिन बाद अटलजी

ने आने को कहा। मैंने उसी समय यह तय कर लिया था कि मैं कांग्रेस में विभाजन करूँगा।

अटलजी विदेश दौरे से वापस आए। मैं उनसे मिलने पहुँचा। प्रमोद महाजनजी भी वहाँ मौजूद थे। बैठकर यह तय हुआ कि आप कांग्रेस को तोड़कर सरकार बनाइए। हम आपके साथ रहेंगे और आपकी जो भी शर्तें होंगी, हम स्वीकार कर लेंगे। मेरी बस एक ही शर्त थी कि मेरे सभी साथियों को मंत्री बनाया जाए। इस बात पर वो राजी हो गए। मैं प्लेन से लौट रहा था तब तक कांग्रेस को इसकी भनक मिल गई थी। नारायण दत्तजी उस समय हम सबके लीडर थे। वो भी उसी प्लेन में जा रहे थे। जगदंबिका पाल भी उसी प्लेन में मेरे साथ थे। तब तक पालजी को इसकी खबर नहीं थी। लेकिन प्लेन में पालजी से मैंने बात की। पालजी तैयार हो गए कि मैं भी साथ चलूँगा। मैं भी मिनिस्टर बनूँगा। मैं प्लेन से उतरा और पालजी के साथ सीधे उनके घर चला गया। पालजी, उनकी पत्नी और मैं साथ थे। पालजी ने तय किया कि मैं भी विभाजन में तुम्हारे साथ रहूँगा। तब तक हरिशंकर तिवारीजी को इसकी खबर मिली। उनका मेरे पास फोन आया। मैं उनसे मिलने गया और वह भी हमारे साथ हो गए। इस तरह हम लोगों की संख्या 22 हो गई। हमने अलग होने का फैसला किया। केसरी नाथ त्रिपाठीजी स्पीकर थे। हमने उन्हें बता दिया कि हम कांग्रेस तोड़कर आएँगे, आप हमारी पार्टी को मान्यता दे देंगे। प्रदेश कांग्रेस अध्यक्ष जितेंद्र प्रसादजी को उसी समय इसकी खबर लगी। जितेंद्र प्रसादजी ने अपने घर पर लखनऊ में हमें बुलाया। मैं उनके घर पर जाकर बैठा। वहाँ राम अवतार दीक्षितजी, सुरेंद्र नाथ अवस्थी, सर्वशक्ति सिंह और दो विधायक, जो हमारे साथ जाने को तैयार थे, सरस्वती प्रताप सिंह और आगरा वाले मंडलेश्वर सिंह भी बैठे हुए थे। जितेंद्र प्रसादजी मुझे घर के अंदर ले गए। कहने लगे कि मैं ऐसा सुन रहा हूँ कि तुम पार्टी छोड़कर जा रहे हो। मैंने कहा कि आप सही सुन रहे हैं। कहने लगे कि एम.एल.ए. तो तुम्हारे साथ हैं नहीं। मैंने कहा कि आपको किसने बताया कि एम.एल.ए. मेरे साथ नहीं हैं। वे बोले कि देखो, मैं जोड़ रहा था, तो मुश्किल से चार-पाँच विधायक ही तुम्हारे साथ हैं। मैं सबको पार्टी से निकाल दूँगा। मैंने कहा कि भाई साहब, मैं आपसे झूठ

नहीं बोलता हूँ, क्योंकि आप बड़े भाई हैं हमारे। हम 22 लोग अभी थोड़ी देर में पार्टी को विभाजित करने जा रहे हैं। 34 में से 22 एम.एल.ए. का आँकड़ा सुनकर जितेंद्र प्रसादजी खुद चकित हो गए। मैंने कहा कि जो दो एम.एल.ए. बाहर आपके यहाँ बैठे हैं, अभी आपसे मिलकर जब निकलूँगा तो वो दोनों मेरे साथ चले जाएँगे। वे बहुत चकित हुए। उन्होंने मुझसे वादा लिया कि तुम भाजपा में शामिल नहीं होगे। मैंने उनसे वादा किया। मैं उठकर चला गया और वहाँ बैठे दोनों MAL मेरे साथ चले आए। हम लोग एक जगह इकट्ठा हुए और वहाँ से सीधे केसरी नाथ त्रिपाठीजी के घर गए। इतनी देर में बम फूट चुका था। पूरे देश का मीडिया वहाँ पहुँच चुकी थी। हमने लोकतांत्रिक कांग्रेस पार्टी का गठन किया। इसकी घोषणा की गई। स्पीकर साहब ने उसको मान्यता दे दी। हम लोगों ने कल्याण सिंहजी के साथ मिलकर सरकार बनाई। कल्याण सिंहजी मेरे ऊपर बहुत जोर डाल रहे थे कि नरेश, सबको मिनिस्टर मत बनाओ। सबको मिनिस्टर बनाओगे तो पार्टी लंबी नहीं चलेगी, लेकिन मैंने उनकी बात नहीं मानी। वह शायद मेरी भूल थी। मैंने सबको मंत्री बनवाया और पार्टी टूटी। लेकिन यह भी जीवन का एक सच था। मैं यह भी कह सकता हूँ कि उस विभाजन के बाद पूरा देश मुझको जान गया। देश की राजनीति में नरेश फॉर्मूले की शुरुआत हुई। कांग्रेस में मुझको आगे बढ़ने से रोका जाता रहा और वहाँ ज्यादा-से-ज्यादा मैं डिप्टी लीडर की हैसियत से था। अब नरेश अग्रवाल की पहचान राष्ट्रीय स्तर के एक प्रभावशाली नेता के रूप में होने लगी। मैंने उसके बाद लोकसभा की चार सीटें अपने सिंबल पर लड़ाई। दो में हम विजयी रहे, फिर हमारे दो राज्यसभा सदस्य बने और दो एम.एल.सी.।

□

अटलजी चाहते थे, लोकतांत्रिक कांग्रेस का विलय बीजेपी में हो

अटलजी मुझे बहुत स्नेह करते थे। मैं उनको 'बापजी' कहकर संबोधित करता था। एनडीए में आने के बाद मैंने जब चाहा उनसे फोन पर बात की। यद्यपि मैं उस समय भाजपा के नजदीक अपने आप को असुरक्षित समझता था। लेकिन अटलजी के स्नेह के कारण मुझे विश्वास हो गया था कि कोई भी समस्या होगी तो अटलजी उसका समाधान कर देंगे। अटलजी बहुत कहते रहे मुझसे कि तुम दिल्ली मेरे साथ आ जाओ। मुझे लग रहा था कि मैं प्रदेश में रहूँगा तो प्रदेश का नेता बन जाऊँगा। मैंने उनको मना कर दिया और मैं उत्तर प्रदेश की राजनीति करने लगा। लोकतांत्रिक कांग्रेस को आगे बढ़ाने लगा। अटलजी से आखिर में यह भी तय हो गया कि जब अगला चुनाव आएगा तो हम विलय करके लड़ेंगे। यह बात हमारे और अटलजी के बीच तय थी। लेकिन राजनाथ सिंहजी के मुख्यमंत्री बनने के बाद कुछ ऐसे घटनाक्रम हुए, जिसके कारण विलय संभव नहीं हो पाया। मैं भाजपा से अलग हो गया और मेरे बहुत से साथी बीजेपी में चले गए। उनमें से कुछ लोगों को टिकट दिया गया और कुछ के काट दिए गए। उस समय बीजेपी में विलय हो जाता और तय फॉर्मूले के हिसाब से चलता तो सन् 2002 के विधानसभा चुनाव में हम लोग भाजपा में शामिल हो चुके होते।

□

यही था नरेश का फॉर्मूला

सन् 1989 से यूपी में ऐसी स्थिति बनती रही कि कोई भी सरकार दो साल से ज्यादा नहीं चलती थी। निरंतर उत्तर प्रदेश में राष्ट्रपति शासन लागू हो जाता था और यह कांग्रेस की गलतियों के कारण हुआ और स्थिति यह हो चुकी थी कि न तो वो ऊधो में रह गई, न माधो में रह गई। सन् 1996 के चुनाव के बाद में फिर वही स्थिति बनी। कांग्रेस हाई कमान इस संबंध में कोई निर्णय नहीं लेना चाहता था और लगातार मध्यावधि चुनाव लड़ते-लड़ते हम लोग भी परेशान थे, क्योंकि जनता में निरंतर कांग्रेस का पतन हो रहा था और स्थिति यह बन गई कि हर चुनाव में कांग्रेस का जीतना मुश्किल हो गया था। मैं और प्रमोद तिवारीजी दो ही ऐसे थे, जो सन् 1980 से निरंतर चुनाव जीत रहे थे। सन् 1996 के चुनाव के बाद भी जब नई सरकार बन रही थी तब मैंने निश्चय किया कि अब मध्यावधि चुनाव नहीं होने दूँगा। कल्याण सिंहजी से इस संबंध में मेरी निरंतर बातचीत होती रहती थी। इसी बीच बीजेपी और बी.एस.पी. में 6-6 महीने का समझौता हुआ और मैं जानता था कि प्रदेश में फिर राष्ट्रपति शासन लागू होगा, लेकिन मैं अपने साथियों के साथ यह तय कर चुका था कि अब मध्यावधि चुनाव होने नहीं दूँगा। मैंने बी.एस.पी. में चौ. नरेंद्र सिंहजी से बात की और वे भी इस बात से सहमत थे कि अब की मध्यावधि चुनाव नहीं होने देंगे।

इधर मैं कांग्रेस के विधायकों को एकजुट कर रहा था, उधर नरेंद्र सिंहजी बसपा के विधायकों के संपर्क में थे। मैंने कांग्रेस के 22 विधायकों को एकजुट कर लिया और वे कांग्रेस से अलग हटकर एक दल बनाने को तैयार हो गए।

वे भी चाहते थे कि सरकार पूरे पाँच साल चले। कोई चुनाव नहीं चाहता था। बसपा के जो विधायक चौधरी नरेंद्र सिंहजी के साथ थे, वे पहले अलग होने की पहल करने से डर रहे थे। तब मैंने उनसे कहा कि पहले मैं दल तोड़ूँगा, फिर आप लोग बसपा तोड़कर आ जाइएगा। इसके बाद हमने कांग्रेस को तोड़कर लोकतांत्रिक कांग्रेस का गठन किया। हमारे साथ 22 विधायक थे। विधानसभा अध्यक्ष केसरी नाथ त्रिपाठीजी ने हमारे दल को विधानसभा में मान्यता दे दी और हमने कल्याण सिंहजी को समर्थन देने की घोषणा कर दी। इस घटना क्रम के एक-दो दिन बाद बसपा में भी टूट हुई और चौधरी नरेंद्र सिंहजी की अगुआई में टूटे विधायकों को केसरी नाथ त्रिपाठीजी ने मान्यता दे दी। उस दल का नाम जनतांत्रिक बसपा रखा गया। हमारी तरह उनके भी सभी टूटे विधायकों को मंत्री बनाया गया और कल्याण सिंहजी फिर मुख्यमंत्री बन गए। कांग्रेस और बसपा में हुई इस टूट को देश भर के राजनीतिक गलियारों में 'नरेश फॉर्मूले' के नाम से जाना गया। यद्यपि कांग्रेस और बसपा इस टूट के खिलाफ स्पीकर के फैसले पर माननीय सुप्रीम कोर्ट तक लड़ाई लड़ी, लेकिन अंत में फैसला हमारे पक्ष में आया।

लोकतांत्रिक कांग्रेस बनाने के साथ ही मैं एनडीए का मेंबर हो गया था, क्योंकि हमने बीजेपी के कल्याण सिंहजी की सरकार उत्तर प्रदेश में बनवाई थी। हमारे दल-बदल के साथ ही पूरे देश में इस बात पर बहस चलने लगी कि किस तरह दल-बदल को रोका जाए। उस समय लाल कृष्ण आडवाणीजी देश के गृहमंत्री थे। सदन में भी यह मुद्दा विरोधी दलों ने उठाया और सरकार की तरफ से जवाब देते नहीं बन रहा था। दरअसल कल्याण सिंहजी की सरकार बनने के बाद सदन में बहुमत साबित करने के समय खूब हंगामा हुआ था। मीडिया ने भी इस मुद्दे को प्रमुखता से उठाया। इसके बाद संसद ने कई कानून बनाए। उस समय की कल्याण सिंहजी की सरकार में सबसे ज्यादा 93 मंत्री थे, जिसे जंबो मंत्रिमंडल भी कहा जा रहा था। इस वजह से सबसे पहला कानून मंत्रिमंडल की संख्या सीमित करने का बनाया गया। गृहमंत्री लाल कृष्ण आडवाणीजी ने बिल को सदन में पेश किया, जिसमें कहा गया था, किसी भी राज्य या देश में लोअर सदन की सदस्य

संख्या से 15 फीसदी से ज्यादा मंत्री नहीं बन सकेंगे। इसके साथ ही पूरे देश में यह कानून लागू कर दिया गया। अब किसी भी राज्य में मंत्रियों की संख्या विधानसभा की सदस्य संख्या से 15 फीसदी से ज्यादा नहीं हो सकती।

इसके बाद ही दल-बदल के लिए सख्त कानून बनाने के दल-बदल विधेयक का भी कानून लाया गया। जब हमने कांग्रेस तोड़कर लोकतांत्रिक कांग्रेस बनाई थी, उस समय किसी भी दल को तोड़ने के लिए कोई भी नियम-कानून नहीं था। सदन में इसके लिए भी दल-बदल विधेयक लाया गया और किसी भी दल को तोड़ने का कार्य बेहद मुश्किल कर दिया गया।

उसी समय एक और कानून देश की संसद ने बनाया, जो राज्यसभा चुनाव को लेकर था। पहले राज्यसभा के लिए मतदान की सामान्य प्रक्रिया थी। विधायक गुप्त मतदान किया करते थे। बहुत सारी शिकायतें मिलती थीं कि राज्यसभा के प्रत्याशी विधायकों का वोट पैसे देकर खरीदते हैं। जिस दल का विधायक अपनी पार्टी के प्रत्याशी को वोट न देकर किसी दूसरे प्रत्याशी को पैसे लेकर वोट देता था तो उसके खिलाफ कोई काररवाई नहीं हो पाती थी। इससे राज्यसभा चुनाव में बड़े-बड़े पैसे वाले चुनाव जीत जाते थे। पैसे से विधायकों की खरीद-फरोख्त को रोकने के लिए संसद ने कानून बनाकर गुप्त मतदान को खत्म कर दिया। नए कानून के तहत विधायक को अब अपनी पार्टी के प्रत्याशी के प्रतिनिधि को दिखाकर राज्यसभा के चुनाव में वोट डालना होता है। अगर विधायक अपना वोट प्रतिनिधि को बिना दिखाए किसी दूसरे प्रत्याशी को देते हैं तो उनका वोट अमान्य हो जाता है। इस कानून के आने से राज्यसभा के चुनाव में बड़े-बड़े पूँजीपतियों का आना अब आसान नहीं रहा है।

इस तरह से मेरे एक कदम से उस समय पाँच साल तक सरकार भी चली और देश को कई कानून मिले, जिससे राजनीति में सुचिता की राह आसान हुई।

□

कल्याण सिंह और अटलजी के बीच मतभेद

कल्याण सिंहजी की सरकार में जब मैं मंत्री बना तो उन्होंने मुझसे पूछा कि नरेशजी, किस-किस को मंत्री बनाया जाए? मैंने कहा कि मेरी बात तो 22 विधायकों को मंत्री बनाने की हुई थी। कल्याण सिंहजी बोले, मेरी एक पॉलिटिकल सलाह है कि सभी विधायकों को मंत्री मत बनाओ। आधे को मंत्री बनाओ और आधे लोगों को कॉरपोरेशन का चेयरमैन बना दूँगा। इसके लिए एक फॉर्मूला तय हुआ था कि कौन राज्य मंत्री और कौन कैबिनेट मंत्री बनेगा। मैं यंग था, मेरे अंदर लड़कपन था, मैंने कहा, नहीं साहब! मेरे सभी विधायक मंत्री बनेंगे। चौ. लक्ष्मी नारायणजी फॉर्मूले के तहत राज्यमंत्री बन रहे थे और श्याम सुंदर शर्माजी कैबिनेट मंत्री बन रहे थे। मैंने जिद करके आउट ऑफ टर्न चौ. लक्ष्मी नारायणजी को भी कैबिनेट मंत्री की शपथ दिलवाई। कल्याण सिंहजी सख्त थे, थोड़े जिद्दी थे। प्रदेश में जब बिजली कर्मचारियों की हड़ताल हुई तो भाजपा के एक वरिष्ठ मंत्री बिजली कर्मचारियों का पक्ष ले रहे थे। कल्याण सिंहजी बराबर मेरे साथ खड़े रहे और रोज सुबह पूछते थे कि घबराए तो नहीं, डरे तो नहीं? यह कहने के बाद मेरे अंदर दम और भर जाता था। इस तरह हमने उत्तर प्रदेश विद्युत कर्मचारी संगठनों की हड़ताल को बुरी तरह से कुचल दिया। इसके लिए मैं कल्याण सिंहजी को बधाई देता हूँ। हालाँकि वे आज हम लोगों के बीच में नहीं हैं, लेकिन आँख बंद करके उन्होंने जिस तरह से मेरा समर्थन किया, उससे हौवा बने विद्युत कर्मचारियों की हड़ताल को

तोड़ने में मैं सफल रहा। सन् 1999 में पार्लियामेंट चुनाव के बाद एक वोट से अटलजी की सरकार गिर गई थी।

उस समय हरदोई से ऊषा वर्माजी समाजवादी पार्टी से सांसद थीं। उन्हें मैं तोड़कर अटलजी के समर्थन में लाना चाहता था। मैंने बात की कि प्रदेश में एक आई.ए.एस. अधिकारी हैं, जिनके ऊषा वर्माजी से बहुत अच्छे संबंध हैं। उनकी ननद से भी बात की। ऊषा वर्माजी उस समय हॉस्पिटल में थीं। मैंने उनकी ननद के जरिए ऊषा वर्माजी से बात की, लेकिन वे नहीं मानी। तब हम कल्याण सिंहजी के पास गए और कहा कि आप अगर दबाव बनाते हैं तो एक एम.पी. जरूर टूट जाएगा और अटलजी की सरकार बच जाएगी, लेकिन उन्होंने इसमें दिलचस्पी नहीं दिखाई तो मैं भी शांत हो गया और अटलजी की सरकार एक मत से गिर गई। मुझे यह भी बताया गया कि अटलजी ने बहन मायावतीजी से बात कर ली थी और वह अटलजी के पक्ष में अपने दल के वोट दिलाने को तैयार हो गई थी। यह कोई नहीं जान पाया कि वोटिंग के वक्त बहन मायावतीजी ने अपना निर्णय क्यों बदल दिया और अटलजी सरकार एक मत से गिर गई। जबकि बी.जे.पी. पूर्ण विश्वस्त थी कि सरकार बच जाएगी। लेकिन उस एक वोट की हार ने पूरी देश की जनता को झकझोर कर रख दिया और मध्यावधि चुनाव में अटलजी और एन.डी.ए. पूर्ण बहुमत से सरकार बनाने में सफल हुई। फिर आम चुनाव हुए और अटलजी बहुमत के साथ एक बार फिर प्रधानमंत्री बने। इस चुनाव में कल्याण सिंहजी ने अटलजी की सरकार बनने में कोई रोल नहीं अदा किया और इस कारण अटलजी ने कल्याण सिंहजी को मुख्यमंत्री पद से हटाने का तय किया। यद्यपि मैं अटलजी और कल्याण सिंहजी के बीच मतभेद समाप्त करने में सफल नहीं हुआ।

इसका नतीजा यह हुआ कि कल्याण सिंहजी को मुख्यमंत्री पद से हटना पड़ा और बाद में भारतीय जनता पार्टी भी छोड़नी पड़ी। मुझे उनसे बहुत लगाव था, वे मुझे बहुत प्यार करते थे। जब मंत्री बनने की बात आई तो कल्याण सिंहजी ने मुझसे पूछा था कि इंडस्ट्री व ऊर्जा विभाग में तुम कौन सा लेना चाहते हो? मैंने कहा कि साहब, ऊर्जा दे दीजिए और

कल्याण सिंहजी ने मुझे ऊर्जा विभाग दे दिया। वे समय-समय पर मुझे सलाह भी दिया करते थे और मैं कल्याण सिंहजी की सलाह को बड़ी गंभीरता से भी लेता था। सहयोगी दलों को साथ लेकर चलने की उनकी क्षमता बहुत अच्छी थी। एक बार तो हम लोग बहुत नाराज हो गए। हमारे एक कैबिनेट मंत्री से उनका विवाद हो गया। हम लोगों ने यह निर्णय लिया कि कल कैबिनेट की बैठक में हम लोग नहीं जाएँगे। यद्यपि यह निर्णय उचित नहीं था। आज मैं समझता हूँ कि यह निर्णय हमने लड़कपन में लिया था, जो हमें नहीं लेना चाहिए था। अगले दिन अखबारों में छप गया कि लोकतांत्रिक कांग्रेस ने कैबिनेट बैठक का बहिष्कार कर दिया। अब सरकार गिरने की कगार पर है, फिर हमने बयान दिया कि हमारा इरादा सरकार गिराने का नहीं है, कुछ बातों पर मतभेद थे, वे अब दूर हो गए हैं। हम लोग सरकार के साथ हैं। हम लोग कल्याण सिंहजी के नेतृत्व में सरकार चलाएँगे। तब जाकर वे सब बातें रुकीं। आज भी मेरे उनके परिवार से अच्छे संबंध हैं। राजू भइया से जो बात मैं कहता हूँ, वे मेरी बात नहीं काटते हैं। राम मंदिर के फेवर में उन्होंने जो निर्णय लिया था, उसमें उन्हें एक दिन की सजा हो गई थी। उस दिन से कल्याण सिंहजी सिर्फ बैकवर्ड के नेता नहीं रह गए थे, बल्कि वे आम जनता के नेता हो गए थे। आम जनता उनको अपना नेता मानने लगी थी। यही कह सकता हूँ कि कल्याण सिंहजी एक अच्छे प्रशासक थे। उनमें निर्णय लेने की क्षमता थी सबको साथ रखने की भी क्षमता थी, इसके अलावा चुनाव जिताने और हराने की भी क्षमता उनमें थी। जब पार्लियामेंट का चुनाव चल रहा था, वे हरदोई में चुनावी सभा करने आए। मैंने सांडी में उनका भाषण कराया। सभा में वे विद्युत कर्मियों व शिक्षकों के बारे में बोलने लगे। मैं समझ गया कि उनका क्या इरादा है। और मुझे लगा कि ऐसा न हो कि हरदोई का चुनाव हम हार जाएँ। इसके बाद चीजों को सँभाला और हरदोई से हम चुनाव जीते। मैं बस इतना ही कह सकता हूँ कि उनके जैसा अनुभवी, कुशल प्रशासक शायद अब न मिले।

एक बार मैंने कल्याण सिंहजी से पूछा कि आर.एस.एस. के लोग वैश्य

समाज के यहाँ ही क्यों ठहरते हैं? कल्याण सिंहजी ने कहा कि दरअसल वैश्य समाज के लोग एक तो संपन्न होते हैं दूसरे वे लोग सेवा बहुत करते हैं। खाने-पीने का ध्यान रखते हैं और चलते समय वस्त्र और दक्षिणा भी देते हैं, इस वजह से हम लोग उनके यहाँ ही ठहरना पसंद करते हैं।

□

राज्यपाल रोमेश भंडारीजी जब कल्याण सिंहजी की सरकार गिराना चाहते थे

मुझे याद है, रोमेश भंडारीजी उत्तर प्रदेश के महामहिम राज्यपाल थे। वे साजिशन निरंतर कल्याण सिंहजी की सरकार गिराने में लगे रहते थे। उन्होंने साजिश करके विधानसभा में एक विहंगम दृश्य खड़ा करवा दिया और उत्तर प्रदेश की सरकार को भंग करने की संस्तुति केंद्र को भेज दी। एच.डी. देवगौड़ाजी उस समय देश के प्रधानमंत्री थे। केंद्र की कैबिनेट ने विधानसभा भंग करने की संस्तुति महामहिम राष्ट्रपति आर.के. नारायणनजी को भेज दी। राष्ट्रपतिजी ने केंद्र की सिफारिश को सरकार को वापस कर दिया। मुलायम सिंह यादवजी उस समय केंद्र में रक्षामंत्री थे और वे उत्तर प्रदेश की सरकार को गिराने के लिए दबाव बनाए हुए थे। कल्याण सिंहजी की सरकार बहुमत में थी। हम लोग सरकार गिरने नहीं देना चाहते थे। तय हुआ कि बीजेपी, लोकतांत्रिक कांग्रेस और जनतांत्रिक बसपा के सभी विधायक राष्ट्रपति भवन के सामने धरना देंगे। मेरे पास संदेश आया कि सुबह 4 बजे बस से सबको दिल्ली चलना है। मैं कल्याण सिंहजी और राजनाथ सिंहजी के पास गया और कहा कि बस से दिल्ली चलेंगे तो शाम तक दिल्ली कैसे पहुँचेंगे और तब तक विधानसभा भंग हो चुकी होगी। उन्होंने मुझसे पूछा कि क्या किया जाए? मैंने कहा कि आप सुब्रत रॉयजी को फोन कर दीजिए कि वे अपने दो प्लेन उपलब्ध करा दें और हम लोग सुबह दिल्ली पहुँच जाएँ। ऐसा ही हुआ,

सहारा के दो प्लेन मुंबई से लखनऊ आए और सभी विधायक दो प्लेन से दिल्ली आ गए। सुबह 10 बजे हम सब राष्ट्रपति भवन के सामने धरने पर बैठ गए। पूरे देश का मीडिया हमारे साथ था। राष्ट्रपतिजी ने कैबिनेट के फैसले पर पुनर्विचार करने के लिए सरकार को वापस भेज दिया था। बस यहीं से पासा पलटा। कैबिनेट ने अपना फैसला वापस ले लिया और उत्तर प्रदेश की सरकार बच गई, यहीं से मैं सुब्रत रॉयजी के बहुत नजदीक पहुँच गया।

सन् 1999 में लोकसभा के चुनाव हो रहे थे। लगातार यह कोशिश हो रही थी कि उत्तर प्रदेश की कल्याण सिंहजी की सरकार को गिरा दिया जाए। रोमेश भंडारीजी निरंतर इस कार्य में लगे थे। मुझसे समाजवादी पार्टी और बहुजन समाज पार्टी दोनों ने संपर्क किया और मेरे सामने मुख्यमंत्री बनने का प्रस्ताव रखा।

मैं उनकी सलाह पर नहीं चला तो उन लोगों ने जगदंबिका पालजी से संपर्क किया। जगदंबिका पालजी उनके बहकावे में आ गए। फिर जगदंबिका पालजी ने प्रलोभन देकर लोकतांत्रिक कांग्रेस के अधिकांश मंत्रियों को अपने साथ कर लिया। मुझे इसकी भनक बिल्कुल भी नहीं लगी। अटलजी लखनऊ से लोकसभा का चुनाव लड़ रहे थे। शाम को रविद्रालय में उनके पक्ष में लखनऊ के कार्यकर्ताओं की बैठक मैंने बुलाई थी। उन कार्यकर्ताओं ने अटलजी का स्वागत किया। पालजी भी वहाँ मौजूद थे। पालजी ने मुझसे कुछ चेतावनी भरे शब्द कहे, लेकिन मैंने उसे गंभीरता से नहीं लिया। रात को मैं हरदोई चला गया। जाड़े के दिन थे। मैं सुबह देर से उठा। उस दिन टेलीफोन ठीक से काम नहीं कर रहे थे। मैं अपने घर पर बैठा था। तब तक दलवीर सिंहजी, जो राज्यमंत्री थे, जो उस समय बरेली में थे, उनका फोन आया। लाइन ठीक नहीं होने के कारण आवाज साफ नहीं थी। उन्होंने मुझसे कहा कि लखनऊ में कुछ गड़बड़ लग रही है। सभी लोग पालजी के घर इकट्ठे हो गए हैं। आप जल्दी देखो। फोन पर लखनऊ बात नहीं हो पा रही थी। मुख्यमंत्री कल्याण सिंहजी उस समय लखनऊ में थे। उनको भी भनक तक नहीं लगी। जबकि पूरा प्रशासन उनके ही इशारे पर काम कर रहा था। मैं भागकर लखनऊ गया। मैं सीधे पालजी के घर पहुँचा। देखा सभी मंत्री पालजी

के घर बैठे हुए हैं। मैंने यह भी पूछा कि यह क्या हो रहा है? उन्होंने तुरंत कहा, हम सबने निर्णय लिया है कि पालजी के साथ हम राजभवन जा रहे हैं। पालजी मुख्यमंत्री होंगे और हम सब कैबिनेट मंत्री। उन लोगों ने अपने-अपने पोर्टफोलियो तक बाँट लिये थे। मैंने बहुत समझाया, लेकिन कोई समझने को तैयार नहीं था। कल्याण सिंहजी से संपर्क नहीं हो पा रहा था। मैं भी पालजी के साथ राजभवन चला गया। वहाँ मैंने देखा, कांग्रेस, समाजवादी पार्टी और बहुजन समाज पार्टी के सभी बड़े नेता मौजूद थे और पालजी को मुख्यमंत्री पद की शपथ दिलाने की पूरी तैयारी हो गई थी। मुझे कुछ भी समझ नहीं आ रहा था कि क्या करूँ। मैं अपने विश्वासपात्र मंत्रियों को अलग ले गया। मैंने उनसे सलाह ली। वे लोग कह रहे थे कि उनके ऊपर गवर्नर रोमेश भंडारीजी का इतना दबाव है कि वे पीछे नहीं जा सकते। उस समय स्थिति यह थी कि मैं अकेला पड़ गया था और लोकतांत्रिक कांग्रेस पार्टी के सभी मंत्री जगदंबिका पालजी के साथ थे। मैंने कुछ साथियों से फिर वार्त्ता की और यह तय किया कि जब तक इनके साथ नहीं जाऊँगा तब तक इन्हें बाहर नहीं ला पाऊँगा। मैंने भी डिप्टी सीएम पद की शपथ ले ली। मेरे एक भी साथी को मेरा यह कदम पसंद नहीं आया था। तब मेरी छवि काफी खराब हुई। मैंने संकल्प लिया कि इन सबको अपनी पार्टी में फिर वापस लाऊँगा। बीजेपी नेताओं से इस बारे में बात भी हुई। इस बीच माननीय सुप्रीम कोर्ट ने बहुमत साबित करने के लिए आदेश दिया। सुप्रीम कोर्ट ने कहा कि कोर्ट की निगरानी में खुले सदन में मतदान होगा। मैंने अपने साथियों को फिर इकट्ठा करना शुरू किया। मेरी बात साथियों को समझ आई। धीरे-धीरे सभी टूटकर मेरे साथ आ गए। मैं इन सबको लेकर रायबरेली रोड के एक रिजॉर्ट में रुक गया। मैंने फैसला किया कि कल्याण सिंहजी के पक्ष में मतदान करेंगे। पूरी रात कांग्रेस के तमाम नेताओं का, जिनका मैं नाम नहीं लेना चाहता, भारी दबाव पड़ रहा था। लेकिन मैंने उनकी बात नहीं मानी। मतदान में कल्याण सिंहजी विजयी हुए। लेकिन उस घटना से मेरी छवि काफी धूमिल हुई। लेकिन मैं हिम्मत नहीं हारा और फिर से प्रयास में जुट गया।

□

जब राजीव शुक्ला को लोकतांत्रिक कांग्रेस ने राज्यसभा का प्रत्याशी बनाया और वो भारी मतों से जीते

सन् 2000 में राज्यसभा का चुनाव था। उस समय उत्तर प्रदेश में सहयोगी दल के विधायकों पर निरंतर आरोप लग रहे थे कि ये लोग पैसा लेकर वोट देते हैं। बदनामी हो रही थी। मुझसे भी आडवाणीजी ने कहा कि नरेशजी, इससे बड़ी बदनामी होती है और इसलिए उसके बाद कानून में परिवर्तन किया गया और राज्यसभा का चुनाव ओपन वोट से किया गया। मैंने सोचा, किसे प्रत्याशी बनाऊँ, जिससे इस बदनामी से बचूँ। मैं, राजीव शुक्लाजी, अशोक चतुर्वेदीजी और सिराज मेहंदीजी होटल ताज में खाना खा रहे थे। मैंने इस विषय में चर्चा चलाई। सिराज मेहंदीजी बोले, राजीव शुक्ला को ही क्यों न बना दो। बात एकदम मेरे दिमाग में आई। कम-से-कम इस बदनामी से लोकतांत्रिक कांग्रेस बचेगी कि किसी पूँजीपति को लड़ाया, क्योंकि इससे पहले सैयद हसन रिजवी को मैंने लड़ाया था। वो बॉम्बे के एक बड़े बिल्डर थे। उस समय पार्टी की काफी बदनामी हुई थी। मैंने राजीव शुक्ला को अपनी पार्टी का उम्मीदवार बनाया। राजीव शुक्ला के संबंध सभी लोगों से थे। जब राजीव शुक्ला को चुनाव लड़ाया तो वे बहुत परेशान रहते थे। रोज दो-तीन बजे रात को मुझे जगा देते थे। मैं उन्हें समझाता था कि क्यों परेशान रहते हो, क्या दिक्कत है? मैं राजीव शुक्लाजी को विश्वास दिलाता था कि तुम चिंता मत करो, हम चुनाव जरूर जीतेंगे। मैंने देखा कि कांग्रेस के जितेंद्र प्रसादजी

और कल्याण सिंहजी भी अंदर से राजीव शुक्ला की पैरवी करने लगे थे। और दोनों लोगों ने अपने वोट राजीव को दिलाए। राजीव शुक्ला 52 वोट पाकर विजयी हुए। प्रधानमंत्री अटलजी का मेरे पास फोन आया। कहने लगे, नरेश, वाकई में तुम चमत्कारी हो। तुमने इतने वोट से अपने प्रत्याशी को जिता दिया। मैंने कहा, 'बापजी' ये सब आपकी कृपा है। राजीव शुक्लाजी देश में सबसे ज्यादा वोट पाकर चुनाव जीतने वाले एम.पी. हुए। अकसर एनडीए की बैठक में राजीव शुक्ला मेरे साथ जाने लगे। धीरे-धीरे राजीव शुक्लाजी अटलजी के भी बहुत करीबी हो गए। तमाम बातें मैं राजीव शुक्ला से कह देता था। राजीव शुक्लाजी दिल्ली से उसे करवा देते थे। तब से लेकर आज तक राजीव शुक्लाजी और मेरे संबंध आज भी बने हुए हैं। बाकी बहुत से लोगों को हमने बनाया, लेकिन धोखा सबसे मिला।

सिराज मेहंदी को एम.एल.सी. का चुनाव लड़ाया

सिराज मेहंदी को लोकतांत्रिक कांग्रेस से एम.एल.सी. का प्रत्याशी बनाया। अमरमणि त्रिपाठी व दिवाकर विक्रम सिंह वगैरह सिराज मेहंदी का खुलकर विरोध करने लगे। मैं अजीब परिस्थिति में फंसा हुआ था। चुनाव जीतना मुश्किल हो रहा था। मैं परेशान था। आधी रात को नेताजी के पास गया। उन्होंने कहा, मैं अंतिम वोट सिराज मेहंदी को दिला दूँगा, जिससे सिराज जीत जाएँगे। हुआ भी यही। समाजवादी पार्टी के जो वोट मुझको मिले, उन वोटों से सिराज मेहंदी एम.एल.सी. हो गए। श्री सुनील शास्त्री, जो भाजपा के उम्मीदवार थे, हार गए।

राज्यसभा के लिए कलराज मिश्र की पैरवी

कांग्रेस विधायक सुरेंद्र नाथ अवस्थी ऊर्फ पुत्तू अवस्थी ने मुख्यमंत्री राजनाथ सिंहजी के पक्ष में हैदरगढ़ विधानसभा सीट से इस्तीफा दे दिया। उनसे शायद वादा किया गया था कि इसके बदले आपको राज्यसभा भेज दिया जाएगा। राजनाथ सिंहजी हैदरगढ़ से चुनाव लड़े और भारी मतों से जीते। उनकी रिक्त सीट पर जब राज्यसभा का चुनाव आया तो मैंने कलराज मिश्रजी

का नाम प्रस्तावित कर दिया। मैं पुत्तू अवस्थीजी से थोड़ा नाराज भी था। मैंने राजनाथ सिंहजी से एक दिन पूछा कि क्या उन्होंने पुत्तू अवस्थी को राज्यसभा का आश्वासन दिया है तो उन्होंने न में उत्तर दिया। कलराज मिश्र का भाजपा में बड़ा नाम था, इसलिए उनके आगे किसी का नाम नहीं टिक पा रहा था। मैं एक दिन अटलजी के घर एनडीए की बैठक में शामिल होने गया। बैठक के बाद जब मैं अकेले में अटलजी से मिला तो राज्यसभा की एक सीट के लिए शायद उन्होंने पुत्तू अवस्थी का नाम तय कर लिया था। अटलजी मुझसे बोले, मैंने पुत्तू अवस्थी का नाम राज्यसभा के लिए तय कर दिया है, वो बहुत पढ़ा-लिखा अच्छा वक्ता है, सौम्य है। मैंने इसका प्रतिवाद किया और कहा कि यह सत्य नहीं है। आपको जिसने यह बताया सत्य नहीं बताया है। अटलजी एकदम चुप हो गए। मैंने फिर कलराज मिश्रजी की पैरवी की और कलराजजी का नाम राज्यसभा के लिए तय हो गया। शायद उस समय के सी.एम. अंदर से मुझसे नाराज हो गए और उसका अंत मेरा मंत्रिमंडल से निष्कसन हुआ।

□

और जब मैं राजनाथ सिंहजी के मंत्रिमंडल से हटा दिया गया

अटलजी जब दुबारा प्रधानमंत्री बने तो उन्होंने कल्याण सिंहजी को हटाने का निर्णय ले लिया। वो निर्णय एक ऐसा निर्णय था, जिसके बारे में कल्याण सिंहजी कभी सोच भी नहीं सकते थे और वहीं से कल्याण सिंहजी के पतन की शुरुआत हुई। अटलजी ने उनको हटाया और रामप्रकाशजी को मुख्यमंत्री बनाया। रामप्रकाशजी कम ही समय रह पाए। इसके बाद राजनाथ सिंहजी मुख्यमंत्री बने। मैं विदेश गया हुआ था। विदेश से जब लौटा मैं दिल्ली से सीधे लोकतांत्रिक कांग्रेस के हरिद्वार सम्मेलन में चला गया। उस समय तक मुझे नहीं पता था कि मुख्यमंत्री राजनाथ सिंहजी शायद मुझसे नाराज हैं। सम्मेलन में कई मंत्रियों ने बीजेपी के साथ गठबंधन का विरोध किया, लेकिन हमने उनसे कहा कि यह गलत है, हमें बीजेपी के साथ ही रहना चाहिए। लेकिन मेरे कुछ लोगों ने राजनाथ सिंहजी को शायद यह कह दिया कि सम्मेलन में मैंने उनका विरोध किया। इसी बीच 'दैनिक जागरण' कानपुर में एक खबर छपी कि कानपुर बीजेपी ने बिजली कटौती के विरोध में मेरा पुतला जलाया। राजीव शुक्लाजी ने उस समाचार को मुझे दिखाया। मैं उस बात से थोड़ा भड़क गया और मैंने हरिद्वार में प्रेस कॉन्फ्रेंस में कह दिया कि यदि भाजपा के लोग मेरा पुतला जलाएँगे तो लोकतांत्रिक कांग्रेस के लोग भी कानून व्यवस्था के नाम पर भाजपा के नेताओं का पुतला जलाएँगे।

मीडिया ने इस खबर को हेडलाइन बनाकर छापा। हमारा सम्मेलन शुरू हुआ। मैं यह नहीं समझ पाया कि हमारे साथियों को तत्कालीन मुख्यमंत्री ने

एक-एक करके तोड़ लिया है। सम्मेलन में श्यामसुंदर शर्माजी, जो मथुरा से विधायक व कैबिनेट मिनिस्टर थे, उन्होंने भाजपा सरकार के खिलाफ जमकर बोला। मैंने उनकी बात का प्रतिवाद भी किया कि यह उचित नहीं है। अगर साथ मिलकर लड़ना है तो इस तरीके से नहीं होना चाहिए। लेकिन यह सोची-समझी साजिश थी और उसी साजिश के तहत ये सब हो रहा था। दूसरी तरफ यह संदेश दिया गया कि मैं भाजपा के विरोध में खुलकर बोला, जबकि सत्यता यह थी कि मैं भाजपा के साथ चुनाव लड़ना चाहता था, कहीं भी विरोध नहीं चाहता था। लेकिन उसके अगले दिन राजनाथ सिंहजी ने मुझे मंत्रिपरिषद् से निष्कासित कर दिया। मुझे उम्मीद थी कि कभी मेरे खिलाफ कोई बात आएगी तो आदरणीय अटलजी मुझसे बात जरूर करेंगे, लेकिन उन्होंने भी मुझसे बात किए बगैर इसकी स्वीकृति दे दी। मुझे इससे बहुत धक्का लगा। मैं अपने साथियों से बात करने लगा तो पाया कि एक-एक करके सारे साथियों की भाषा करीब-करीब बदल चुकी थी। वे लखनऊ से निरंतर राजनाथ सिंहजी के संपर्क में थे। स्पेशल प्लेन भेजा गया और हमारे साथी उस पर बैठकर चले गए। कुछ साथी हमसे यह कहकर चले गए कि हम लखनऊ जा रहे हैं, अपने क्षेत्र के लोगों से बात कर लें। वो ऐसे साथी थे जिन पर मुझे बहुत गहरा विश्वास था, लेकिन लखनऊ जाने के बाद उनके भी सुर बदल गए। कोई मंत्रिपरिषद् नहीं छोड़ना चाहता था और वो सब धीरे-धीरे मुझसे अलग हो गए। यद्यपि बच्चा पाठकजी दिखावे में मेरे साथ रहे, हालाँकि मंत्रिपरिषद् वो भी नहीं छोड़ना चाहते थे। लेकिन आखिर तक उन्होंने मेरा साथ निभाया और मैं वहाँ से सीधे दिल्ली चला गया।

□

बहन मायावती व मुलायम सिंहजी जब मुझे सीएम बनाना चाहते थे

कल्याण सिंहजी की सरकार गिराने के लिए बहन मायावतीजी और मुलायम सिंह यादवजी हर बार कोशिश करते रहते थे। एक बार बहनजी और मुलायम सिंहजी दोनों ने मुझे मुख्यमंत्री बनाने का ऑफर दिया। बृजेंद्रजी, जो यू.पी. के आई.ए.एस. अधिकारी थे और बहनजी के बहुत खास थे, ने एक दिन मुझे फोन करके कहा कि बहनजी आपसे कल सुबह 10 बजे आर.के. पुरम में मेरे फ्लैट पर मिलना चाहती हैं। मैं अगली सुबह जब उनके फ्लैट पर पहुँचा तभी बहन मायावतीजी भी वहाँ आ गईं। उसी फ्लैट पर बृजेंद्रजी के मथुरा के एक गुरुजी भी ठहरे थे। बहनजी ने मुझसे कहा कि हम तुम्हें मुख्यमंत्री बनाना चाहते हैं। हमारा समर्थन बाहर से होगा। मैंने कहा, बहनजी, आप और नेताजी अपनी पार्टी के चार-चार विधायकों को मंत्री बनाएँ तभी बात बन सकती है। बहनजी इस पर तैयार नहीं हुईं। करीब दो घंटे तक हमारे बीच वार्त्ता चली, लेकिन कोई नतीजा नहीं निकला और मैं चला आया।

उधर दो दिन बाद मुंबई से मुलायम सिंह यादवजी का मेरे पास फोन आया। नेताजी ने कहा कि नरेशजी, हम आपको मुख्यमंत्री बनाना चाहते हैं, बहनजी भी तैयार हैं। मैंने उनसे कहा कि नेताजी, मैं इस पर तैयार नहीं हूँ। वे बोले, मान जाओ, मैं कल ही गवर्नर हाउस में तुम्हारी शपथ करवा दूँगा। जब मेरे से इन लोगों की बात नहीं बनी तब जगदंबिका पाल से बात की

और उन्हें सीएम बनाने में सफल भी हो गए, लेकिन मेरी जैसी आशंका थी, वह सच साबित हुई और यह सरकार नहीं चली। इस घटनाक्रम से मुझे बड़ी राजनीतिक सीख मिली।

□

जब नेताजी के कहने पर अखिलेश यादव को पहला चुनाव जितवाया

सन् 1999 में आम चुनाव में भारतीय जनता पार्टी ने सहयोगी दल होने के नाते लोकतांत्रिक कांग्रेस को उत्तर प्रदेश में चार सीटें दी थीं, जो क्रमशः हरदोई, मिश्रीख, कन्नौज व मुरादाबाद थी। हरदोई और मुरदाबाद से लोकतांत्रिक कांग्रेस का प्रत्याशी हमारे चुनाव-चिह्न कुरसी से चुनाव जीते थे और दो सीटें हम हार गए थे। मुलायम सिंह यादवजी दो जगह से चुनाव लड़े थे और मैंने कन्नौज सीट पर उनके खिलाफ अरविंद प्रतापजी को अपनी पार्टी से लड़ाया था। नेताजी चुनाव जीत गए और बाद में उन्होंने कन्नौज सीट से त्याग-पत्र दिया। सन् 2000 में कन्नौज की रिक्त सीट का उपचुनाव घोषित हुआ। मैं उस समय ऊर्जा मंत्री था और नेताजी से मेरे अत्यधिक घनिष्ठ संबंध बन गए थे। मुझे सूचना दी गई कि नेताजी इस सीट से अपने बेटे अखिलेश यादव को चुनाव लड़ाना चाहते हैं। मैंने सोचा कि नेताजी का बेटा लड़ रहा है, इस कारण संबंधों के आधार पर मुझे चुनाव नहीं लड़ाना चाहिए। मैं प्रधानमंत्री अटलजी के पास गया और उनसे कहा कि हमारी पार्टी कन्नौज सीट से चुनाव नहीं लड़ेगी और आप इस सीट पर भाजपा का प्रत्याशी लड़ाइए। यह कहकर मैं वापस लखनऊ आ गया। नेताजी को जैसे ही पता लगा, उन्होंने एक दिन सुबह पाँच बजे फोन किया। उस समय मोबाइल फोन नहीं होते थे। मैं सो रहा था, सोते-सोते मैंने फोन उठाया, उधर से नेताजी की आवाज सुनाई दी। वे

मुझसे बोले, 'नरेश' क्या तुमने कन्नौज की सीट छोड़ दी है?' मैंने कहा, 'हाँ, अखिलेश का विरोध हम कैसे करेंगे? यह शोभा नहीं देता कि हम आपके बेटे का विरोध करें।' वे बोले, 'नहीं, तुम्हें सीट लेनी है और किसी ब्राह्मण को चुनाव लड़ा दो।' यह कहकर फोन काट दिया।

मैं असमंजस में पड़ गया, मेरी नींद उड़ गई और मैं तैयार होकर दिल्ली पहुँच गया। मैं प्रधानमंत्री से मिलने गया और उनसे कहा कि हमारी पार्टी के लोग कन्नौज सीट से चुनाव लड़ने की जिद कर रहे हैं, हमारी इस सीट को हमें वापस दे दीजिए। अटलजी मुसकराए और कहा कि मैं समझ गया हूँ और सीट तुम्हें वापस दे रहा हूँ। मैं वापस आ गया और ब्राह्मण प्रत्याशी ढूँढ़ने लगा। हमारी पार्टी के एक महामंत्री ने मुझसे कहा कि श्रीमती प्रतिमा चतुर्वेदी वहाँ से चुनाव लड़ना चाहती हैं। मेरे मन की इच्छा पूरी हो रही थी। मैंने उन्हें बुलाया और कन्नौज से उम्मीदवार घोषित कर दिया। चुनाव शुरू हुआ, छिबरामऊ से भाजपा के मंत्री श्री राम प्रकाश त्रिपाठी के नेतृत्व में भाजपा के लोगों ने एक तरीके से असहयोग कर दिया। अकबर अहमद डंपी बसपा से वहाँ चुनाव लड़ रहे थे और त्रिपाठीजी ने इस नारे 'पत्थर रख लो छाती पर, मुहर लगा दो हाथी पर,' के साथ हमारे साथी का असहयोग शुरू कर दिया, बावजूद इसके हमारा प्रत्याशी तीसरे नंबर पर आया, लेकिन अखिलेश चुनाव जीत गए। चुनाव के बीच एक दिन अकबर अहमद डंपी मुझे तिरवा में मिल गए। वे मेरे मित्र थे, उन्होंने नेताजी के लिए कुछ अजीब शब्द कहे, जिन्हें मैं लिख नहीं सकता हूँ यह भी कहा कि उनसे कह दो कि एक भी मुसलमान अखिलेश को वोट नहीं देगा। अपना चुनाव बचा लें। मैं आगे निकला, तब तक नेताजी मुझे आते हुए मिल गए। मैंने उनकी गाड़ी रोकी और कहा कि नेताजी, मुसलमानों का रुख अच्छा नहीं है, आप देख लीजिए। वो थोड़ा घबराए, फिर चले गए; और वास्तव में अधिकांश मुसलमानों ने डंपी को वोट दिया।

□

जब बहन मायावती ने बुलाकर नितिन को टिकट दिया

राजनीति में देश में ऐसे बहुत ही कम परिवार होंगे, जिनकी चौथी पीढ़ी लगातार राजनीति में है। मुझे भी उसका यह सौभाग्य प्राप्त हुआ। मैंने वकालत पास की। इससे पहले मैं इंडियन नेवी में जाना चाहता था। मैंने दिल्ली जाकर इम्तिहान दिया, मगर सफल नहीं हुआ और उसके बाद मैं राजनीति में प्रवेश कर गया। सन् 1974 में हरदोई में यूथ कांग्रेस का अध्यक्ष बना। तब से मैं राजनीति में आगे ही बढ़ता चला गया। मैं चाहता था कि मेरा बेटा भी राजनीति में आए। आज डॉक्टर का बेटा डॉक्टर बनता है, इंजीनियर का बेटा इंजीनियर बनता है, वकील अपने बेटे को वकील बनाना चाहता है तो मैं भी अपने बेटे को राजनीति में लाना चाहता था, क्योंकि मेरा इकलौता बेटा है। मुझे डर था कि अगर नितिन विदेश चला गया, तो लौटकर नहीं आएगा। वह लंदन जाने की बहुत जिद कर रहा था। मैंने उसको लंदन नहीं जाने दिया और उसकी शादी तय कर दी। वह नाराज था, लेकिन उसने शादी के बाद राजनीति में आना स्वीकार कर लिया।

एक दिन बहनजी ने मुझे बुलाया। उस समय मैं समाजवादी पार्टी का विधायक था। इससे पहले मैंने सतीश मिश्राजी से कहा था कि मैं बसपा में आ जाऊँ? मेरे बेटे को एम.एल.ए. बना दो और मैं एम.पी. बनना चाहता हूँ। सतीशजी ने बहनजी से कहा होगा। बहनजी ने मुझको बुलाया। उस समय मेरा बेटा दिल्ली में था, मैंने उसको भी बुला लिया। मैं नितिन को लेकर गया और बहनजी से मैंने उसे मिलवाया। बहनजी ने नितिन को शुभकामनाएँ दीं

और यह कह दिया कि नितिन एम.एल.ए. बनेंगे। आप इस्तीफा दे दीजिए और हम आपको एम.पी. बनाएँगे। मैंने इस्तीफा दे दिया। समाजवादी पार्टी में कोई समझ नहीं पाया कि मैंने क्यों इस्तीफा दिया ? सुखदेव राजभर उस समय स्पीकर थे। वे कश्मीर के दौरे पर गए हुए थे। उनको सूचना दी गई कि इस तारीख को आ जाइए। उन्हें भी नहीं मालूम था कि उन्हें क्यों बुलाया गया। सुखदेवजी आए और मैंने उन्हें अपना इस्तीफा दे दिया। मेरा इस्तीफा स्वीकार हो गया और पूरे मीडिया में खबर फैल गई। उस दिन कोई समझ नहीं पाया कि मैं कौन सी पार्टी में जाऊँगा। लेकिन बाद में लोगों को पता चल गया। बहनजी ने मुझे बसपा जॉइन कराई। बसपा में मुझे राष्ट्रीय महासचिव बनाया गया। नितिन को एम.एल.ए. का टिकट दिया और नितिन ने राजनीति में प्रवेश किया और चुनाव जीत गया। मैं अपनी सीट पर जब से चुनाव लड़ता रहा, सिंबल किसी का भी हो, लेकिन चुनाव मैं ही जीता। कांग्रेस, सपा तथा बसपा के सिंबल पर चुनाव लड़े। उधर नितिन हरदोई से बसपा से एम.एल.ए. बना और सन् 2009 में बहनजी ने मुझे फर्रुखाबाद से सांसद का चुनाव लड़ाया। कुछ मतों से मैं चुनाव हार गया, उसके बाद भी बहनजी ने जनेश्वर मिश्रजी की रिक्त सीट से मुझे राज्यसभा का टिकट दिया और मैं सांसद बनकर दिल्ली की राजनीति में प्रवेश कर गया।

मैं बसपा में तो था, लेकिन बहनजी के सबसे खास मंत्री नसीमुद्दीन सिद्दीकी मुझसे हमेशा नाराज रहते थे और आरोप लगाते थे कि मैं सतीश मिश्रा का खास हूँ। एक दिन रात 8 बजे बहनजी ने मुझे बुलाया। मैं सीएम हाउस में गया। नसीमुद्दीनजी वहाँ बैठे हुए थे। कुछ देर बात होने के बाद बहनजी बोलीं नितिन चुनाव नहीं लड़ेंगे, उन्हें मैं विधान परिषद् में भेजूँगी। मैंने कहा, बहनजी नितिन चुनाव लड़ेगा, विधान परिषद् में जाने का कोई सवाल ही नहीं उठता और आप नितिन का टिकट क्यों काट रही हैं अभी तो उसने राजनीति की शुरुआत की है। शुरुआत में ही यदि उसकी जड़ काट दी गई तो यह अच्छा नहीं रहेगा। बहनजी ने कहा कि यह हमारा निर्णय है और मैं उठकर चला आया। मैंने उसी दिन तय कर लिया था कि मुझे अब बसपा में नहीं रहना है, क्योंकि बहनजी टिकट देंगी नहीं। यह तय हुआ कि मैं सपा में

जाऊँ। इस बीच मुलायम सिंहजी से मेरी मुंबई में मीटिंग तय हो गई। बहनजी लखनऊ में एक जनसभा कर रही थीं, उन्हें पता भी नहीं चला और मैं सीधे प्लेन में बैठा और मुंबई चला गया। वहाँ मुलायम सिंहजी से मेरी एक जगह गुप्त वार्त्ता हुई। वहीं यह तय हो गया कि हम लोग समाजवादी पार्टी जॉइन करेंगे। मैंने कहा कि जिस दिन चुनाव आचार संहिता लागू होगी, उसी दिन हम समाजवादी पार्टी में आ जाएँगे। मुझे याद है कि 23 दिसंबर, 2011 को चुनाव आचार संहिता लगी। मैं उसी दिन रात को मुलायम सिंहजी के यहाँ पहुँचा और तय हो गया कि 30 दिसंबर को हम पार्टी जॉइन करेंगे। हम लोग समाजवादी पार्टी में चले गए।

मैं जब फर्रुखाबाद से लोकसभा का चुनाव लड़ रहा था, उस समय बसपा के सभी विधायकों ने मेरा खूब विरोध किया। मुझसे एक गलती हो गई थी। फर्रुखाबाद के एक निर्दलीय विधायक विजय सिंह थे। ब्राह्मण समुदाय में उनका बहुत विरोध था, क्योंकि भाजपा के मंत्री रहे ब्रह्मदत्त द्विवेदी के मर्डर में उनका नाम आया था। कहा गया था कि ब्रह्मदत्त द्विवेदीजी का मर्डर उन्होंने ही कराया है। अंटू मिश्रा उस समय मिनिस्टर थे और वहाँ से एम.एल.ए. थे। मैं अंटू से निरंतर कह रहा था कि तुम चुनाव में नहीं चल रहे हो, इधर-उधर जा रहे हो, यह कहाँ तक अच्छा है। अंटू कहते थे कि कल आऊँगा, परसों आऊँगा, लेकिन अंटू महीनों नहीं आए। मैंने सोचा कि उन विधायकजी को बसपा जॉइन करा दूँ। कम-से-कम शहर की सीट पर मेरा आधार तो हो जाएगा। इसलिए बहनजी से जाकर मैंने उनकी पैरवी की। यद्यपि उन्होंने सपा छोड़कर बसपा जॉइन की थी, लेकिन बहनजी ने तब भी उनका टिकट काट दिया और अंटू मिश्रा को टिकट दे दिया। इस वजह से विजय सिंह भी कुछ नाराज थे। मेरे कहने पर बहनजी ने उन्हें पार्टी जॉइन करा दी और मुझसे कहा कि किसी को बताना मत। मैंने उन्हें पार्टी तो जॉइन करा दी, लेकिन उन्होंने अंदर-ही-अंदर मेरा विरोध करना शुरू कर दिया और फर्रुखाबाद में अफवाह फैलाते रहे कि नरेश का टिकट कट रहा है। मैं ऐसे चक्रव्यूह में फँस गया था, जिससे बाहर निकलना आसान नहीं था। कहा जाता था कि मेरा विरोध कराने में नसीमुद्दीनजी का बहुत बड़ा हाथ था। इसके अलावा

एक और बड़ी गलती हो गई थी। बहनजी का फर्रुखाबाद का दौरा लगा, मीटिंग की सब तैयारी हो गई थी। बहनजी मीटिंग में आईं, बहुत अच्छी भीड़ थी। बहनजी ने आते ही विधायक विजय सिंह की प्रशंसा करानी शुरू कर दी। सब लोग समझे कि मैंने उनकी प्रशंसा कराई है, जबकि मैंने बहनजी से उनके संबंध में कोई वार्त्ता नहीं की थी। मैं किसी एक विधायक की क्यों प्रशंसा कराता? मुझे यदि तारीफ करानी थी तो अपनी तारीफ कराता। लेकिन बहनजी ने उनकी तारीफ इस हद तक कर दी कि ऐसा लगा जैसे मैं उनकी बदौलत चुनाव जीत रहा हूँ। इसके बाद सभी बसपा विधायक एकजुट होकर मेरे विरोध पर उतर आए। क्योंकि विधायक विजय सिंह से सबको नाराजगी थी और मैं फर्रुखाबाद से लोकसभा का चुनाव हार गया। इसी बीच एक दिन बहनजी ने मुझे बुलाया और मुझसे कहा कि मैं तुम्हें एम.एल.सी. बनाऊँगी, तुम किसी से बोलना मत। मैं मिलकर चला गया। जब एम.एल.सी. का समय आया तो बहनजी ने मेरी जगह दूसरे को टिकट दे दिया। मैं चुप रहा और वे भी कुछ नहीं बोलीं। वे सज्जन चुनाव हरदोई से जीत भी गए। इसी बीच श्री जनेश्वर मिश्रजी का देहांत हो गया। राज्यसभा सीट के लिए उपचुनाव घोषित हुआ। मैंने बाबू सिंह कुशवाहा से कहा, यदि उसी सीट के लिए मुझे भेज दिया जाए तो भी एक बार एम.पी. हो जाऊँगा। बहनजी का क्या मूड आया, मैं हरदोई जा रहा था। रास्ते में बहनजी का फोन आया कि आप लौट आएँ और कुशवाहाजी के यहाँ पहुँचिए, आपको राज्यसभा का परचा दाखिल करना है। मैं बहुत खुश हो गया और तुरंत लौटा और कुशवाहाजी के पास पहुँचा। वहाँ नसीमुद्दीनजी बैठे थे। वकील भी बैठे थे, मैंने परचे पर दस्तखत किए और राज्यसभा पहुँच गया। इस तरह केंद्रीय राजनीति में मेरा पदार्पण हुआ। बहुत लोगों को विश्वास ही नहीं हुआ कि मैं राज्यसभा का एम.पी. हो गया हूँ। मैं राज्यसभा में बोलना चाहता था, लेकिन बसपा ने इतनी रोक लगा रखी थी कि सतीश मिश्राजी से बिना पूछे कोई भी राज्यसभा में कोई भाषण नहीं दे सकता था। मैं यह पसंद नहीं करता था, क्योंकि उत्तर प्रदेश विधानसभा में भी मैं बोलने वाला विधायक था। विधानसभा, जैसा हम चाहते थे, उसी तरह चलती थी। यहाँ मुझको एकदम शांत बैठा दिया गया। यह मुझे पसंद नहीं आया। मैंने

कई बार सतीशजी से कहा, मगर कोई असर नहीं हुआ। एक बार मैंने क्रिकेट पर कुछ बोल दिया था तो सतीशजी बहुत नाराज हुए, कहा, तुमने क्यों बोल दिया, तुमसे क्या लेना-देना ? मैंने सोचा, यहाँ गुलामी में रहने में कोई फायदा नहीं है। मुलायम सिंहजी से मेरी बात हो गई थी, उन्होंने मुझे राज्यसभा में भेजने की बात तय कर दी थी और मैं इतना चर्चित हो गया था कि 6 साल तक राज्यसभा बिना मेरे चलती नहीं थी। जब मैं चाहता था तो राज्यसभा चलती थी और जब मैं नहीं चाहता था तो राज्यसभा नहीं चलती थी। एक तरह से राज्यसभा का चलना, उसका संचालन मुझ पर निर्भर हो गया था। मैं हर विषय पर बोलता था, उससे मुझे काफी ज्ञान भी हुआ। पढ़ना भी पड़ा, लोगों से सीखना भी पड़ा।

□

नेताजी ने मंत्री तो बना दिया, लेकिन अमर सिंह की नाराजगी से सपा छोड़नी पड़ी

26 अगस्त, 2003 को बसपा और भाजपा की मिली-जुली सरकार गिरने के बाद राज्य में राष्ट्रपति शासन लग गया। मुलायम सिंह यादव (नेताजी) ने बड़े दल होने के नाते सरकार बनाने का दावा पेश कर दिया, लेकिन राज्यपालजी ने उन्हें सरकार बनाने के लिए नहीं बुलाया। तब अमर सिंह ने दिल्ली में प्रधानमंत्री श्री प्रमोद महाजनजी से मिलकर गुप्त समझौता किया। उसके बाद गवर्नर ने नेताजी मुलायम सिंह यादवजी को सरकार बनाने के लिए बुला लिया। हमने और शिवपालजी ने कई दलों के विधायकों को अपने साथ जोड़ा, जिससे नेताजी की सरकार ने विधानसभा में बहुमत सिद्ध कर दिया।

जिस दिन नेताजी की शपथ हो रही थी, उस दिन देश के बड़े-बड़े पूँजीपति बुलाए गए। जब शपथ हो रही थी, वे अगली पंक्ति में बैठे थे, हम लोग पीछे बैठे थे। यह बात हम लोगों को बहुत अच्छी नहीं लगी। यह सब समाजवादी विचारधारा के विपरीत था, लेकिन नेताजी का जो आभामंडल था, उसमें यह बात छुपकर रह गई। नेताजी ने मुझे मंत्री बनाया। मुझे पर्यटन विभाग दिया गया। क्योंकि अमर सिंहजी मुझसे नाराज थे। नाराजगी का जो भी कारण रहा हो, लेकिन मैं उस चीज को समझ नहीं पाया।

एक दिन मैंने नेताजी से कहा कि मुझे पर्यटन क्यों दिया गया? तब

नेताजी ने कहा, तुम मेरे पास आ जाओ। मैंनें नेताजी से कहा, मैं हरदोई जा रहा हूँ, शाम को लौटूँगा। शाम को लौटकर आया तो सीधे नेताजी के पास चला गया। अमर सिंहजी नेताजी के पास बैठे थे। दोनों दूध पी रहे थे। मुझसे नेताजी ने पूछा कि तुम भी दूध पीओगे। मैंने नेताजी से कहा कि मैं न तो दूध पीता हूँ और न ही साँप को दूध पिलाता हूँ। अमर सिंह मेरी इस बात पर बहुत भड़क गए। उस समय मैंने तय कर लिया था, अगर मेरी इस बात से नेताजी नाराज हो गए, तो मैं मंत्री पद से इस्तीफा दे दूँगा। नेताजी ने मुझे और अमर सिंह को समझाया, फिर बोले कि तुम्हारा विभाग बदल दिया जाएगा। मैं वहाँ से चला आया। कुछ दिनों के बाद लोकसभा के चुनाव हुए। समाजवादी पार्टी के उत्तर प्रदेश से 39 एम.पी. जीते। हम ताकतवर हुए। दिल्ली में समाजवादी पार्टी का दबदबा बना। इसी के बाद मेरा विभाग बदल दिया गया और मुझे परिवहन विभाग दे दिया गया। उसकी भी सूचना मुझे अमर सिंहजी ने दी। मैं निरंतर नेताजी के साथ सरकार को चलाने में लगा रहा। हम लोगों की सरकार काम भी अच्छा कर रही थी। उस समय भी ऐसा माहौल बनाया गया कि जैसे समाजवादी पार्टी की सरकार में कानून व्यवस्था नाम की कोई चीज नहीं है।

इसी बीच निठारी कांड हो गया। शिवपालजी ने वहाँ बयान दे दिया कि ऐसी छोटी-मोटी घटनाएँ होती रहती हैं। उस बयान को इस तरह मीडिया में हाईलाइट करके छापा गया कि एकदम जनता में हमारी सरकार के खिलाफ उलटा संदेश चला गया। सन् 2007 के चुनाव में जब सब कुछ अच्छा था, लेकिन सिर्फ कानून व्यवस्था के नाम पर समाजवादी पार्टी चुनाव हार गई। हम सब 100 सीटों के करीब जीते थे। मजबूत विपक्ष था। बी.एस.पी. पूर्ण बहुमत में आई। सब कुछ ठीक चल रहा था, लेकिन अमर सिंह ने मेरा विरोध करना नहीं छोड़ा। अनायास ही वे नेताजी को हमारे खिलाफ भरते रहते थे। इसी वजह से मुझे समाजवादी पार्टी उस समय छोड़नी पड़ी थी।

□

नेताजी और रामगोपालजी का मतभेद जब खुलकर सामने आया

एक दिन नेताजी ने मुझे अपने घर पर बुलाया। अमर सिंह पहले से वहाँ बैठे थे। नेताजी ने एक पत्र लिखकर मुझे दिया, जो चेयरमैन राज्यसभा के नाम था। उसमें लिखा था कि वे रामगोपाल यादवजी को स्वास्थ्य कमेटी के चेयरमैन पद से हटा रहे हैं। उनके स्थान पर मुझे अध्यक्ष बनाने को नामित करते हैं। मैंने कहा कि नेताजी, ऐसा मत कीजिए, पर नेताजी ने कहा कि यह मेरा आदेश है। मैं पत्र लेकर चला आया। मैंने बिना किसी को बताए पत्र को अपने पास ही रख लिया। मैं नहीं चाहता था कि परिवार में किसी तरीके की फूट हो। मैंने रामगोपालजी को भी यह बात कभी नहीं बताई। मैं निरंतर प्रयास कर रहा था कि रामगोपालजी पार्टी में वापस आ जाएँ। हुआ भी यही कि रामगोपालजी पार्टी में वापस आ गए। लेकिन कहीं-न-कहीं दिलों में दूरियाँ बढ़ती जा रही थीं। इसी बीच रामगोपालजी मुलायम सिंहजी को सपा के राष्ट्रीय अध्यक्ष पद से हटाने में जुट गए, लेकिन मैं इसके पक्ष में नहीं था। मैं रामगोपालजी को समझाता रहा। एक दिन रामगोपालजी बिना बताए चुनाव आयोग में चले गए। जब मुझे पता चला तो मैं थोड़ा अचंभित हुआ। रामगोपालजी चुनाव आयोग में यह मालूम करने गए थे कि कैसे नेताजी को राष्ट्रीय अध्यक्ष पद से हटाया जा सकता है।

इसी दौरान एक दिन मैं किरनमय नंदाजी, बेनी प्रसाद वर्माजी, कुँवर रेवती रमन सिंहजी के साथ नेताजी से मिलने उनके घर पर गया। नेताजी ने बैठकर हम लोगों की बात सुनी। हमने कहा, नेताजी, घर का झगड़ा समाप्त

होना चाहिए। अखिलेशजी व शिवपालजी के बीच की जो दूरी है, उसे खत्म करवाएँ इतने में मैंने देखा कि टी.वी. पर खबर चल रही थी कि अखिलेशजी ने शिवपाल यादवजी को मंत्रिमंडल से हटा दिया है। नेताजी अवाक् रह गए। हम लोग भी खबर देखकर अचंभित थे। मीटिंग वहीं समाप्त हो गई। मैंने मालूम किया तो पता चला कि नेताजी ने अगले दिन विधायकों की बैठक बुलाई है। उसके बारे में यह दुष्प्रचार कर दिया गया कि नेताजी विधायकों की बैठक बुलाकर अखिलेश को नेता पद से हटाना चाहते हैं और खुद उत्तर प्रदेश के मुख्यमंत्री बनने जा रहे हैं और इस बारे में एक चिट्ठी गवर्नर को लिखने जा रहे हैं। एक-दूसरे के बीच चल रहा यह विवाद दूर नहीं हो पाया। इसी बीच अखिलेशजी ने भी लखनऊ में विधायकों की बैठक बुलाई और सभी से शपथ-पत्र भरवाया कि वे अखिलेश के समर्थन में हैं। शपथ-पत्र को राज्यपाल को भेजा गया। यहीं से तनाव बढ़ता चला गया। उसी के बाद सभी एम.पी., सभी जिला अध्यक्ष, सभी समाजवादी पार्टी मेंबर व पदाधिकारी भी लखनऊ में जमा होने लगे। वे सभी चाहते थे कि अखिलेश यादवजी समाजवादी पार्टी के राष्ट्रीय अध्यक्ष बनाए जाएँ। यह बहुत ही कठिन समय था।

अखिलेशजी समाजवादी पार्टी के राष्ट्रीय अध्यक्ष बना दिए गए और इसी के बाद से परिवार का झगड़ा शुरू हुआ और बढ़ता ही गया। मुलायम सिंहजी, अखिलेशजी, शिवपालजी और रामगोपालजी के अलग-अलग बयान आने लगे। उन बयानों से घाव और गहरा होता चला गया। इतना विवाद पैदा हो गया कि 2017 का विधानसभा चुनाव हम बुरी तरह हारे। भाई को भाई से, पिता को पुत्र से लड़ता देख जनता ने समाजवादी पार्टी को बुरी तरह ठुकरा दिया।

नेताजी ने चुनाव आयोग को कभी यह लिखकर नहीं दिया कि हमारे साथ बहुमत है और न उन्होंने कोई हलफनामा दिया। नेताजी को कहीं-न-कहीं लग रहा था कि हमारा सिंबल सीज न हो जाए और उनके विरोध न करने के कारण ही चुनाव आयोग ने साइकिल सिंबल अखिलेश यादव की अध्यक्षता वाली समाजवादी पार्टी को दिया।

□

नेताजी आजम खान से बहुत घबराते थे

अमर सिंह व आजम खान से मेरा विरोध हमेशा रहता था। ये दोनों चाहते थे कि कोई भी राजनीति में आए तो मेरा गुलाम होकर आए। एक बार की बात है, रामपुर में बस अड्डे का उद्घाटन होना था, तो प्राथमिकता हमने आजम खान को दी थी, हालाँकि उस समय मुझसे पार्टी हाई कमान से कहा गया था कि जयाप्रदा को भी तुम अपने साथ रखना। मैंने जयाप्रदाजी को भी बुला लिया जबकि आजम खान साहब यह नहीं चाहते थे। जयाप्रदाजी आ गईं और मंच पर उन्होंने भी बस अड्डे के उद्घाटन पर अपनी बात कही। आजमजी जब बोलने खड़े हुए तो वे जयाप्रदाजी को बेइज्जत करने लगे। यह चीज मुझको भी पसंद नहीं आई। मैं परिवहन मंत्री था, मैंने इसका विरोध किया। इसके बाद जब मैंने देखा कि आजम खान और उनके बीच बात बढ़ रही है। मैंने हाथ जोड़कर जयाप्रदाजी से कहा कि आप मौके से चली जाएँ तभी बात खत्म होगी। वे चली गईं। मेरा आजम खान से उसी समय से विरोध रहने लगा। अखिलेशजी जब मुख्यमंत्री बन रहे थे तो मैं मुलायम सिंहजी, रामगोपालजी, शिवपाल यादव और आजम खानजी पार्टी दफ्तर में बैठे थे। यह बात हुई कि अखिलेशजी का प्रस्ताव कौन करेगा? मुलायम सिंहजी बोल गए कि अशोक वाजपेयी को प्रस्तावक बना दिया जाए। मैंने कहा कि वाजपेयीजी चुनाव हार गए हैं व प्रस्तावक नहीं बन सकते। आजम खान तुरंत भड़क उठे, देखिए नेताजी! कुछ लोग साजिशन हराते हैं और पार्टी को कमजोर करना चाहते हैं। यह तो सीधा-सीधा मुझ पर आरोप था। मैं भी भड़क गया। मैंने कहा कि मैं किसी की बदौलत राजनीति में नहीं रहना चाहता हूँ। मैं

नेताजी से अकेले में कहता था कि नेताजी, प्रदेश का पूरा मुसलमान आपको वोट दे रहा है। किसी मुसलमान नेता की बदौलत नहीं, यह मुसलमान आपसे जुड़ा है तब नेताजी अकेले में हमसे हाँ कहते थे। लेकिन बाहर आजम खान से नेताजी बहुत घबराते थे। नेताजी की कैबिनेट आधा-आधा घंटे, पौन-पौन घंटे इसलिए रुकती थी कि आजम खान बहुत लेट आते थे। मैं इसका विरोध करता था, यही अखिलेश यादवजी के साथ भी हुआ। अखिलेश यादवजी की भी कैबिनेट कई बार बहुत लेट हुई। अखिलेशजी घंटों आजम खान का वेट करते रहते थे। मैं इन सब बात पर बहुत चिढ़ा हुआ था। इसी बीच मुजफ्फरनगर कांड हो चुका था। मुजफ्फरनगर कांड में आजम खान साहब की संलिप्तता वाली बात कही गई और यह आम हवा हो गई। क्योंकि आजम खान साहब मुजफ्फरनगर के इंचार्ज मंत्री भी थे। थाने से जो मुलजिम छोड़े गए, वे आजम खान साहब के कहने पर मुलायम सिंहजी ने छुड़वाए। यह बात एक हवा की तरह फैल गई। और मुलजिम को छोड़ देना उचित भी नहीं था। उन्हें एक कास्ट के नाते छोड़ दिया गया। मुजफ्फरनगर दंगे का जो अंत हुआ, वह सभी लोगों ने देख लिया। मैं उस पर बहुत कुछ कहना नहीं चाहता। मैं तब से भड़का हुआ था। आगरा में हम लोगों की राष्ट्रीय कार्यकारिणी की बैठक थी। आजम खान साहब ने उसका बायकाट कर दिया। मैंने बैठक में आजम खान के खिलाफ खुलकर भाषण दिया। अमर सिंह के खिलाफ भी खुलकर मैंने बोला। नेताजी सुनते रहे, उन्होंने मुझसे एक शब्द भी नहीं कहा। अखिलेशजी भी वहाँ बैठे हुए थे। बल्कि बाद में नेताजी ने बधाई दी कि तुम बहुत अच्छा बोले। इसके बाद रामगोपालजी ने अपना फोन बंद कर लिया और दिल्ली चले गए। मैं आगरा में अकेला रह गया। मैं भी वहाँ से दिल्ली के लिए रवाना हो गया। नेताजी रामगोपालजी को ढूँढ़ते रहे, लेकिन वे नहीं मिले। नेताजी ने प्रेस कॉन्फ्रेंस की, लेकिन मेरे विरोध में वे एक शब्द भी नहीं बोले।

नेताजी ने अखिलेश यादवजी, जो मुख्यमंत्री थे, को आजम खान के घर भेजा और कहा, जाओ, आजम खान को मना लो। मुझे यह बात बहुत बुरी लगी कि सीएम एक कैबिनेट मंत्री को मनाने उसके घर जा रहा है। यह संविधान की परंपरा के विरुद्ध है। मैंने इस चीज का बहुत विरोध भी

किया, लेकिन बेमन से अखिलेशजी आजम खानजी के घर गए। जो भी उनकी आजम खानजी से बात हुई हो, लेकिन वह चीज मुझे अच्छी नहीं लगी। इसी बीच हमारे जिले का एक गुट आजम खान साहब से मिल गया। आजमजी उनका कंधा ठोंकने लगे। मुझे इसमें कोई दिक्कत नहीं, क्योंकि मैं जनता की राजनीति करता हूँ। मैं जनता व कार्यकर्ता का नेता हूँ। हरदोई में जो एम.एल.ए. थे, वे मेरे दम पर जीते थे और जब चुनाव हुआ तो वे सारे एम.एल.ए. हार गए। मेरा और आजम खान का उस दिन से इतना विरोध हो गया कि आज भी हमारी उनसे दुआ-सलाम भी नहीं होती है। हालाँकि मैं इसे अच्छा नहीं मानता, लेकिन किसी की ऐंठ, घमंड के आगे मैं कभी झुका नहीं और न झुकूँगा। यह मेरा सिद्धांत रहता है, यहाँ तक कि जब मैंने भाजपा जॉइन की थी तो अमित शाहजी से मैंने एक ही बात कही थी कि भाई साहब, मेरा सम्मान रखिएगा और मुझे कुछ भी नहीं चाहिए। मुझे खुशी है कि जब भी अमित शाहजी से मिलता हूँ तो वे मुझे बड़े भाई का स्नेह देते हैं और जब प्रधानमंत्री नरेंद्र मोदीजी से मिलता हूँ तो वे मुझे परिवार का स्नेह देते हैं।

□

मुलायम सिंह सरकार को एक दिन के समर्थन ने कांग्रेस को उत्तर प्रदेश में समाप्त कर दिया

बात सन् 1989 की है। यूपी में मुलायम सिंह यादवजी की सरकार भाजपा के सहयोग से चल रही थी। उसी समय लाल कृष्ण आडवाणीजी रथयात्रा लेकर निकले थे। इसी बीच भाजपा ने मुलायम सरकार से समर्थन वापस ले लिया और नेताजी की सरकार अल्पमत में हो गई। नेताजी ने कांग्रेस हाई कमान से संपर्क साधा और समर्थन का अनुरोध किया। उस समय प्रदेश में कांग्रेस के 96 एम.एल.ए. थे। नारायण दत्त तिवारीजी हम लोगों के लीडर थे। हम लोग चाहते थे कि मुलायम सिंहजी को समर्थन न दिया जाए, लेकिन हाई कमान ने गुलाम नबी आजादजी और सीताराम केसरीजी को दिल्ली से इसी चर्चा के लिए लखनऊ भेजा। नेताजी को सदन में बहुमत साबित करना था। सीताराम केसरीजी, गुलाम नबी आजाद और नारायण दत्त तिवारीजी ने मिलकर यह फैसला ले लिया कि नेताजी की सरकार को गिरने नहीं दिया जाएगा और एक दिन का समर्थन दिया जाएगा। नारायण दत्त तिवारीजी ने सदन में अपने भाषण में कहा कि हम लोग एक दिन का समर्थन दे रहे हैं। कल से समर्थन नहीं दिया जाएगा। उस एक दिन के समर्थन ने कांग्रेस को यूपी से पूरी तरह से समाप्त कर दिया।

□

अयोध्या में ढाँचा ढहने के बाद जब नरसिम्हा रावजी मुझसे खफा हो गए

राजीव गांधीजी की मृत्यु के बाद नरसिम्हा रावजी देश के प्रधानमंत्री बने। उस समय राम मंदिर का मुद्दा बेहद गरम था। कल्याण सिंहजी उत्तर प्रदेश के मुख्यमंत्री थे और बीजेपी ने प्रधानमंत्री नरसिम्हा रावजी को आश्वासन दिया था कि वह सुप्रीम कोर्ट के फैसले का पालन करेगी और विवादित स्थल को कोई नुकसान नहीं होगा। लेकिन अयोध्या पहुँचे कार सेवक इतने उत्तेजित थे कि उन्होंने किसी की बात नहीं मानी और विवादित ढाँचा गिरा दिया। कल्याण सिंहजी ने नैतिक जिम्मेदारी ली और इस्तीफा दे दिया। उधर केंद्र सरकार ने उनकी सरकार को बर्खास्त कर दिया। इसके बाद चुनाव होना था। प्रमोद तिवारीजी उस समय कांग्रेस विधानमंडल दल के नेता थे, जबकि मैं उप नेता था। अयोध्या कांड के बाद जितेंद्र प्रसादजी ने प्रधानमंत्री नरसिम्हा रावजी के आवास पर मौजूदा राजनीतिक हालात पर चर्चा के लिए यूपी के नेताओं की एक बैठक दिल्ली में बुलाई। उस समय मैं और प्रमोद तिवारीजी दिल्ली में थे, लेकिन हमें इस संबंध में कोई सूचना नहीं दी गई। जब हमें इसकी सूचना मिली, हमने प्रधानमंत्री आवास पर फोन किया और बताया कि विधानमंडल के नेता प्रमोद तिवारी हैं और मैं उपनेता हूँ। हम दोनों को यूपी की राजनीतिक बैठक में बुलाया ही नहीं गया है। कुछ ही देर बाद हम दोनों को बैठक में शामिल होने का संदेश मिल गया। बैठक के समय जब हम दोनों वहाँ पहुँचे तो वहाँ बैठे लोग हमको देखकर अवाक् रह गए। उन्हें आश्चर्य हो रहा था कि कैसे हमें बुला लिया गया! इस बैठक

में 100 लोग थे। प्रधानमंत्री नरसिम्हा रावजी बैठक में बोले, मेरे पास एक ऐसा फॉर्मूला है, जिससे तुम लोगों को चुनाव में एक जीप की भी जरूरत नहीं पड़ेगी और चुनाव जीत जाओगे। यह सब सुनकर मुझसे रहा नहीं गया और मैं बोल पड़ा। मैंने कहा, कोई फॉर्मूला अब नहीं काम आएगा, सब बुरी तरह से हारने जा रहे हैं। मेरी बात सुनकर नरसिम्हा रावजी नाराज होकर बैठक से उठकर चले गए। उधर इस बात को लेकर जितेंद्र प्रसादजी मुझसे नाराज हो गए और वहाँ से उठकर सीधे बलराम सिंह यादवजी के यहाँ चले गए। बलराम सिंह यादवजी के यहाँ से मेरे पास फोन आया कि तुमने ऐसा क्या कह दिया कि भाई साहब नाराज हो गए हैं? मैंने कहा, भाई साहब के लिए तो मैंने कुछ भी नहीं कहा। बलराम सिंह यादवजी ने कहा, तुम्हारा बहुत नुकसान होगा। मैंने कहा, नुकसान तो हो चुका है, इससे ज्यादा और क्या नुकसान करेंगे। इस निर्णय ने हम लोगों को इस स्थिति में पहुँचा दिया कि अब हम कहीं खड़े होने की स्थिति में नहीं रह गए हैं। भाई साहब की नाराजगी की बात सुनकर मेरे मन में भी भय हुआ। मैं अगले दिन सांसद रजनी रंजन साहू के घर गया और उनको पूरी बात बताई और कहा कि भाई साहब को अपने यहाँ चाय पर बुला लीजिए और हम दोनों का मतभेद खत्म करवा दीजिए। दो-तीन दिन तक कोई फोन नहीं आया और मैं भी चिंता में था। कुछ भी अच्छा नहीं लग रहा था। उसके बाद साहूजी के यहाँ से हमको बुलावा आ गया। मैं पहुँचा तो भाई साहब (जितेंद्र प्रसादजी) पहले से मौजूद थे। मैंने उनके पैर छुए और मैं बैठ गया। सोच रहा था कि अभी डाँटे जाएँगे कि तुमने यह सब क्या कर दिया, लेकिन उन्होंने घटना के संबंध में एक शब्द भी नहीं कहा। वे बोले, तुम कैसे हो? परिवार कैसा है, खूब मेहनत करो और चुनाव जीतकर आना। मैं अवाक् रह गया कि जो मुझसे इतना नाराज था, उसकी नाराजगी एकदम गायब हो चली थी। वे वैसे ही बात कर रहे थे जैसे रोज होती थी। यह उनका बड़प्पन था और यहीं से हमारे और उनके मतभेद खत्म हो गए, लेकिन मंदिर मुद्दे पर नरसिम्हा रावजी के सही निर्णय न लेने की वजह से कांग्रेस उत्तर प्रदेश में लगातार पतन की ओर बढ़ती चली गई।

□

नेताजी विरोध को कभी बुरा नहीं मानते थे

सन् 1989 के चुनाव में जब मैं निर्दलीय चुनाव जीता, कांग्रेस बुरी तरह परास्त हो गई थी। जनता दल की सरकार बननी थी। ये तय होना था कि मुलायम सिंह यादवजी और अजित सिंहजी में से कौन मुख्यमंत्री बनेगा? सन् 1989 में उत्तर प्रदेश में सबसे ज्यादा 39 निर्दलीय विधायक जीतकर आए थे। मैं 11 निर्दलीय विधायकों के साथ मुलायम सिंहजी के पास पहुँचा और उन्हें अपना समर्थन दिया। यहीं से मैं नेताजी के नजदीक पहुँच गया। सन् 1993 में फिर नेताजी को उत्तर प्रदेश के मुख्यमंत्री बने। मैं विपक्ष में था, लेकिन बाहर से पूरा समर्थन नेताजी दे रहा था। विधानसभा में मैं और प्रमोद तिवारीजी खुलकर नेताजी और उनकी सरकार की आलोचना करते थे। लेकिन शाम को नेताजी हम लोगों को चाय पर बुलाते थे। हम लोग सोचते थे, कहीं नेताजी विरोध करने की वजह से नाराज न हो जाएँ। लेकिन हमने उनमें महानता देखी कि उन्होंने हमारे विरोध को कभी बुरा नहीं माना, उल्टे हम लोगों को शाबाशी देते थे। एक बात जरूर कहते थे कि जमकर आलोचना करो, लेकिन हमारी सरकार को बचाए रखना। मुझे लगा कि यह व्यक्ति बहुत बड़े दिल का है। सचमुच का राजनीतिक व्यक्ति है। विपक्ष में रहते हुए भी मैंने यदि किसी काम के लिए कहा तो उन्होंने कभी मना नहीं किया।

जब मैं नेताजी की सरकार में परिवहन मंत्री था, तब एक मंत्रीजी हरदोई के हमारे विरोधी राममूर्ति यादवजी को लेकर नेताजी से मिलाने ले

आए। मुझे नहीं मालूम था कि वह इमरजेंसी में नेताजी के साथ जेल में थे। राममूर्ति यादवजी मेरे चुनाव में भी बहुत विरोध करते थे। मैंने नेताजी को फोन किया, वे लाइन पर आ गए और मैंने इस बात की नाराजगी व्यक्त की और गुस्से में यह भी कह दिया कि आप हमारे विरोधियों से क्यों मिल रहे हैं। नेताजी हँस दिए और कहा कि वह हमारे साथ जेल में रहा। गुस्से में मैं यह कह तो गया था, लेकिन फिर मैंने सोचा कि नेताजी को तो सबसे मिलने का अधिकार है। शाम को मैंने मुख्यमंत्री आवास पर फोन किया और कहा कि मैं आना चाहता हूँ। मुझे बुला लिया गया और मैंने नेताजी के सामने खेद व्यक्त किया और कहा कि मुझसे गलती हो गई है। यह मेरे अधिकार क्षेत्र से बाहर था। नेताजी मुसकराए और कहा कि मैं जानता था कि तुम जरूर आओगे।

नेताजी के बड़प्पन की चर्चा करना और जरूरी है। मैं और अशोक वाजपेयीजी हरदोई के रहने वाले है और दोनों नेता कैबिनेट के मंत्री थे। नेताजी मेरे विरोध में अशोक वाजपेयी को ज्यादा तरजीह देते थे और मेरे समानांतर खड़ा किए रहते थे। यह नेताजी की शायद आदत में शामिल था, मैं नेताजी पर निरंतर आरोप लगाता था कि आप मुझसे ज्यादा अशोकजी को तरजीह देते हैं। हम दोनों के बीच विरोध कुछ ज्यादा ही रहता था। एक दिन नेताजी ने एनेक्सी में हम दोनों को सुलह के लिए बुलाया और वहीं पर हमारी अशोक वाजपेयी से तीखी नोक-झोंक हो गई। तभी नेताजी बोल पड़े कि अशोक, मैं तुझे ज्यादा तरजीह देता हूँ, लेकिन तुम नरेश के बराबर नहीं पहुँच पाते हो। मैंने नेताजी से कहा कि नेताजी, मेरा यही तो आरोप है।

कुछ समय बाद की बात है, विधानसभा चुनाव चल रहे थे, मैं हरदोई से चुनाव मैदान में था और अशोकजी पिहानी से चुनाव लड़ रहे थे। हम दोनों लोग एक-दूसरे को हराने में लगे थे। नेताजी ने चुनावी जनसभा हरदोई में लगाई। हरदोई पुलिस लाइंस में उनका हेलीकॉप्टर उतरा और हम दोनों को नेताजी ने अपनी गाड़ी में पीछे की सीट पर बैठा लिया। रास्ते में नेताजी बोले, तुम दोनों एक-दूसरे का विरोध बंद करो। मैंने नेताजी से कहा कि आप ही अशोकजी को समझाइए अशोकजी नदी के किनारे बैठे हैं और मैं

उस नदी से दो फीट बाहर बैठा हूँ। मैं धक्का दूँगा तो अशोकजी नदी में गिर जाएँगे और अगर ये मुझे धक्का देंगे तो मैं ज्यादा-से-ज्यादा एक फीट खिसक जाऊँगा, लेकिन मैं नदी में नहीं गिरूँगा। अंत में ऐसा ही हुआ, मैं हरदोई से चुनाव जीत गया, लेकिन अशोकजी पिहानी से चुनाव हार गए।

□

अमर सिंह ने कैसे समाजवादी पार्टी में विघटन कराया

अमर सिंह ने शायद यह तय कर लिया था कि मुलायम सिंह यादवजी के परिवार को छिन्न-भिन्न करना है। वे नेताजी को दिन-रात अखिलेशजी के खिलाफ भड़काते रहते थे। अखिलेशजी और अमर सिंह के बीच बातचीत का दौर भी समाप्त हो चुका था। अमर सिंहजी निरंतर शिवपालजी को अपने पास बैठाते थे या लखनऊ आने पर शिवपालजी के घर पर बैठे रहते थे। शिवपालजी का अखिलेशजी और रामगोपालजी से विरोध हो चुका था। अमर सिंह एक बार पार्टी से निकाले गए और फिर पार्टी में ले लिये गए थे। इस घटना के बाद से वह निरंतर इस प्रयास में रहते थे कि नेताजी और अखिलेशजी के बीच कैसे दूरी बने ? इसी बीच अमर सिंह ने रामगोपालजी को पार्टी से निकलवा दिया। मैंने अकेले रामगोपालजी के पक्ष में बयान जारी किया कि यह निर्णय सही नहीं है, रामगोपालजी को वापस लिया जाना चाहिए। मेरे बयान से शिवपालजी बहुत नाराज हो गए। उन्होंने शायद यह भी तय कर लिया था कि नरेश अग्रवाल को भी पार्टी से निकाल दिया जाए। जब रामगोपालजी को पार्टी से निकालने का ऐलान हुआ, उस समय वे मुंबई में थे। दिल्ली वापस लौटते ही मैं उनसे मिलने गया। यह बात अमर सिंह और शिवपाल को बहुत बुरी लगी। शायद अमर सिंह ने यह तय किया था कि मुझे और रामगोपालजी को पार्टी से हटवा दिया जाए।

इसी बीच रामगोपालजी का पार्टी से निष्कासन रद्द कर दिया गया और वे पार्टी में फिर से वापस आ गए। लेकिन दिल की दूरियाँ बढ़ चुकी थीं।

रामगोपालजी और अखिलेशजी एक थे। दूसरी तरफ नेताजी, अमर सिंह और शिवपाल एक साथ खड़े थे। इस बीच अमर सिंह अखिलेशजी के खिलाफ नेताजी को उकसाने में सफल रहे और एक दिन नेताजी ने प्रेस कॉन्फ्रेंस बुलाई। यह भी प्रचारित हुआ कि नेताजी अखिलेशजी को समाजवादी पार्टी से निकाल देना चाहते हैं और खुद मुख्यमंत्री बनना चाहते हैं।

प्रेस कॉन्फ्रेंस हुई। नेताजी होशियार थे। उन्हें जो प्रेस नोट दिया गया, उसमें अखिलेशजी का निष्कासन लिखा था। लेकिन नेताजी ने उस पन्ने को दबा दिया और बाकी बातें प्रेस से कीं। इसी बीच पार्टी के विधायकों को नेताजी ने पार्टी के दफ्तर बुलाया, लेकिन बाद में विधायकों की बैठक निरस्त कर दी गई। यह बातें अखिलेशजी को भी बुरी लगने लगी और रामगोपालजी को भी। इस बीच रामगोपालजी कई बार निर्वाचन आयोग गए। अधिकतर वे जहाँ जाते थे, मुझे साथ ले जाते थे, लेकिन चुनाव आयोग में मुझे साथ नहीं ले जाते थे। चुनाव आयोग में रामगोपालजी के जाने की सूचना मुझे पत्रकारों ने दी। मैं समझ गया, कोई बड़ी घटना होने जा रही है।

अखिलेशजी ने लखनऊ में पार्टी विधायक, पदाधिकारीयों व सांसदों की मीटिंग बुलाई। मीटिंग की अध्यक्षता किरनमय नंदाजी को दी गई और तय किया गया कि अखिलेशजी समाजवादी पार्टी के राष्ट्रीय अध्यक्ष होंगे और नरेश उत्तम शिवपाल यादव की जगह उत्तर प्रदेश के अध्यक्ष होंगे। यहीं से पार्टी में टूट शुरू हुई। इस बीच अमर सिंह नेताजी को लेकर इलेक्शन कमीशन गए और नेताजी ने कमीशन में लिख कर दिया कि पार्टी का अध्यक्ष मैं स्वयं हूँ और सिंबल हमारे पास रहना चाहिए। अमर सिंह चाहते थे कि नेताजी यह भी लिखकर दे दें कि अखिलेशजी को मैंने पार्टी से निकाल दिया है। लेकिन नेताजी ने यह लिखकर चुनाव आयोग को नहीं दिया।

उधर हम लोगों ने चुनाव आयोग को लिखकर दिया कि पार्टी ने अखिलेश यादवजी को समाजवादी पार्टी का राष्ट्रीय अध्यक्ष चुन लिया है और सारे अधिकार उन्हें दे दिए गए हैं। साथ में इलेक्शन कमीशन को एफिडेविट भी दिया गया, जो अखिलेश यादवजी के पक्ष में विधायकों और पदाधिकारियों की तरफ से लिखे गए थे। इलेक्शन कमीशन में सुनवाई शुरू

हुई। अखिलेशजी की तरफ से कपिल सिब्बलजी वकील थे। नेताजी ने अन्य वकीलों को किया था। हमारे सामने सबसे बुरी स्थिति तब पैदा हुई जब एक तरफ नेताजी और शिवपाल बैठे थे और दूसरी तरफ मैं और रामगोपालजी थे। मैं नेताजी के पास गया और उनके पैर छुए, लेकिन नेताजी ने उस दिन कोई आशीर्वाद नहीं दिया। मैं समझ गया कि वे बहुत नाराज हैं। बहस के बाद इलेक्शन कमीशन ने अखिलेश यादवजी के पक्ष में निर्णय सुनाया और पार्टी का साइकिल चुनाव चिह्न अखिलेशजी को मिला। यहीं से अमर सिंह नेताजी के परिवार में विघटन करने में सफल रहे। यहीं से अमर सिंह नेताजी से भी नाराज हो गए। इसी के साथ नेताजी और अमर सिंहजी के बीच दूरियाँ बढ़ती चली गईं, जिस कारण अमर सिंह समाजवादी पार्टी छोड़कर चले गए।

□

पीएम मनमोहन सिंहजी की मंत्री नहीं सुनते थे

अटलजी के बाद मनमोहन सिंहजी देश के प्रधानमंत्री बने। उनसे मेरे बहुत अच्छे संबंध थे। मैं राज्यसभा में था। शांत स्वभाव के मनमोहन सिंहजी जल्दी निर्णय नहीं लेते थे। मैं समझता हूँ कि नेहरू परिवार की राजनीति में सबसे बड़ी गलती यही हुई कि उन्होंने रिमोट से प्रधानमंत्री को चलाना चाहा और सन् 2004 व 2009 में उन्होंने मनमोहन सिंहजी को प्रधानमंत्री बना दिया। गांधी परिवार रिमोट से सरकार चलाने लगा। यदि उनकी जगह नेहरू परिवार का कोई प्रधानमंत्री बन जाता तो शायद कांग्रेस के सामने यह स्थिति नहीं आती। यह गांधी परिवार की बहुत बड़ी चूक थी। उन्हें गलतफहमी थी कि वे रिमोट से भी प्रधानमंत्री चला सकते हैं। मनमोहन सिंहजी प्रधानमंत्री जरूर थे, लेकिन न तो किसी मिनिस्ट्री से कोई उनके पास आता था और न ही उनकी राय ली जाती थी। इतना ही कह सकता हूँ कि लोग मनमोहन सिंहजी को अप्रभावी प्रधानमंत्री समझते थे, लेकिन वे चुप रहकर भी दस साल इस देश के प्रधानमंत्री रह लिये। मैं समझता हूँ कि वे बहुत होशियार थे, अच्छे अर्थशास्त्री थे। उन्होंने देश की अर्थव्यवस्था तब अच्छी रखी थी, जब अमेरिका की अर्थव्यवस्था गड़बड़ा रही थी। एक दिन मैं मुलायम सिंहजी के साथ प्रधानमंत्री मनमोहन सिंहजी से पालियामेंट के दफ्तर में मिलने गया। सहारा इंडिया परिवार का एक मसला था, जब हम लोग पीएम के पास गए तो उन्होंने पहले से ही वित्तमंत्री पी. चिदंबरमजी को बुला रखा था। नेताजी ने प्रधानमंत्री के सामने सहारा की सारी बात रखी,

प्रधानमंत्रीजी ने चिदंबरमजी से कहा कि आप इसे देख लेना। चिदंबरमजी ने प्रधानमंत्रीजी से फौरन मना कर दिया और कहा कि हम यह नहीं कर सकते। हम लोग यह जवाब सुनकर उठकर चले आए।

□

फिर सपा में वापसी और नितिन मंत्री बने

बी.एस.पी. में होने के बाद भी मुलायम सिंहजी से बराबर मेरा संपर्क बना हुआ था। मैंने सदन में प्रोफेसर साहब से एक दिन कहा कि प्रोफेसर साहब, हम चाहते हैं कि समाजवादी पार्टी में मुझे वापस ले लिया जाए। मैं यहाँ रह नहीं पाऊँगा। राज्यसभा का टर्म भी खत्म हो रहा है। प्रोफेसर साहब ने तुरंत सहमति दे दी। यह सब हमने एकांत में बात की और कोई जान भी नहीं पाया। नेताजी एक जनसभा में बॉम्बे गए थे। मैं भी शाम की फ्लाइट से बॉम्बे पहुँच गया। वहाँ मेरी और नेताजी की बात हुई। कोई भी यह जान नहीं पाया। नेताजी ने पार्टी में वापसी पर सहमति दे दी। इसके बाद मैं समाजवादी पार्टी में शामिल हो गया। मैंने राज्यसभा से इस्तीफा दे दिया। विधानसभा के चुनाव में अखिलेशजी लोकप्रिय नेता के रूप में उभरे थे। पूरा देश उनके प्रति उम्मीद से देख रहा था। मेहनत भी उन्होंने बहुत की थी। नेताजी भी चुनाव प्रचार में लगे हुए थे। माहौल समाजवादी पार्टी के पक्ष में था और सन् 2012 विधानसभा चुनाव के जो परिणाम आए, उसमें समाजवादी पार्टी पूर्ण बहुमत से उत्तर प्रदेश में जीती। अब मुख्यमंत्री बनने की बात हो रही थी। नेताजी की तबीयत उस समय ठीक नहीं थी। यह कहा जाता था कि नेताजी चीजों को भूल जाते हैं। बड़ी कशमकश थी। अंदरूनी मीटिंग चल रही थी। मेरा उससे कोई मतलब नहीं था। इसी बीच एक दिन मैं नेताजी के पास पहुँचा और कहा कि नेताजी हम सबको चाहिए कि अखिलेशजी को उत्तर प्रदेश का मुख्यमंत्री बना दिया जाए। नेताजी भी हर पिता की तरह अपने बेटे

को आगे बढ़ाना चाहते थे। मैंने कहा कि आपके सामने अखिलेश बढ़ जाएँगे तो आपका ही नाम ज्यादा होगा। आप कहें तो मीडिया में मैं घोषित कर दूँ। उन्होंने कहा कि ठीक है, तुम मीडिया में इसकी घोषणा कर दो। मैंने मीडिया में कह दिया कि अखिलेशजी को उत्तर प्रदेश का मुख्यमंत्री बनाया जाएगा। प्रोफेसर साहब पहले ही कह चुके थे कि अखिलेशजी को उत्तर प्रदेश का मुख्यमंत्री घोषित कर दिया जाना चाहिए। हमारी घोषणा के बाद लोगों में बहुत उत्साह था।

मंत्रिपरिषद् बनने लगी, शपथ होनी थी। मैं भी नितिन को मंत्री बनवाना चाहता था। मैं नेताजी से मिलने पहुँचा। अखिलेशजी भी वहाँ मौजूद थे। मैंने कहा, नितिन को भी मंत्री बना दीजिए, आपने मुझसे वादा किया था। उन्होंने समाजवादी पार्टी के एक नेता का नाम लिया कि वह बहुत विरोध कर रहे हैं। मैंने कहा कि मैं समाजवादी पार्टी में किसी नेता के कहने पर नहीं आया हूँ। मैं तो आपके और प्रोफेसर साहब के कहने पर आया हूँ। मैं इसकी चिंता नहीं करता कि कौन मेरा विरोध कर रहा है और कौन मेरा विरोध नहीं कर रहा है, लेकिन आप नितिन को मंत्री बना दें। अखिलेशजी बोले, मैं तैयार हूँ, नितिन को मंत्री बना दिया जाए। लेकिन उसके बाद जो लिस्ट घोषित हुई, उसमें नितिन का नाम नहीं था। मैं चुप रहा। उत्तर प्रदेश की सरकार चलने लगी। मुझे राज्यसभा में दोबारा टिकट दे दिया गया। मैं राज्यसभा का सदस्य हो गया। एक सामान्य स्थिति में सरकार चलने लगी। नेताजी में सारी अच्छाइयों के बाद एक खराबी भी थी। नेताजी हर किसी बड़े नेता के समानांतर एक विरोधी नेता तैयार करके रखते थे। उन्हें बड़ा अच्छा लगता था जब दोनों आपस में लड़े। मैंने नेताजी से कहा कि नेताजी, आपका यह कदम अनुशासनहीनता को बढ़ाता है। हमारे जिले में जो नेता निरंतर मेरा विरोध करते थे, नेताजी उनको भी पुचकारते रहते थे। मैं इन सबका विरोध भी नेताजी से करता था, लेकिन नेताजी हँसकर चीजों को टाल देते थे। मैं इन सब परिस्थितियों से निकलता चला गया, क्योंकि एक ध्येय के साथ समाजवादी पार्टी को आगे बढ़ाना था।

मैं एक रोज दिन भर मुख्यमंत्री अखिलेश यादवजी के साथ सहारा शहर में सामूहिक विवाह कार्यक्रम में रहा, लेकिन मैं यह नहीं जान पाया कि अगले

दिन मंत्रिमंडल का विस्तार होना है। अखिलेशजी ने इस मुद्दे पर मुझसे कोई चर्चा नहीं की। उधर रामगोपाल यादवजी भी दिल्ली से लखनऊ आ गए थे, लेकिन मुझे यह भी जानकारी नहीं थी। विवाह समारोह के बाद शाम को मैं दिल्ली चला गया। मुझे अपने मित्र डॉ. मुकेश जैन के बेटे की शादी में गुडगाँव में शामिल होना था। मैं गुड़गाँव में शादी के कार्यक्रम में बैठा था, तभी रामगोपालजी का मेरे पास फोन आया। उन्होंने मुझसे पूछा कि आप कहाँ हो ? मैंने कहा, मैं दिल्ली में हूँ। उन्होंने कहा कि कल नितिन के शपथ समारोह में शामिल नहीं होंगे क्या ? मैं भौचक्का रह गया था, मैंने कहा कि मुझे तो इस बारे में कोई सूचना ही नहीं है। अगले दिन सुबह सात बजे की फ्लाइट से मैं लखनऊ आया और मंत्रिमंडल विस्तार के कार्यक्रम में शामिल हुआ। पहले नितिन को राज्यमंत्री बनाया गया और बाद में उन्हें राज्य मंत्री स्वतंत्र प्रभार दिया गया। जबकि उनके साथ के विधायकों को कैबिनेट मंत्री बनाया गया था। मेरे जन्मदिन पर अखिलेशजी मेरे आवास पर आए तब मैंने यह शिकायत उनसे की। अखिलेशजी बोले कि मेरे ध्यान से उतर गया था, अगली बार जब मंत्रिमंडल विस्तार होगा, तो नितिन को कैबिनेट मंत्री बना देंगे, लेकिन फिर वह समय नहीं आया।

□

कल्याण सिंहजी के बाद राम प्रकाश गुप्ताजी व राजनाथ सिंहजी तक

कल्याण सिंहजी की जगह राम प्रकाश गुप्ताजी को उत्तर प्रदेश का मुख्यमंत्री बनाया गया। वे सौम्य और मृदुभाषी थे। लेकिन उनमें राजनीतिक कुशलता की कमी थी। सुनियोजित तरीके से उनके साथ तमाम ऐसे लोगों को ओ.एस.डी. बना दिया गया, जो निरंतर यह प्रचार करने में लगे थे कि वे भुलक्कड़ हैं। उनकी याददाश्त कम है। उन्हें कभी भी ठीक से काम नहीं करने दिया गया। यह प्रचार धीरे-धीरे दिल्ली के नेताओं तक पहुँचा। दिल्ली के नेताओं ने उन्हें बदलने का मन बनाया। इसी बीच हरदोई में बीजेपी एम.एल.ए. गंगा सिंह चौहान की पत्नी की बावरिया गिरोह ने हत्या कर दी। हरदोई बीजेपी के नेताओं ने मेरे ऊपर आरोप लगाया कि यह घटना मैंने कराई। मुझे इस बात से बहुत तकलीफ हुई। मैं उस दिन बनारस में था और उसी दिन इंडियन एयरलाइंस का प्लेन पटना में क्रैश हुआ था। इस वजह से स्टेट प्लेन मेरे पास पहुँचने में देरी हो गई। मैं लखनऊ आते ही सीधे बलरामपुर अस्पताल गया। वहाँ गंगा सिंह चौहान एडमिट थे, लेकिन वहाँ का माहौल अच्छा नहीं था। वहाँ से निकलकर मैं सीधे मुख्यमंत्री राम प्रकाश गुप्ताजी से मिला और उनसे कहा कि इस घटना की निष्पक्ष जाँच सीबीआई से कराई जाए। मेरी बात पर मुख्यमंत्रीजी चुप रहे। उसके बाद सीधे मैं दिल्ली लालकृष्ण आडवाणीजी के पास गया, जो उस समय देश के उपप्रधानमंत्री गृहमंत्री थे। मैंने उनसे इस घटना की सीबीआई जाँच की माँग की। आडवाणीजी भी कुछ क्षुब्ध नजर आ रहे थे और उन्होंने सीबीआई को जाँच का आदेश दे दिया।

सीबीआई जाँच में पाया गया कि उस घटना को बावरिया गिरोह ने अंजाम दिया था। इसी बीच मुख्यमंत्री रामप्रकाश गुप्ताजी ने एक बयान दिया कि जो भी दोषी होगा, उसे सजा दूँगा। उनका यह बयान मेरी तरफ इशारा कर रहा था। इसके बाद मैंने भी बयान दिया कि राम प्रकाशजी कोई माननीय हाईकोर्ट नहीं हैं, जो मुझे सजा दे देंगे। इस बयान के बाद हम दोनों के बीच दूरी हो गई। एक दिन मैं जालौन में था, मुझे सूचना दी गई कि राम प्रकाश गुप्ताजी को मुख्यमंत्री पद से हटाया जा रहा है। मैंने जालौन में बयान दिया कि अगर राम प्रकाश गुप्ता को इस समय हटा दिया गया तो पूरा वैश्य समाज बीजेपी से नाराज हो जाएगा, लेकिन पार्टी तय कर चुकी थी। इस बयान के बाद मुझे बीजेपी के अध्यक्ष कुशाभाऊ ठाकरेजी ने दिल्ली बुलाया। उन्होंने मेरे बयान पर खिन्नता व्यक्त की, लेकिन मैंने भी सत्यता से अवगत कराया और मैं लखनऊ चला आया। लखनऊ में संदेश मिला कि आडवाणीजी ने फिर मुझे दिल्ली बुलाया है। मैं स्टेट प्लेन से दिल्ली आ गया। एयरपोर्ट पर मुझे कलराज मिश्रजी मिले और उन्होंने बताया कि राजनाथ सिंहजी यूपी के मुख्यमंत्री बनाए जा रहे हैं। सीधे मैं आडवाणीजी के दफ्तर पर गया, वहाँ उन्होंने मुझसे कहा कि राजनाथ सिंहजी मुख्यमंत्री बनाए जा रहे हैं, आप दोनों मिलकर प्रदेश को चलाइए। वहाँ से निकलकर मैं सीधे राजनाथ सिंहजी के घर गया और उनको लड्डू खिलाकर बधाई दी। फिर हम उनके साथ विशेष विमान से लखनऊ आ गए और राजनाथ सिंहजी ने यूपी के मुख्यमंत्री पद की शपथ ली।

□

जब संकट में काम आए नेताजी

जब मुझे राजनाथ सिंहजी की मंत्रिपरिषद् से हटाया गया, तो मैं बिल्कुल अकेला पड़ गया था। चौराहे पर खड़ा था। मैं आदरणीय मुलायम सिंहजी से उनके घर पर मिलने गया। मुलायम सिंहजी तीन कृष्णामेनन मार्ग दिल्ली पर रहते थे। मैंने मुलायम सिंहजी से कहा कि मैं एक अजीब परिस्थिति में हूँ। मुलायम सिंहजी ने कहा कि तुम अपने आप को अकेला मत समझो, हम तुम्हारे साथ हैं। पूरी समाजवादी पार्टी तुम्हारे साथ रहेगी। मैं तुम्हारी पूरी लड़ाई लड़ूँगा। उन्होंने प्रेस कॉन्फ्रेंस में यह बात कह भी दी। किसी को ऐसी उम्मीद नहीं थी कि मुलायम सिंहजी एकदम से मेरा साथ दे देंगे। मैं उस दिन से मुलायम सिंहजी का एहसान जिंदगी भर के लिए मान गया। उन्होंने मुझसे कहा, अपनी पार्टी का समाजवादी पार्टी में विलय कर दो। हम उसके लिए राजी हो गए और फैजाबाद की एक मीटिंग में उन्होंने पार्टी का विलय करा लिया। यद्यपि हमारे कुछ साथियों ने उसे स्वीकार नहीं किया और उन्होंने फिर स्वतंत्र रूप से लोकतांत्रिक कांग्रेस बना ली। लेकिन मैं पूर्ण रूप से मुलायम सिंहजी के साथ जा चुका था। चुनाव से पहले नेताजी ने सारे विधायकों से इस्तीफा दिलाया। हम लोग इस्तीफा देकर आए और मीडिया में चलना शुरू हो गया, तभी अमेरिका में ट्विन टावर ढहने वाला कांड हो गया। विश्व भर के मीडिया ने अमेरिका में हुई इस आतंकवादी घटना को हेडलाइंस में ले लिया। विधायकों के इस्तीफे का कोई महत्त्व नहीं रह गया। जबकि हम लोगों ने सोचा था कि विधायकों के इस्तीफे की खबर सुर्खियों में होगी और उत्तर प्रदेश में समाजवादी पार्टी के पक्ष में माहौल खड़ा

होगा। फिर चुनाव हुआ। किसी दल को बहुमत नहीं मिला। हमारी संख्या सबसे ज्यादा थी। हम लोग राज्यपाल से मिलने भी गए, लेकिन तत्कालीन राज्यपाल ने हम लोगों को नहीं बुलाया। उत्तर प्रदेश में राष्ट्रपति शासन लागू कर दिया गया।

□

जब मैंने उत्तराखंड का पहला मुख्यमंत्री नित्यानंद स्वामीजी को बनवाया

उत्तराखंड का आंदोलन लंबे समय से चल रहा था। उत्तरांचल के लोग उत्तराखंड को अलग किए जाने की माँग कर रहे थे। उस समय उत्तर प्रदेश में कल्याण सिंहजी की सरकार थी और मैं उनकी सरकार में लोकतांत्रिक कांग्रेस की तरफ से ऊर्जा मंत्री था। बीजेपी चाहती थी कि उत्तर प्रदेश से उत्तराखंड को अलग कर दिया जाए, लेकिन मैं यह नहीं चाहता था। मुझे लगता था कि अगर उत्तर प्रदेश से उत्तराखंड को अलग कर दिया जाएगा तो सारा ऊर्जा उत्पादन उत्तर प्रदेश से हटकर उत्तराखंड राज्य के पास चला जाएगा। जब केंद्र सरकार ने सन् 2000 में उत्तराखंड को अलग राज्य बनाने का निर्णय ले लिया, उस समय भी हम लोगों ने इसका विरोध किया। दिल्ली में बाराखंबा रोड से हम लोगों ने जुलूस निकाला और प्रधानमंत्री अटल बिहारी वाजपेयीजी से मुलाकात की। हमारे साथ ममता बनर्जी भी थीं। उनके सामने सारी बातें रखीं और बातचीत से लगा कि अटलजी हमारे विरोध से सहमत नहीं थे। अटलजी भी चाहते थे कि उत्तराखंड को यूपी से अलग करके एक नया राज्य बनाया जाय। हमारे विरोध का कोई असर नहीं हुआ और उत्तराखंड बन गया और इधर उत्तर प्रदेश में भी इस बँटवारे के बाद उत्तराखंड के मुख्यमंत्री को लेकर चर्चा होने लगी। निशंकजी हमारे साथ पूर्व कैबिनेट मंत्री थे। वे निरंतर यही बात कहते थे कि उन्हें अफसरों का बड़ा कैडर नहीं चाहिए, दो-चार आई.ए.एस. से ही काम चला लिया जाएगा, क्योंकि ज्यादा अफसर यूपी से उत्तराखंड चले जाएँगे तो उनकी तनख्वाह कैसे दी जाएगी।

भगत सिंह कोश्यारीजी भी यही चाहते थे कि बड़ा कैडर न भेजा जाए। उनकी बातें सुनकर मुझे लगा कि अगर ये लोग उत्तराखंड के मुख्यमंत्री बन जाएँगे तो यूपी और उत्तराखंड के बीच संपत्ति के डिवीजन को लेकर जरूर विवाद खड़ा होगा। मैं यह नहीं चाहता था कि इनमें से किसी को उत्तराखंड का मुख्यमंत्री बनाया जाए। उधर निशंकजी और कोश्यारीजी मुख्यमंत्री बनने के लिए दिल्ली में अपनी लॉबिंग में लगे हुए थे। मेरे पास ऊर्जा विभाग था और हाइड्रो पावर प्लांट सभी उत्तराखंड में ही थे। मुझे चिंता थी कि बँटवारे के बाद सभी हाइड्रो पावर प्लांट अगर उत्तराखंड में चले गए तो यहाँ उत्तर प्रदेश की बिजली काफी महँगी हो जाएगी। क्योंकि हाइड्रो की पावर सबसे सस्ती होती है। यूपी के सामने यह एक बड़ा संकट था। इस वजह से मेरा यह प्रयास था कि ऐसा मुख्यमंत्री बने, जो ज्यादा विवाद न खड़ा करे और संपत्ति के बँटवारे में यूपी के साथ सकारात्मक रुख अख्तियार करे।

नित्यानंद स्वामीजी मेरे मित्र थे, वह भी चाहते थे कि बीजेपी उन्हें मुख्यमंत्री बना दे। उस समय कल्याण सिंहजी की खूब चलती थी। एक दिन मैं कल्याण सिंहजी के पास गया और उनसे उत्तराखंड के मुख्यमंत्री को लेकर चर्चा की। मैंने कल्याण सिंहजी से कहा कि क्यों न नित्यानंद स्वामीजी को उत्तराखंड का मुख्यमंत्री बना दिया जाए। वे विधान परिषद् के सभापति भी हैं और वरिष्ठ नेता हैं तथा स्वभाव से सीधे हैं। अगर स्वामीजी को बनाया जाए तो शायद ही संपत्ति के बँटवारे में कोई विवाद होगा। कल्याण सिंहजी मेरी इस बात से सहमत हो गए और उन्होंने केंद्र के नेताओं से बात की तथा नित्यानंद स्वामीजी को उत्तराखंड का पहला मुख्यमंत्री बना दिया गया। स्वामीजी ने मुख्यमंत्री बनने के बाद संपत्ति के बँटवारे को बहुत ही सही तरीके से मैनेज किया और यूपी की सरकार से किसी भी तरह का विवाद उन्होंने नहीं होने दिया। भगत सिंह कोश्यारीजी उत्तराखंड में ऊर्जा मंत्री बनाए गए। ऊर्जा विभाग का बँटवारा नहीं हुआ था। एक दिन की बात है। कोश्यारीजी हमसे मिलने के लिए लखनऊ आए तो उन्होंने कहा कि नरेशजी, अभी हमारे विभाग का बँटवारा नहीं हुआ है, लेकिन मैं उस विभाग का मंत्री हूँ तो कुछ काम मुझे भी दिए जाए। मुझे भी उनकी बात सही लगी और मैंने कोश्यारीजी से कहा कि

वहाँ का सारा विद्युत् विभाग आप देखिए, मेरी कोई दिलचस्पी नहीं है। मेरी दिलचस्पी हाइड्रो पावर को लेकर है। हमने कहा कि हाइड्रो का 12 प्रतिशत हिस्सा यूपी को मिलता रहे, लेकिन कोश्यारीजी इससे सहमत नहीं हुए।

आखिरकार सारे हाइड्रो पावर प्लांट उत्तराखंड में चले गए और उत्तर प्रदेश हाइड्रो पावर के उत्पादन में काफी नीचे चला गया। इस कारण उत्तर प्रदेश की बिजली की कीमत बढ़ गई, लेकिन उत्तर प्रदेश बड़ा राज्य है, उसने उसको वहन किया। बाद में हमने भी सोचा कि उत्तराखंड छोटा राज्य है, हाइड्रो पावर प्लांट उनके ही है तो उनके ही हिस्से में जाने चाहिए। मैंने फिर ज्यादा विरोध नहीं किया।

□

जब सपा के सांसदों को बीजेपी के फेवर में तोड़ा

समाजवादी पार्टी छोड़ने के बाद जब मैं बीजेपी में चला गया, तब मैंने यह भी संकल्प लिया कि राज्यसभा में सपा को पूरी तरह समाप्त कर दूँगा। समाजवादी पार्टी राज्यसभा में उस समय तीसरे नंबर की पार्टी हुआ करती थी। हालाँकि यह काम इतना आसान नहीं था, लेकिन रामगोपालजी ने मुझे बहुत सारे अधिकार दे रखे थे, इस वजह से मुझे लगा कि इस मिशन को पूरा करने में कोई दिक्कत नहीं होगी। सपा के सभी राज्यसभा के सांसदों से मेरा अच्छा संपर्क था। बीजेपी में आने के बाद हमने इन सबसे संपर्क और बढ़ा दिया था और उन्हें बीजेपी के साथ जोड़ने के लिए बात करनी शुरू कर दी। सबसे पहले मैंने पाँच राज्यसभा सांसदों को टारगेट किया उनमें नीरज शेखरजी, संजय सेठजी, सुरेंद्र नागरजी, चंद्रपाल यादवजी और सुखराम यादवजी शामिल थे।

मुझे सूचना दी गई कि जब अखिलेश यादवजी मुख्यमंत्री थे, उस समय नीरज शेखरजी, संजय सेठजी और सुरेंद्र नागरजी प्रतिदिन शाम को उनसे हमारे विरोध की बात करते थे। अखिलेशजी के कान भरते थे कि मैंने और रामगोपालजी ने दिन भर क्या-क्या किया और किस-किस से मिले। रामगोपालजी को लेकर नरेशजी इस मंत्री से मिलने गए, उस मंत्री से मिलने गए, इस तरह की बातें बताकर अखिलेशजी से मेरी शिकायत ये लोग किया करते थे। कभी बताते कि नरेश और रामगोपालजी प्रधानमंत्री से मिले और अमित शाहजी से मिले। इनकी बातें सुनकर अखिलेशजी के दिमाग में मेरे

खिलाफ बातें बैठती जा रही थीं। जिस तरह से ये लोग उनको बताते थे, उससे अखिलेशजी को यह लग रहा था कि हम पार्टी के खिलाफ काम कर रहे हैं। सपा के कई नेताओं ने मुझसे कहा कि आपके खिलाफ अखिलेशजी से शिकायत की जा रही है। आप मुख्यमंत्रीजी से मिल लो, क्योंकि आपके प्रति उनकी धारणा लगातार खराब होती जा रही है। मैंने इन साथियों को इस बारे में आगाह भी किया, लेकिन मेरे खिलाफ ये लोग अखिलेशजी के कान भरते रहे। उस समय मुझे यह भी लग गया था कि जिस तरह की छवि मेरी मुख्यमंत्री के सामने बना दी गई है, उससे आगे चलकर अखिलेशजी मुझे टिकट नहीं देंगे।

यही नहीं, जब मैंने रामगोपालजी के राज्यसभा में 25 साल पूरे होने पर दिल्ली में दावत रखी, जिसमें प्रधानमंत्री नरेंद्र मोदीजी, पूर्व प्रधानमंत्री मनमोहन सिंहजी के अलावा सभी बड़े नेता आए थे, लेकिन न तो अखिलेशजी खुद आए और न ही नेताजी को आने दिया। उन्होंने नेताजी मुलायम सिंह यादवजी को भी दावत में शामिल नहीं होने दिया, जबकि उनके आने का प्रोग्राम तय हो गया था। शिवपाल यादवजी और तेजपाल यादवजी और धर्मेंद्र यादवजी को भी फोन करके दावत में जाने से मना किया गया। अखिलेशजी की सरकार का कोई भी मंत्री इस दावत में शामिल नहीं हुआ। मुझे उसी समय लग गया था कि चिंगारी लग गई है, और चिंगारी कौन लगा रहा है यह भी साफ हो गया था। मुझे बताया गया कि नीरज शेखरजी की बीजेपी हाई कमान से बात हो चुकी है, क्योंकि वे चंद्रशेखरजी के बेटे हैं, इस वजह से बीजेपी उन्हें लेने को राजी हो गई। इसके बाद मैंने सुरेंद्र नागरजी को फोन किया। नागरजी अपने घर पर मिले, मैंने उनसे बीजेपी में चलने की बात कही। नागरजी बोले कि मेरा परिवार लंदन गया हुआ है, वह वापस आ जाता है, फिर एक बार उनसे भी बात करके बीजेपी जॉइन कर लूँगा। इसी बीच मुझे पता चला कि बीजेपी के एक महामंत्रीजी भी उनके संपर्क में थे। नागरजी को लगता था कि अगर वे महामंत्रीजी के जरिए बीजेपी में जाएँगे तो पार्टी में पकड़ मजबूत हो जाएगी। इसलिए वे उसके बाद मेरे टच में नहीं आए। कई बार मैंने फोन किया, लेकिन नागरजी मुझसे थोड़ा कटने लगे। इसी बीच बीजेपी के एक बड़े नेता का फोन आया कि नरेशजी, नागरजी से बात हो गई है। आप उनसे मत

बात कीजिएगा। मैंने उसके बाद नागरजी से बात नहीं की। संजय सेठजी से मैंने बात की और उनको बीजेपी के एक मंत्रीजी के यहाँ मैं ले गया। संजय सेठ भी बीजेपी में शामिल होने को तैयार हो गए, लेकिन उन्होंने कहा, एक बार नेताजी से भी हाँ करवा दो। सुखराम सिंह यादवजी से मैंने बात की तो उन्होंने कहा कि शिवपाल यादवजी ने मुझे टिकट दिलाया था, मैं उनके साथ हूँ। अगर नेताजी कह दें तो मैं बीजेपी में शामिल होने पर एक बार विचार करूँगा। मैंने सुखरामजी से यह भी कहा कि आपको टिकट रामगोपालजी ने दिलाया है। यह बात उन्होंने खुद ही मुझसे कही थी, लेकिन सुखरामजी को यही लगता था कि उन्हें शिवपालजी ने टिकट दिलवाया था।

अब यह साफ हो गया था कि संजय सेठजी और सुखराम सिंह यादवजी बीजेपी में तभी शामिल होंगे, जब नेताजी उनसे कहेंगे। मैं एक दिन नेताजी के पास गया और मैंने उनसे कहा कि नेताजी संजय सेठ और सुखरामजी को बीजेपी में भेज दीजिए, इससे आपका भी अपमान जो हुआ था, उसका बदला हो जाएगा और मेरे भी अपमान का बदला हो जाएगा। नेताजी हँसे और फिर चुप रहे, लेकिन बाद में नेताजी ने मुझे सूचित किया कि उन्होंने दोनों से कह दिया है, तुम बात कर लो। इस बीच बीजेपी हाईकमान को भी पता चल गया था कि नेताजी ने संजय सेठजी और सुखरामजी को बीजेपी में जाने को कह दिया है। संजय सेठ बीजेपी में शामिल हो गए। सुखराम सिंह यादवजी और चंद्रपाल सिंह यादवजी ने मुझसे कहा कि हम बीजेपी में नहीं जाएँगे, लेकिन जितने भी बिल राज्यसभा में आएँगे, उस दिन हम सदन से गैर-हाजिर हो जाएँगे और किसी बिल का विरोध नहीं करेंगे और बिल पास हो जाएगा। मैंने यह सूचना पार्टी हाईकमान को दे दी। वे लोग भी संतुष्ट थे। हालाँकि बाद में सुखराम सिंहजी यादव राज्यसभा का टर्म पूरा होने के बाद बीजेपी में शामिल हो गए।

□

विरासत में मिली राजनीति

मेरे घर की चौथी पीढ़ी आज राजनीति में है। मेरे बाबा श्री छेदालाल गुप्तजी स्वतंत्रता संग्राम सेनानी थे। उनको जेल की सजा हुई थी। मेरे पिताजी जिला कांग्रेस कमेटी के अध्यक्ष थे। जिला परिषद् के भी अध्यक्ष रहे। एम.एल.ए. का चुनाव भी उन्होंने दो बार जीता। राजनीतिक परिवार में जन्म लेने के कारण मैं किशोरावस्था से ही राजनीतिक और सामाजिक सरोकारों के प्रति जागरूक हो गया था। सन् 1967 में लखनऊ विश्वविद्यालय में दाखिला लेने के बाद तमाम ऐसे मित्रों का साथ मिला, जिनकी रुचि मेरी ही तरह राजनीति में थी। यद्यपि छात्र यूनियन का चुनाव मैंने कभी नहीं लड़ा, लेकिन यूनियन के चुनाव में सदैव सक्रियता से भाग लिया। इस बीच राजनीतिक आंदोलनों में भाग लेने के कारण मुझे गिरफ्तार कर लखनऊ जेल में भेज दिया गया। पिताजी विधायक थे। उत्तर प्रदेश मंत्रिपरिषद् का विस्तार हो रहा था। उन्हें मंत्रिपरिषद् में नहीं लिया गया। मैंने उसी समय जेल में प्रतिज्ञा कर ली थी कि मैं पिताजी के सपने को अवश्य पूरा करूँगा।

जेल से बाहर आने के बाद लॉ की पढ़ाई पूरी की। पिताजी ने लखनऊ के रॉयल होटल विधायक निवास में मुझे अपने साथ रखा, जहाँ मेरा राजनीतिज्ञों से संबंध बना। सन् 1972 में लॉ करने के बाद मैं हरदोई आया और वकालत शुरू करने के बाद राजनीतिक गतिविधियों में सक्रियता से भाग लेने लगा। चूँकि पिताजी विधायक थे, इस कारण हरदोई के तमाम राजनीतिक व्यक्ति कचहरी में मेरे संपर्क में आए।

दादाजी के समय से मैं सुनता आ रहा था कि हरदोई बहुत पिछड़ा जिला

है। हरदोई की तरक्की को लेकर पिताजी भी चिंतित रहते थे। मैंने दादाजी और पिताजी के सपनों को पूरा करने का संकल्प लिया था। मैंने उसी समय सोच लिया था कि यदि राजनीति में आया और किसी काबिल बन गया, तो हरदोई को देश के मानचित्र पर जरूर स्थापित करूँगा।

सन् 1974 में मैं जिले में यूथ कांग्रेस का अध्यक्ष बन गया। उस समय तक यूथ कांग्रेस की बहुत पूछ नहीं थी। कोई भी कांग्रेसी यूथ कांग्रेस को नहीं चाहता था। उस समय कांग्रेस की यह सोच थी कि 60 वर्ष से ऊपर वाले को ही राजनीति में आना चाहिए।

मैं हरदोई जिला कांग्रेस का अध्यक्ष रहा और प्रदेश कांग्रेस का महामंत्री। लोकतांत्रिक कांग्रेस की स्थापना मैंने की और उसका राष्ट्रीय अध्यक्ष भी रहा। समाज वादी पार्टी और बहुजन समाज पार्टी ने मुझे राष्ट्रीय महासचिव बनाया। अटलजी के समय में मुझे एनडीए का सदस्य भी बनाया गया। एनडीए की बैठक में देश भर के बड़े नेताओं से मुलाकात होती थी। बैठक में हर बात साफ तरीके से रखने की वजह से पूरे देश में मेरी पहचान हो गई। जब मैंने कांग्रेस तोड़कर लोकतांत्रिक कांग्रेस बनाई तो उस समय पूरे देश में 'नरेश फॉर्मूले' की खूब चर्चा हुई और देश भर में 'नरेश फॉर्मूला' प्रचलित हो गया। चूँकि मैं उसका जनक था, इस कारण मुझे पूरा देश जान गया। यद्यपि कांग्रेस में मैंने बहुत संघर्ष किया, लेकिन वैश्य जाति का होने के नाते वहाँ मुझे कभी तरजीह नहीं दी गई। कांग्रेस में आगे बढ़ने के जितने भी प्रयास मैंने किए, उसमें सफल नहीं हो पाया। ऊर्जा मंत्री बनने के बाद मैंने अपनी छवि एक बोल्ड लीडर की बनाई। इसी के साथ पूरे राज्य में अपनी राजनीति का फैलाव शुरू किया। हर जिले में नौजवानों को आगे बढ़ाया और व्यापारियों को उत्तर प्रदेश उद्योग व्यापार संगठन स्थापित करके उससे जोड़ा। आज की तारीख में पूरे प्रदेश में हमारे पास हजारों कार्यकर्ता हैं और वे हमारे साथ हैं। मेरी एक आवाज पर कहीं भी लड़-मर सकते हैं। इसी के साथ ही मुझे वैश्य नेता के रूप में भी पहचान बनाने का अवसर मिला। आज उत्तर प्रदेश से ही नहीं, पूरे देश के वैश्य समाज से जुड़े लोग मुझे जानते और पहचानते हैं। कहीं भी जब भी कोई हरदोई का नाम लेता है, तो लोग नरेश वाले हरदोई को याद

करते हैं। मैंने राजनीतिक जीवन में साम-दाम-दंड-भेद नीति को अपनाया और चर्चा, परचा व खर्चा में सदैव बना रहा। एक विवादित लीडर के रूप में भी मेरी छवि बनी हुई है। जीवन में बहुत से आरोप मेरे ऊपर लगे। शायद ही कोई ऐसा आरोप होगा, जो मेरे ऊपर न लगा हो, लेकिन मैंने कभी उन आरोपों की परवाह नहीं की और निरंतर आगे बढ़ता चला गया। आज इस ऊँचाई पर पहुँच गया हूँ कि आरोप मेरे लिए शून्य हैं। राजनीतिक, सामाजिक और पारिवारिक जीवन में एक नेता को जो करना चाहिए, मैंने सब कुछ किया। राजनीति में मैंने बहुतों को ऊँचा उठाया और बहुतों को नीचा गिराया भी। खुद भी ऊँचाई पर गया और नीचे भी आया, लेकिन कभी घबराया नहीं। कभी-कभी मैं हँसकर कहता हूँ कि दिल के डॉक्टरों को राजनीतिक व्यक्ति के दिल पर शोध करके पढ़ाई करनी चाहिए। वह ऊँचाई पर भी जाता है और कभी नीचे भी गिरता है। शून्यता की स्थिति में भी जाता है, लेकिन दिल स्थायी रहता है।

राजनीति में हर दल के बड़े नेता जातिवाद का विरोध करते रहते हैं, लेकिन जब टिकट देने की बारी आती है और मतदाताओं को लुभाने की बात आती है तो वे जातीय आधार पर सभी फैसले लेते हैं। जाति का शिकार मैं भी होता रहा। कांग्रेस में जब था, तो वैश्य होने की वजह से मुझे वो मुकाम हासिल नहीं हो पाया, जो किसी और जाति में होता तो मिल जाता। राजनीति में जाति को समाप्त करके योग्यता के आधार पर फैसले लिये जाने चाहिए। मैं तो यही कहूँगा कि अगर राजनीति में योग्यता के आधार पर फैसले होने लगे तो देश खूब तरक्की करेगा।

□

मेरे राजनीतिक संबंध

राजनीति में मेरे बहुत नेताओं से संबंध हैं, लेकिन कुछ नेताओं से हमारा पारिवारिक ताल्लुक हो गया, जिनसे राजनीति से इतर हटकर भी बात हुआ करती थी। उनमें सबसे पहला नाम है, कमलनाथजी का। कांग्रेस नेता कमलनाथजी से मेरी सन् 1980 में मुलाकात हुई। हमारे मित्र ओ.पी. जिंदलजी कमलनाथजी के अच्छे मित्र थे। कमलनाथजी ने संजयजी से कहकर उन्हें आगरा से टिकट दिलाया था। जिंदलजी मुझे कमलनाथजी के यहाँ ले गए। धीरे-धीरे हम कमलनाथजी से इतना घुलमिल गए कि अपनापन जैसा लगने लगा। कमलनाथजी भी मुझे बहुत स्नेह देते है कि जब मैं चाहता हूँ, उनसे मिल लेता हूँ, जब चाहता तो उनसे अपनी बात कह होता। जब हम मंत्री रहे, वे जो भी बात कह देते थे, हम उनकी बात काटते नहीं थे। बाद में वे मध्य प्रदेश के मुख्यमंत्री हो गए। आज वे मध्य प्रदेश में विपक्ष की राजनीति कर रहे हैं। जब हम एनडीए के मेंबर थे, उस समय ममताजी भी एनडीए की मेंबर थीं। उसी समय हमारी ममताजी से मुलाकात हुई। एक दिन हम लोगों ने बैठकर यह तय किया कि क्यों न हम लोग एक ग्रुप तैयार करें और उस ग्रुप को हम लोग आगे बढ़ाएँ। ममताजी राजी हो गईं। 'प्रोग्रेसिव एलायंस' के नाम से हम लोगों ने एक ग्रुप बनाया। उसमें सुरेश कलमाड़ीजी भी थे। सुरेश कलमाड़ीजी ने पहली मीटिंग पूना में रखी। हम लोग पूना गए और मीटिंग में शामिल हुए। लेकिन मैंने देखा, ममताजी बहुत शॉर्ट टेंपर्ड थीं। वे उत्तेजित बहुत जल्दी हो जाती थीं। सत्ता में रहने के बावजूद उनको विपक्ष की राजनीति बहुत पसंद थी। एक बार कलकत्ता में ममताजी की मीटिंग में हम लोग गए।

मैंने तो अपनी जिंदगी में इतनी बड़ी मीटिंग नहीं देखी। अटलजी ने प्रमोद महाजन को अपना प्रतिनिधि बनाकर भेजा था। केंद्र में मंत्री होने के बावजूद जिस तरह ममताजी राज्य सरकार के खिलाफ बोल रही थीं, उसी समय मैं समझ गया था कि बंगाल की राजनीति में ममताजी को कोई अनदेखा नहीं कर सकता। आज वे बंगाल की राजनीति कर रही हैं और वहाँ की मुख्यमंत्री हैं।

पी.जे. कुरियनजी राज्यसभा के उपसभापति थे और कांग्रेस में थे। मुझे आगे बढ़ाने में उन्होंने बड़ा सहयोग किया। मैं राज्यसभा में जब कोई मुद्दा उठाता था, तो वे हमें समय भी देते थे। हालाँकि कांग्रेस में यह मैसेज चला गया कि वे सत्ता पक्ष का सहयोग करते हैं। कुरियनजी ने एक दिन मुझसे कहा कि नरेशजी, कांग्रेस में यह मैसेज चला गया है। मुझे नहीं लगता है कि इस बार कांग्रेस से मुझे टिकट मिलेगा। लेकिन जो सत्य है, उसे हम सदन में जरूर कहेंगे। फिर कुरियन साहब को कांग्रेस राज्यसभा में वापस नहीं लाई। वे केरल में इस समय कांग्रेस की राजनीति कर रहे हैं।

मोतीलाल वोराजी के बारे में मैं कहना चाहूँगा कि वे एक अच्छे राजनेता थे। उत्तर प्रदेश में जब वे गवर्नर बने, उस समय प्रदेश में राष्ट्रपति शासन था। बोराजी पूरी सरकार सँभाले हुए थे। सन् 1996 में जब मैं कांग्रेस से लोकसभा का चुनाव लड़ रहा था। उस समय प्रभात कुमार हमारे यहाँ हरदोई के एस.पी. थे। चुनाव के बीच उनका स्थानांतरण कर दिया गया। मैं रात 12 बजे वोराजी के पास पहुँचा और वोराजी से पूरी बात कही। उन्होंने कहा कि चुनाव आयोग ने यह स्थानांतरण किया है। तुम जिसे चाहो, यहाँ से ले जाओ, मैं चाहता हूँ कि तुम चुनाव जीत जाओ। मैंने कुछ नाम दिए, उन्होंने उन्हीं में से एक सज्जन को हरदोई में पोस्ट कर दिया। हालाँकि वह सज्जन चुनाव में मेरे खिलाफ रहे। वोराजी ने राज्यपाल रहते कभी मेरी बात नहीं टाली। मेरे पिताजी की मृत्यु के बाद जब मैंने हरदोई में पिताजी की तेरहवीं की, उसमें वोराजी भी आए और कहा कि तुम्हारे पिताजी अब नहीं हैं। हम भी तुम्हारे पिता जैसे हैं। उत्तर प्रदेश के गवर्नर के तौर पर मैंने जब भी उनसे कुछ कहा, उन्होंने हमारी बात को नहीं टाला। वे बड़े ही अच्छे स्वभाव के थे। आज वे हम लोगों के बीच नहीं हैं। मैं यही कह सकता हूँ कि देश की

राजनीति में सत्ता पक्ष हो या विपक्ष के जितने भी बड़े नेता हैं, वे सब मुझे जानते हैं और मेरे नाम से मुझे बुलाते हैं और मेरी मान्यता को भी स्वीकारते हैं।

गुलाम नबी आजादजी का नाम लेना इस वजह से जरूरी समझता हूँ, क्योंकि कांग्रेस में उन्होंने हर समय हमें संरक्षण दिया। यद्यपि वे चाहते हुए भी दो बार हमारा टिकट नहीं बचा पाए, लेकिन कांग्रेस की राजनीति में मुझे आगे बढ़ाने में उनका भी बहुत बड़ा योगदान है। जब मैं राज्यसभा में था, उस समय वे नेता प्रतिपक्ष थे। सदन में जब कोई मुद्दा मैं उठाता था तो वे उसे बड़े ध्यान से सुनते थे और बाद में मुझे बुलाकर प्रोत्साहित भी करते थे। वे विपक्ष में रहकर सत्ता पक्ष पर आक्रमण तो करते थे, लेकिन वह हमला शालीनता का होता था। जिसे कांग्रेस पसंद नहीं करती थी। हालाँकि वे कांग्रेस में संजय गांधी से लेकर सोनिया गांधी व राहुल गांधी के बहुत खास रहे, लेकिन वर्तमान कांग्रेस उनकी राजनीति को सही नहीं मानती थी, इसलिए उन्हें इस बार राज्यसभा का टिकट नहीं दिया। वे कहीं भी रहें, मेरा उनसे लगाव कभी कम नहीं हो सकता।

सीताराम केसरीजी

सन् 1980 में जब मैं कांग्रेस का विधायक बना तो मैंने श्री सीताराम केसरीजी के यहाँ जाना शुरू किया, इससे पहले उनसे मेरे कोई संबंध नहीं थे, लेकिन वैश्य समाज का होने के नाते मैंने उनके यहाँ जाना शुरू किया। वो बहुत ही तेज दिमाग के थे और उनमें निर्णय लेने की क्षमता थी, अपनों की मदद करते थे और विरोधियों का विरोध भी करते थे, मुझे पूरे 9 वर्ष लगे तब जाकर सन् 1989 में, जब मैं निर्दलीय विधायक जीता तब केसरीजी ने मुझे अपनाया, वो पूरे जीवन 7 पुराना किला रोड, नई दिल्ली पर रहे। एक बार अर्जुन सिंहजी ने उनका राज्यसभा का टिकट कटवा दिया, उन्होंने उसके 2 वर्ष बाद अर्जुन सिंहजी का राज्यसभा का टिकट कटवाया। वो परिवार को साथ नहीं रखते थे और शायद उन्होंने अपने परिवार के लिए कुछ किया भी नहीं। वो मुझसे कहते भी थे कि नरेश, राजनीति में अति पिछड़ों और दलितों व अल्पसंख्यकों को अपना साथी बनाना, तुम्हारी कभी हार नहीं होगी। वो

यह भी कहते थे, ठीक है, राजनीति में पैसे की बहुत जरूरत होती है, लेकिन राजनीति में पैसों के पीछे मत भागना, राजनीति में पद पाने की इच्छा रखना, यदि पद पाओगे तो लक्ष्मीजी तुम्हारे पीछे-पीछे चलेंगी, वो लालूजी और मुलायम सिंहजी के समर्थक थे और पार्टी लाइन से हटकर उनकी मदद भी करते थे। सन् 1997 में जब मैंने कांग्रेस छोड़ी, तब वो मुझसे नाराज हो गए, यद्यपि ऊर्जा मंत्री बनने के बाद मैं जब-जब दिल्ली आता था, तब-तब केसरीजी के यहाँ जितेंद्र प्रसादजी और रजनी रंजन साहू के यहाँ जरूर जाता था। मेरे ऊर्जा मंत्री बनने पर केसरीजी बहुत खुश हुए थे। जिस दिन उनकी मृत्यु हुई, उस दिन इत्तिफाक से मैं दिल्ली में मौजूद था और सुबह 9 बजे उनके घर पहुँच गया, उनका शव मेरे सामने ही आया था। उनका नौकर ननकी उनके साथ था और शायद अंतिम दर्शन करने वालों में मैं प्रथम था। आज मैं जो कुछ भी हूँ, उसका मैं सारा श्रेय केसरीजी को देना चाहता हूँ, क्योंकि अतिपिछड़ों, दलितों और अल्पसंख्यकों की राजनीति करने के कारण मैं जीवन में कभी भी विधान सभा का चुनाव नहीं हारा। आज वो हमारे बीच में नहीं हैं, लेकिन इस विचारधारा का नेता मैंने केसरीजी के बाद आदरणीय श्री मोदीजी को ही पाया।

हामिद अंसारीजी

यद्यपि हामिद अंसारीजी उत्तर प्रदेश के रहने वाले थे, लेकिन उपराष्ट्रपति बनने से पहले मेरी उनसे कोई मुलाकात नहीं थी। राज्यसभा में मैं जब सांसद बनकर आया तब वे राज्यसभा चेयरमैन थे। वह मृदुभाषी व सरल व्यक्तित्व के व्यक्ति हैं, मैं निरंतर उनके घर भी जाता रहता है और बहुत राय-मशवरा भी उनसे करता था। राज्यसभा में बोलने का जितना मौका मुझे उन्होंने दिया, उसका शुक्रिया मैं कैसे अदा करूँ, मेरे पास कोई शब्द नहीं हैं। राज्यसभा में बोलने के नाते एक मुखर नेता के रूप में मेरी देश में पहचान उन्होंने बनवाई। बड़े-बड़े पदों पर रहने के बाद भी उनमें गुरूर नहीं था, शालीनता थी। यह उनका बड़प्पन था कि अपने बँगले 6 तुगलक लेन पर जब-जब मैंने किसी दावत का आयोजन किया, वो जरूर आए और अशोका होटल में प्रोफेसर

रामगोपाल के सम्मान में जो मैंने पार्टी दी थी, उसमें आदरणीय मोदीजी के साथ-साथ हामिद अंसारीजी भी शामिल हुए थे। मेरी राजनीति को सँवारने में उनका बहुत बड़ा योगदान रहा है।

श्री अमित शाहजी

मेरी अमित शाहजी से पहले कोई मुलाकात नहीं थी, लेकिन जब वो भाजपा के राष्ट्रीय अध्यक्ष बने, तब मैंने उनसे मिलने की कोशिश की, लेकिन भाजपा का कोई नेता मुझे उनसे मिलवा नहीं सका। राज्यसभा का सदस्य होने के बाद वो राज्यसभा में आते थे तब मेरा उनसे परिचय हुआ और मैं समाजवादी पार्टी में होते हुए सदन में उनसे मिलता रहता था। एक बार मैंने पीयूष गोयलजी से कहा कि उनसे पूछ लें कि मैं उनसे मिलना चाहता हूँ, वो मिलेंगे कि नहीं? गोयल साहब ने कुछ दिन बाद जवाब दिया कि 'हाँ', वो आपसे मिल लेंगे, इसी वजह से मैंने जब भाजपा में जाने का निर्णय लिया तो मैंने पीयूषजी से कहा और उन्होंने अपने कमरे में मेरी वार्त्ता उनसे करवाकर मुझे भाजपा में सम्मिलित किया। वैश्य समाज का होने के नाते मेरा अमित शाहजी के प्रति स्वाभाविक लगाव रहा। एक युग में अगर चाणक्य सबसे बड़े नीतिज्ञ कहलाते थे और उसी तरह आगे चलकर अमित शाहजी भी आज के चाणक्य कहे जाएँगे। भाजपा को आज इस ऊँचाई के शिखर पर पहुँचाने वाले मोदीजी का तो श्रेय है ही, लेकिन अमित शाहजी का भी बहुत बड़ा योगदान इतिहास के पन्नों में लिखा जाएगा और मैं कह सकता हूँ कि मोदीजी की रणनीति को धरती पर साकार करने में सबसे बड़ी भूमिका अमित शाहजी की है। एक भाजपा नेता मुझसे कह रहे थे, यदि अहमदाबाद में अमित शाहजी को ढूँढ़ना है, तो रात में 12 बजे के बाद चाट की दुकान पर उन्हे ढूँढ़ा जा सकता है। वो सोते कब हैं और जागते कब हैं, शायद ही कोई जानता होगा।

जे.पी. नड्डाजी

बीजेपी के राष्ट्रीय अध्यक्ष जे.पी. नड्डाजी से मेरी पहली मुलाकात राज्य सभा में हुई थी उस समय वह देश के स्वास्थ्य मंत्री थे। बाद में वह

बीजेपी के प्रेसीडेंट बन गए और मैं भी बीजेपी में आ गया। नड्डाजी बेहद सौम्य व संतुष्ट प्रवृत्ति के हैं, और जो भी कार्यकर्ता उनके पास अपनी बात लेकर जाता है, वह उसे कर देते है। जब भी मेरी उनसे मुलाकात हुई, हमेशा वह गर्मजोशी से मिले और मेरी बात को बड़े ध्यान से सुना और उसे अमल में भी लाया। जब से नड्डाजी बीजेपी के प्रेसीडेंट बने हैं, पार्टी के वर्कर के उत्साह में बढ़ोतरी हुई है। प्रधानमंत्री नरेंद्र मोदीजी का जो भी संदेश होता है, वह उसे वर्कर तक पहुँचाने का कार्य अच्छे से कर रहे है, यही वजह है कि मोदीजी और अमित शाहजी का उन पर भरोसा है। बीजेपी देश की अकेली पार्टी है जिसके संगठन के कार्य 365 दिन चलते रहते हैं। उसकी योजना को एक-एक कार्यकर्ता तक पहुँचाना बेहद चुनौती भरा कार्य है, लेकिन नड्डाजी इसे बखूबी निभा रहे है। यही वजह है कि वर्कर के स्तर से कोई भी शिकायत उन्हें नहीं मिलती है।

हिमाचल प्रदेश का जब चुनाव हुआ और बीजेपी को हार का सामना करना पड़ा उस दौरान उन पर सवाल खड़े किए गए थे, लेकिन मेरा मानना है कि वहाँ की हार में उनका कोई कसूर नहीं था। किसी एक चुनाव में हार जीत से उस व्यक्ति की काबिलीयत का आकलन नहीं किया जा सकता है। बीजेपी प्रेसीडेंट होने के नाते उन पर पूरे देश के कार्यकर्ताओं की समस्या सुनने और फिर उसका समाधान करने का बड़ा दबाव रहता है। मेरा मानना है कि नड्डाजी को रोज दो घंटा वर्कर से जरूर मिलना चाहिए, इससे वर्कर और ज्यादा बीजेपी के प्रति समर्पित होगा।

योगी आदित्यनाथ

योगी आदित्यनाथजी से मेरा पहले से परिचय नहीं था। योगीजी से परिचय तब हुआ, जब मैं राज्यसभा के लिए चुना गया। पार्लियामेंट में योगीजी से हमारी अकसर मुलाकात होती रहती थी। यद्यपि योगीजी के गुरु महंत अवैद्यनाथजी से मेरी मुलाकात उस वक्त होती थी, जब मेरा गोरखपुर जाना होता था। उन दिनों मैं यूपी सरकार में मंत्री था। कई बार गोरखपुर पार्टी और विभागीय कार्य से जाना होता था। तब मैं गोरखनाथ मंदिर जरूर जाता था

और वहाँ पर महंत अवैद्यनाथजी से मुलाकात होती थी। महंतजी जो भी कार्य मुझे बताते थे, उसे मैं प्राथमिकता पर करवा देता था। अवैद्यनाथजी ने जब राजनीति से संन्यास लिया, तब गोरखपुर सीट से योगी आदित्यनाथजी सांसद चुने गए। उधर मैं जब बसपा की तरफ से राज्यसभा पहुँचा तो सेंट्रल हॉल में योगी आदित्यनाथजी से पहली बार मुलाकात हुई। बातचीत के समय मैंने उसी समय आकलन किया कि योगीजी हिंदुत्व के एजेंडे को आगे जरूर ले जाएँगे।

वर्ष 2017 में विधानसभा चुनाव हुआ और बीजेपी को स्पष्ट बहुमत मिला। इसके साथ ही मुख्यमंत्री के लिए बीजेपी में दौड़ शुरू हो गई। उस समय हम सपा में थे और चुपचाप सब देख रहे थे। मुख्यमंत्री पद के लिए योगीजी प्रमुख दावेदार थे, क्योंकि उन्होंने बीजेपी को चुनाव जितवाने के लिए पूरे प्रदेश में चुनाव प्रचार किया था। इसी बीच टीवी पर खबर आई कि मनोज सिन्हा मुख्यमंत्री होंगे और वह काशी में बाबा का दर्शन कर रहे हैं। कुछ देर बाद खबर चली कि अमित शाहजी ने योगीजी को गोरखपुर से प्लेन भेजकर दिल्ली बुलाया है। मैं तभी समझ गया था कि योगी आदित्यनाथजी ही अब यूपी के मुख्यमंत्री होंगे। थोड़ी देर बाद इसकी खबर भी टीवी पर चलने लगी। योगीजी लखनऊ आए और उन्होंने मुख्यमंत्री पद की शपथ ली। मैं सपा में था, लेकिन जब भी योगी जी से मिला, उन्होंने भरपूर सम्मान दिया।

वर्ष 2017 में ही नगरपालिका के चुनाव हो रहे थे। पार्टी ने योगीजी का हरदोई में चुनाव प्रचार का प्रोग्राम लगा दिया। योगीजी ने मेरे प्रत्याशी के खिलाफ चुनाव प्रचार किया, लेकिन फिर भी हमारा प्रत्याशी ही चुनाव जीता। उस समय मेरा मानना था कि मुख्यमंत्री को छोटे चुनाव में प्रचार के लिए नहीं जाना चाहिए। मुख्यमंत्री के तौर पर योगीजी को करीब साढ़े छह साल हो गए हैं, इस अवधि में उन्होंने प्रशासन पर अच्छी पकड़ बना ली है। सभी विभागों की उन्हें बेहतर जानकारी है, इसी वजह से विकास कार्य तेज हो रहा है। जिस यूपी को एक समय में पिछड़ा कहा जाता था, वहाँ पर इन्वेस्टर समिट हो रहा है और बड़े-बड़े उद्योग लग रहे हैं। इकोनॉमी का दायरा भी बढ़ रहा है। देश के अन्य राज्यों के मुकाबले यूपी लगातार तरक्की कर रहा है। यह योगीजी की मेहनत का कमाल है। कानून-व्यवस्था को लेकर तो यूपी की मिसाल

देश ही नहीं, विदेशों में भी दी जा रही है। यह योगीजी की ही सख्ती का डर है कि अपराधी थानों में सरेंडर कर रहे हैं। राजनीतिक रूप से भी योगीजी का कद बीजेपी के भीतर काफी ऊँचा हो गया है। पूरे देश में जहाँ कही भी चुनाव होते हैं, योगीजी को स्टार प्रचारक जरूर बनाया जाता है। अगर यह कहें कि योगीजी हिंदुत्व के ब्रांड एंबेसडर बन गए हैं तो गलत नहीं होगा। बीजेपी में आने के बाद जब कभी भी योगीजी से मुलाकात होती है, वह समस्या को सुनकर तुरंत समाधान निकलते हैं। योगीजी की सरकार में मेरे बेटे नितिन अग्रवाल मंत्री हैं और योगीजी उन्हें स्नेह देते हैं।

सुनील बंसलजी

मेरा उनसे पहले से परिचय नहीं था, लेकिन सन् 2014 में उत्तर प्रदेश की राजनीति में वो भाजपा को चुनाव लड़ाने के लिए लाए गए। तब से उन्हें एक छोटे राजनीतिक चाणक्य के रूप में जाना जाने लगा। मैं जब समाजवादी पार्टी में था तब दिल्ली में एक मेरे मित्र के यहाँ सुनील बंसलजी से मेरी पहली भेंट हुई थी। उन्होंने अपना सारा जीवन भाजपा के लिए समर्पित कर दिया है। मैं समाजवादी पार्टी में था, तब वो हरदोई में निरंतर प्रयास करते थे कि मैं कैसे कमजोर होऊँ। पार्टी के प्रति बंसलजी की लगन जमजाहिर है और वह अपना-पराया का भेद नहीं करते हैं। यद्यपि वो राजस्थान के रहने वाले हैं, लेकिन पिछले 10 वर्षों में उन्होंने उत्तर प्रदेश में भाजपा की राजनीति में जो पैठ बनाई है, उसको शायद ही कोई भाजपा नेता तोड़ पाए। उत्तर प्रदेश में भाजपा के संगठन में महामंत्री के रूप में एक-एक जिले के एक-एक नेता के बारे में जितनी जानकारी उन्हें है, उतनी उन्हें शायद राजस्थान के बारे में भी नहीं होगी। अमित शाहजी के सहायक के रूप में उन्होंने उत्तर प्रदेश में 4 चुनाव लड़ाए। सन् 2014 और 2019 का लोकसभा व सन् 2017 और 2022 का विधानसभा के चुनाव में उन्होंने टिकट देने में अपना-पराया नहीं देखा। जो जीत सकता है और भाजपा के प्रति निष्ठावान है, उसको ही उन्होंने टिकट दिया और उसी की बदौलत उत्तर प्रदेश में आज भाजपा की सरकार है। वो बराबर यह कोशिश करते हैं कि उत्तर प्रदेश के हर जिले में जो भाजपा का

नेता आगे बढ़ सकता है, उसे और बढ़ाया जाए। इस काम में उन्होंने जातीयता को कभी प्राथमिकता नहीं दी। बल्कि आज के युग में हर नेता अपनी जात के नेता को प्राथमिकता देता है। आज उत्तर प्रदेश के एक-एक नेता, चाहे वो किसी भी दल में हो, सुनील बंसलजी का चहेता है। भाजपा का हर कार्यकर्ता और नेता उनसे इतनी आत्मीयता रखता है, जितनी परिवार वाले एक-दूसरे के प्रति रखते हैं। आज वो भाजपा के राष्ट्रीय महासचिव हैं और बंगाल, ओडिशा, तेलंगाना के प्रभारी भी हैं। शायद ये तीनों राज्य इसलिए उन्हें दिए गए हैं कि वहाँ भाजपा की सरकार नहीं है। लेकिन उनके यहाँ मिलने वालों में उत्तर प्रदेश के लोग ज्यादा होते हैं। मेरा भाजपा में राजनीतिक कद बढ़ाने में उनका बहुत सहयोग रहा है। मैं इतना कह सकता हूँ कि वे भविष्य में भाजपा के संगठन को ऊँचाइयों तक जरूर पहुँचेंगे।

□

पचास साल में कितनी बदल गई राजनीति

मैं शुरू में हरदोई जिले की राजनीति करता था। पढ़ाई के बाद लखनऊ कम ही आना-जाना होता था। चूँकि पिताजी विधायक थे, इस वजह से कभी-कभार ही लखनऊ आना होता था, लेकिन एम.एल.ए. होने के बाद जब मैं लखनऊ के उस राजनीतिक सागर में पहुँचा तो बहुत बड़े-बड़े लोगों से मुलाकात हुई। उनमें से कोई मंत्री रहा तो कोई मुख्यमंत्री रहा। उनके बीच पहुँचकर मैं अपने को अजीब स्थिति में पा रहा था। मुझे काफी समय लगा उस माहौल में अपने को ढालने में। फिर मैं भी लखनऊ की राजनीति में रम गया। उसके बाद जब मैं दिल्ली आया तो लगा कि हम सागर से महासागर में पहुँच गए। यद्यपि जब मैं कांग्रेस में था, उस समय हमारे कांग्रेस के वरिष्ठ नेता उमाशंकर दीक्षितजी कहा करते थे कि कांग्रेस एक समुद्र है, यहाँ बड़ी मछली छोटी मछली को खा जाती है। समुद्र का ही एक जानवर होता है, केकड़ा। केकड़े की तरह कांग्रेस के इस समुद्र में पड़े रहो, जब लहर आए तो थोड़ा सा आगे बढ़ जाओ। मछली बनने की कोशिश करोगे तो कभी-न-कभी बड़ी मछली खा जाएगी। उनकी बात सुनकर मैं हँस पड़ा था, लेकिन उन्होंने बात बिल्कुल सही कही थी। यह बात मुझे उस समय देखने को मिली जब मेरा सन् 1984 में टिकट कटा। उस समय पैसा महत्त्वपूर्ण नहीं होता था, राजनीति में। दल-बदल के बारे में तो कभी सोचा भी नहीं जा सकता था। लोगों की पार्टी और नेता के प्रति श्रद्धा जुड़ी होती थी। उस समय आप किसी का काम कर देते थे तो वह आपका अहसानमंद होता था, अहसानफरामोश नहीं होता था।

गाँव में जब लोगों से मिलने या प्रचार के लिए हम लोग जाते थे तो उस समय सड़कें तो ज्यादातर थी नहीं। गाँव में पीने के पानी का एक ही स्रोत कुआँ होता था। जिसमें साँप, मेढक और कछुए भी होते थे। कुएँ से पानी निकाला जाता था और फिर उसे पीते थे। उस समय प्रचार के लिए पूरे गाँव में एक-एक करके सबके घरों में नहीं जाना पड़ता था, बल्कि गाँव के किसी एक प्रमुख व्यक्ति के घर पर जाकर बैठ जाते थे और पूरे गाँव के लोग वहीं पर आ जाते थे। सबसे चर्चा हो जाती थी और वही प्रमुख व्यक्ति ही चुनाव में पूरा गाँव सँभालता था। लोग उसकी बात भी मानते थे, वह जिसको कहता था, गाँव के अधिकांश लोग उसी को वोट देते थे। आज के समय में गाँव की बात तो कोई कर ही नहीं सकता है। बल्कि एक परिवार में पत्नी पति से अलग हटकर वोट देती है। बेटा किसी तीसरे प्रत्याशी को वोट देता है। आज का समय ऐसा आ गया है कि लोग सभी पार्टियों से संपर्क बनाकर रखते हैं। जब जिस पार्टी की सरकार आती है, उसका झंडा लेकर उतर पड़ते हैं।

मुझे हरदोई के बैटरी मैकेनिक कमर भाई की उस समय की कहानी याद आती है। कमर भाई की हरदोई में सड़क पर दुकान थी, लोग उनके यहाँ बैटरी ठीक करवाने आते थे। कमर भाई के यहाँ नेता लोग भी खूब बैठते थे और अपनी गाड़ी की बैटरी यहीं से लगवाते थे। कमर भाई अपनी दुकान पर सभी पार्टी का झंडा रखते थे। जिस पार्टी का नेता उनकी दुकान पर आता था, वे उस पार्टी का झंडा दुकान में लगा देते थे। उसके जाने के बाद फिर जिस पार्टी का नेता आया, वे उसका झंडा लगा देते थे। एक बार मैंने कमर भाई से पूछा कि आप बार-बार झंडा क्यों बदलते रहते हो? कमर भाई ने जवाब दिया, देखिए, मैं तो किसी पार्टी में हूँ नहीं, लेकिन हमारे यहाँ बैटरी के काम के लिए सभी पार्टियों के नेता आते हैं। जिस पार्टी का नेता आता है, उसका झंडा लगा देता हूँ, वे भी खुश हो जाते हैं और मेरा भी काम हो जाता है। जब यह सब मैं देखता था, तो मुझे बहुत अटपटा लगता था।

उस समय विधायक को 750 रुपए वेतन मिलता था। मकान भत्ता 25 रुपए रोज मिलता था और कमेटी की बैठक पर 25 रुपए मिलते थे। उस समय 25 रुपए की बड़ी कीमत थी। 750 रुपए तो साढ़े सात लाख लगते

थे। निधि नाम की कोई चीज नहीं होती थी। आज नेताओं पर जो करप्शन के आरोप लग रहे हैं, वह निधि के कारण ही है। निधि में सांसदों और विधायकों पर कमीशन लेने के आरोप लग रहे हैं। उस समय नेता सेवा के लिए आता था, पैसा पैदा करना उसका उद्‌देश्य नहीं था। चुनाव में भी बहुत पैसे नहीं खर्च होते थे। जब मैं पहला चुनाव सन् 1980 में कांग्रेस पार्टी से लड़ा था, तब उस समय सारे प्रत्याशियों को 20-20 हजार रुपए और युवा कांग्रेस के प्रत्याशियों को 30-30 हजार रुपए दिए गए थे। दिल्ली से काली-पीली एंबेसडर टैक्सी दी गई थी। जो पैसे पार्टी ने दिए, उतने में ही हम चुनाव लड़ गए थे और अपनी जेब से कुछ भी खर्चा नहीं हुआ था। उस समय मुझे नहीं लगता था कि चुनाव में पैसे की भी कोई अहमियत होती है। लेकिन धीरे-धीरे चुनाव में जो बदलाव आया, उसे देखकर बहुत दुःख होता है। समय बदलता गया, राजनीति में सिर्फ पैसे का महत्त्व बढ़ता चला गया। समय ऐसा बदला कि जिस राजनेता को देखकर लोग आदर से सिर झुका लिया करते थे, उस 'नेता' शब्द को आज गाली के रूप में इस्तेमाल किया जाता है। जिसको नेताजी कहा जाता है, दूसरे शब्दों में उसे गाली दी जाती है। जबकि एक जमाने में 'नेता' शब्द का बड़ा सम्मान होता था।

राजनीति के दायरे में घूमते-घूमते मैं विधायक और मंत्री बना, फिर दिल्ली राज्यसभा में भी पहुँचा। राजनीति के इस समुद्र में हमने भी खूब गोता लगाया, लेकिन हमने ऐसे हालात नहीं पैदा होने दिए कि समुद्र का पानी मेरे ऊपर आ जाए। मैं सिर्फ गोता ही लगा पाया, मैं उन सब चीजों से बचता हुआ निकलता चला गया। लेकिन मैंने 50 साल की राजनीति में जिंदगी का एक तजुर्बा हासिल किया। एक तरह से मेरे साथ भगवान् शंकरजी की बारात थी। हर तरह का आदमी मेरे साथ था। जिस तरह से भगवान् शंकरजी की बारात में दानव भी थे, देव भी थे, उसी तरह मेरे साथ भी दानव भी थे, देव भी थे। हम जहाँ चाहते थे, जिसकी जहाँ उपयोगिता रहती थी, उसका उपयोग कर लेते थे। उस जमाने में कहा जाता था कि अगर फलाँ व्यक्ति आपके साथ है तो आप चुनाव जीत जाएँगे, अगर नहीं है तो आप चुनाव नहीं जीत सकते हैं। उस समय दबंगों का भी बड़ा महत्त्व होता था, उनका भय होता था। उस

समय चुनाव आयोग इतना प्रभावी नहीं था। बहुत से ऐसे दबंग लोग होते थे, जो कह देते तो वोटर वोट ही नहीं डालने जाता था और उसका वोट पड़ जाता था। उनका आतंक होता था, उनको भी झेलना पड़ता था। बहरहाल अब तो इलेक्शन कमीशन ने दबंगों पर रोक लगा दी है, तो इसलिए अब इस तरह की घटनाएँ नहीं होती हैं। अब तो कई जगह वोट पड़ते हैं।

एक बात और, जब हमने राजनीति शुरू की थी, उस समय विश्वास की भावना बहुत थी, अब अविश्वास लगातार बढ़ता जा रहा है। मैं तो कहता हूँ कि राजनीति में वही नेता बनता है, जो सबका विश्वास जीत ले। अब तो जाति के आधार पर कोई भी एम.पी. और एम.एल.ए. बन जाता है, लेकिन इतिहास में उसी का नाम लिखा जाता है, जो जनता का विश्वास जीत पाता है। आज जनता का विश्वास जीतना बहुत टेढ़ा काम है। मेरे खयाल से राजनीतिक व्यक्तियों को सोचना चाहिए कि अगर आपको इतिहास में अपना नाम दर्ज कराना है तो कुरबानी देनी होगी। बहुत कुछ त्याग करना पड़ता है। अगर गांधीजी और आंबेडकरजी का नाम इतिहास के पन्नों पर आया है, तो उन्होंने कुछ लिया और कुछ दिया है, तब आया है। पैसे से कोई इतिहास के पन्नों पर अपना नाम नहीं दर्ज करा सकता। इतिहास के पन्नों को कोई पैसे से नहीं खरीद सकता। इतिहास का पन्ना अभी बिकाऊ नहीं हुआ है, बाकी तो सब लगता है कि बिकाऊ ही है। मैंने अपने उस पुराने राजनीति को देखा है और आज का राजनीतिक जीवन भी देख रहा हूँ। तब मुझे लगता है कि बहुत कम लोग हैं, जो अपने राजनीतिक जीवन में विश्वास बना पाए। वक्त है, बहुत से लोग नेता बन जाते हैं, लेकिन वक्त का पहिया घूमता रहता है, जैसे 'महाभारत' में पहिया घूम रहा था। जो लोग वक्त के पहिए पर बैठ जाते हैं, वे अपना नाम इतिहास के पन्नों पर जरूर दर्ज कराते हैं। मैं राजनीतिक व्यक्तियों से एक ही अपील करूँगा कि आइए राजनीति में, लेकिन पैसे को महत्त्व मत दीजिए। देश की चिंता कीजिए।

□

और मैं पीयूष गोयलजी की मौजूदगी में भाजपा में शामिल हो गया

वर्ष 2017 में अखिलेश यादवजी बुरी तरह से चुनाव हार गए। उत्तर प्रदेश में बहुमत के आधार पर भारतीय जनता पार्टी पहली बार सरकार बनाने जा रही थी। मैं उस समय समाजवादी पार्टी से राज्यसभा सदस्य था। उस समय भाजपा में चर्चा थी कि मुख्यमंत्री कौन बनेगा? विभिन्न नामों की चर्चा हो रही थी। इसी बीच चर्चा हुई कि मनोज सिन्हाजी को प्रदेश का मुख्यमंत्री बना दिया गया है। यह भी खबर आने लगी कि वे स्पेशल प्लेन से बाबा विश्वनाथ के दर्शन करने बनारस गए हैं। इसी बीच केंद्रीय नेतृत्व ने योगी आदित्यनाथजी के नाम का फैसला कर लिया और योगी आदित्यनाथजी उत्तर प्रदेश के मुख्यमंत्री हो गए। चारों तरफ 'योगी-योगी' के नारे लग रहे थे। हम लोग विपक्ष में थे, सब देख रहे थे। योगीजी से मेरा परिचय था, लेकिन बहुत ज्यादा नहीं था। महंत अवैद्यनाथजी से मैं कई बार मिलने गया, जब मैं प्रदेश में ऊर्जा मंत्री था। योगीजी ने मुख्यमंत्री पद की शपथ ले ली। इसी बीच समाजवादी पार्टी ने मेरा राज्यसभा का टिकट काट दिया। मुझे बुरा लगा कि हमारे जैसे वरिष्ठ राजनीतिक लोगों को राजनीति में अपमानित किया जा रहा है। मैंने निर्णय लिया कि मैं भाजपा में जाऊँगा। मैंने पीयूष गोयलजी को फोन किया कि आप अमित भाईजी से पूछ लीजिए कि अगर मैं भाजपा में आना चाहूँगा तो क्या मुझसे मिलना पसंद करेंगे या नहीं? क्योंकि कुछ लोगों ने मुझसे कहा कि आपको भाजपा में नहीं लिया जाएगा। तीसरे दिन पीयूष गोयलजी का मेरे पास फोन आया, उस समय मैं रामगोपाल यादवजी के यहाँ बैठा था। मैंने फोन

उठा लिया और कमरे से बाहर आ गया। उस समय रामगोपालजी मुझसे कह रहे थे कि आप एम.एल.सी. बन जाइए और आपको विधान परिषद् उत्तर प्रदेश में नेता विपक्ष बना दिया जाएगा। मैंने कहा कि मैं इससे सहमत नहीं हूँ। दिल्ली में जब राज्यसभा सदस्य रहा तो प्रदेश में एम.एल.सी. बनने का सवाल ही नहीं उठता, यह मेरे लिए ओछी बात होगी। मैं कमरे से बाहर आ गया। फोन पर पीयूष गोयलजी ने बताया कि कल आप 12 बजे मेरे कार्यालय आ जाओ। हम और तुम व अमित भाई बैठेंगे। मैं निर्धारित समय पर पीयूषजी के कार्यालय पहुँच गया। अमितजी वहीं बैठे थे। हम तीनों बैठकर बातें करने लगे। अमितजी ने मुझसे कहा, नरेशजी, आपकी कोई शर्त है? मैंने कहा, हम तीनों वैश्य लोग बैठे हैं और हम तीनों को एक-दूसरे पर विश्वास भी है। मैं शर्त नहीं रखूँगा। मैं चाहता हूँ कि मेरा सम्मान बना रहना चाहिए। अमितजी ने कहा, सम्मान रखूँगा। अमितजी ने यह भी कहा कि तुम भाजपा जॉइन कर लो। इसके बाद मैंने अपने लोगों को हरदोई में सूचित किया और 12 मार्च, 2018 को नई दिल्ली में दीन दयाल उपाध्याय मार्ग स्थित भारतीय जनता पार्टी के नए दफ्तर में पीयूष गोयलजी की मौजूदगी में बिना शर्त बीजेपी में शामिल हो गया। मुझे पहले से लगता था कि बड़ा नेता बनने के लिए राष्ट्रीय पार्टी में होना जरूरी है। कोई क्षेत्रीय पार्टी से बड़ा नेता नहीं बन सकता। मैं यहाँ यह भी स्पष्ट कर दूँ कि भारतीय जनता पार्टी में न तो मंत्री बनने के लोभ से आया हूँ और न ही और कोई लालसा है। मेरी इच्छा हुई कि जीवन के अंतिम दिनों में भारतीय जनता पार्टी में काम करूँ। मेरी बिरादरी शुरू से भारतीय जनता पार्टी के साथ है और उनका मेरे ऊपर दबाव भी था कि मैं भाजपा में शामिल हो जाऊँ। इसलिए मैंने भाजपा में शामिल होने का फैसला किया। मेरी बाकी जिंदगी में जो कुछ भी बन सकेगा, भाजपा के लिए करके दिखाऊँगा।

लोग यह आरोप लगाते हैं कि नरेश सत्ता के साथ रहता है, लेकिन सच्चाई ऐसी नहीं है। मैंने अपनी जिंदगी में सबसे ज्यादा समय विपक्ष में काटा है। राजनीति में जो मुझे बोलने का तजुर्बा मिला, वह विपक्ष में मिला। मैं उत्तर प्रदेश में निरंतर विपक्ष में रहा। कांग्रेस में रहते हुए सन् 1980 से 84 तक सत्ता में रहा। सन् 1984 में टिकट कटने के बाद मैं सन् 1989 में जब निर्दलीय

जीता तब से लगातार विपक्ष का ही रोल अदा करता रहा। इसलिए जो लोग कहते हैं कि नरेश सत्ता के साथ रहते हैं तो उनकी सोच सही नहीं है। सन् 1998 में जब मैं मंत्री बना तो अपने कौशल से बना, किसी पार्टी या किसी व्यक्ति का इसमें कोई रोल नहीं था। मैंने राज्यसभा में हर विषय पर बोलकर अपनी राजनीतिक परिपक्वता प्रमाणित की है। तमाम महत्त्वपूर्ण विषयों पर अपना दृष्टिकोण समाज और देश के व्यापक हितों के परिप्रेक्ष्य में रखा है। मैं हरदम कहता था और आज भी कहता हूँ कि विपक्ष में होने का मतलब यह नहीं सोचना चाहिए कि देश या प्रदेश के प्रति हमारी कोई जिम्मेदारी नहीं है। बल्कि विपक्ष की ज्यादा जिम्मेदारी होती है। सरकार को आईना दिखाने का काम यदि कोई भी करता है तो विपक्ष ही करता है और जो विपक्ष में रहते हुए सत्तापक्ष को आईना दिखा देता है, वही राजनीति में हमेशा यश, प्रतिष्ठा और लोकप्रियता हासिल कर पाता है।

□

जब मैंने पहली बार इंदिराजी को चुनाव में प्रतिष्ठा लगाते हुए देखा

सन् 1980 के चुनाव के बाद इंदिराजी फिर से देश की प्रधानमंत्री बनीं, लेकिन हेमवती नंदन बहुगुणाजी और जगजीवन रामजी से उनका व संजय गांधीजी का मतभेद रहने लगा। चूँकि कांग्रेस संगठन में बहुगुणाजी को राष्ट्रीय मुख्य महासचिव बनाया गया, लेकिन संजय गांधीजी और बहुगुणाजी के आपसी मतभेद के चलते संजयजी ने बहुगुणाजी के किसी भी साथी को लोकसभा का टिकट नहीं दिया। इससे बहुगुणाजी नाराज हो गए और उन्होंने जगजीवन रामजी के साथ कांग्रेस को तोड़कर सी.एफ़.डी (कांग्रेस फॉर डेमोक्रेसी) के नाम से नया दल बनाया और टिहरी लोकसभा, जहाँ से वे निर्वाचित थे, त्याग-पत्र दे दिया। इसी बीच संजय गांधीजी की मृत्यु हो गई। गढ़वाल उपचुनाव की घोषणा चुनाव आयोग ने की। बहुगुणाजी ने संपूर्ण विपक्ष की तरफ से चुनाव लड़ने की घोषणा की। विश्वनाथ प्रताप सिंहजी उत्तर प्रदेश के मुख्यमंत्री थे और बिशंभर नाथ पांडेजी उत्तर प्रदेश कांग्रेस के अध्यक्ष थे। इंदिराजी ने इस चुनाव को अपनी प्रतिष्ठा का चुनाव बना लिया, चंद्र मोहन सिंह नेगीजी, जो उत्तर प्रदेश सरकार के पर्वतीय विकास मंत्री थे, को कांग्रेस ने अपना उम्मीदवार घोषित किया। हम सबकी ड्यूटी इस चुनाव में लगाई गई और मुझे देहारादून खास में लगाया गया। धन की गंगा मैंने पहली बार चुनाव में बहती देखी और देश का कोई नेता ऐसा नहीं होगा, जिसकी ड्यूटी उस चुनाव में न लगाई गई हो। हम चार नौजवानों की ड्यूटी देहारादून खास में लगी थी और हम लोग देहारादून के पी.डब्ल्यू.डी के डाकबँगले में

रुके हुए थे। एक हमारे मित्र और बड़े भाई, जो विधायक भी थे, की ड्यूटी चुनाव में नहीं लगी थी, वे हम लोगों से बोले कि हमें भी किसी तरह से देहारादून बुला लो, अकेले मन नहीं लगेगा। उस समय टेलीफोन की सुविधा आसानी से उपलब्ध नहीं थी। हम लोग शाम को बैठे यही विचार कर रहे थे कि उस सज्जन को कैसे बुलाया जाए? इसी बीच मेरे मित्र बाहर उठकर चले गए। मेरी समझ में नहीं आया कि वे बाहर क्यों गए?

उन्होंने बाहर रिक्शा किया और टेलेग्राम ऑफिस पहुँच गए, फिर हमारे उन मित्र को फर्जी टेलीग्राम कर दिया कि "COME SOON—BISHAMBHER NATH PANDEY." हम सब लोग यह जान नहीं पाए।

जाड़े के दिन थे। हम लोग बाहर बैठे थे। इतने में हमने देखा कि वे सज्जन (नाम इसलिए नहीं लिख रहा हूँ कि वे अब हमारे बीच नहीं रहे) रिक्शे पर होल्डाल और अटैची लेकर डाकबँगले में आ गए। हम सब आश्चर्यचकित थे कि बिना सूचना के कैसे आ गए? उनका सामान कमरे में रखवाया और वे चाय पर बैठ गए। थोड़ी देर के बाद हमने कहा कि भाई आप बिना सूचना के कैसे आ गए, कुछ देर वे चुप रहे और बोले कि यार, मैं आराम से परिवार के साथ बैठा था कि बिशंभर नाथ पांडेजी ने टेलीग्राम भेजा कि तुरंत आ जाओ, तो ऐसा लगता है मेरे बिना चुनाव ही नहीं चलेगा। हम लोग आश्चर्यचकित थे कि टेलीग्राम कैसे चला गया? इतने में वे सज्जन, जिन्होंने फरजी टेलीग्राम भेजा था, बोल पड़े कि भाई साहब मैंने खुद ही टेलीग्राम दे दिया था। हम सब लोग अवाक् रह गए। वे सज्जन भी एकदम शांत हो गए। ऐसा लग रहा था कि उनके ऊपर कई घड़े पानी फिर गया। हम सब हँस पड़े, लेकिन वे हम सब के बीच शांत हो गए।

चुनाव के दौरान मैंने सोचा कि हरदोई से कुछ लोगों को बुलाया जाए, जिससे वोट डलवाने में आसानी हो। मैंने अपने एक मित्र, जो देहारादून में मेरे साथ थे, उन्हें हरदोई भेजा और साथ में कार्यकर्ताओं की लिस्ट दे दी तथा कहा कि इन्हें देहारादून ले आओ। उनका रेल का किराया दे दिया, क्योंकि दून एक्सप्रेस हरदोई से देहारादून सीधी चलती है। दो तीन दिन तक उस सज्जन का कोई जवाब नहीं आया तो मैं हैरान था कि वे क्यों नहीं आए? मैंने अपने

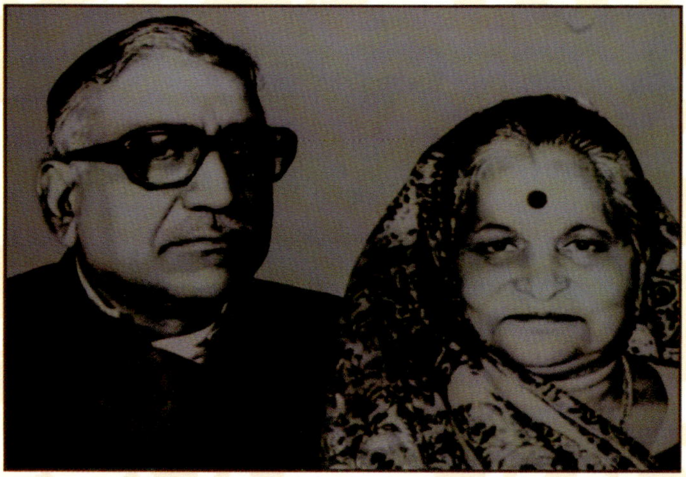

नरेशजी के पिता श्री श्रीषचंद्र अग्रवाल व माता श्रीमती शांति देवी

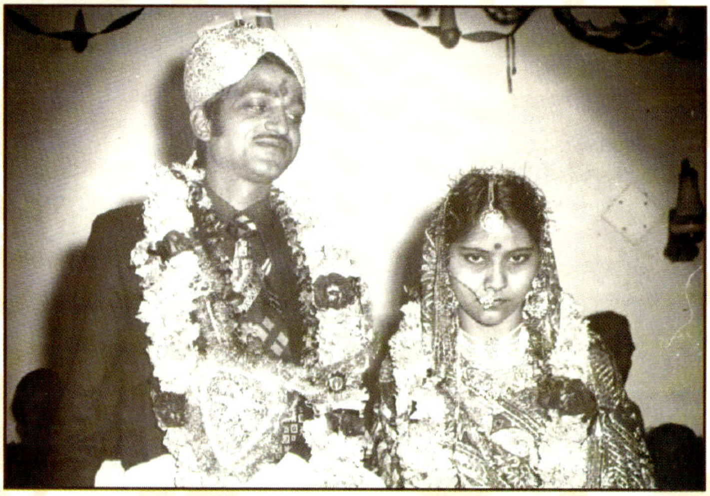

नरेश अग्रवालजी का गृहस्थ जीवन में प्रवेश

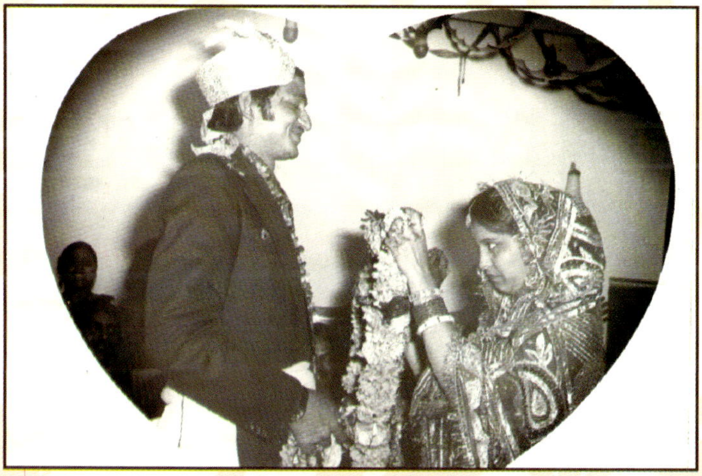

नरेशजी के विवाह का क्षण

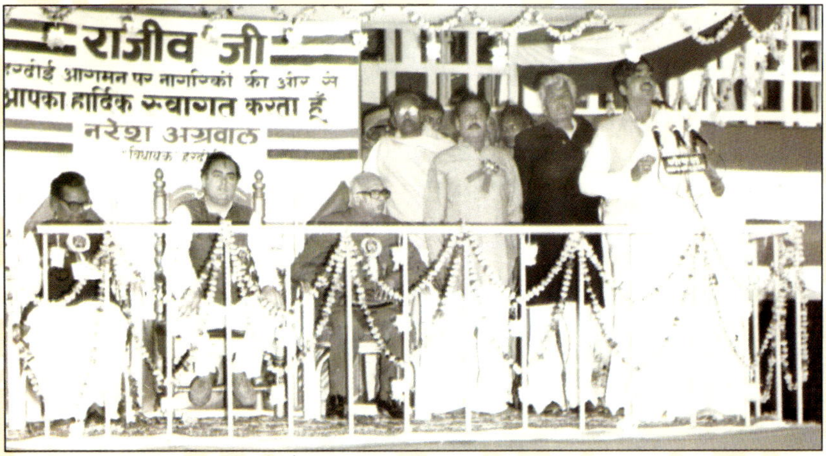

हरदोई में राजीव गांधीजी का स्वागत कार्यक्रम

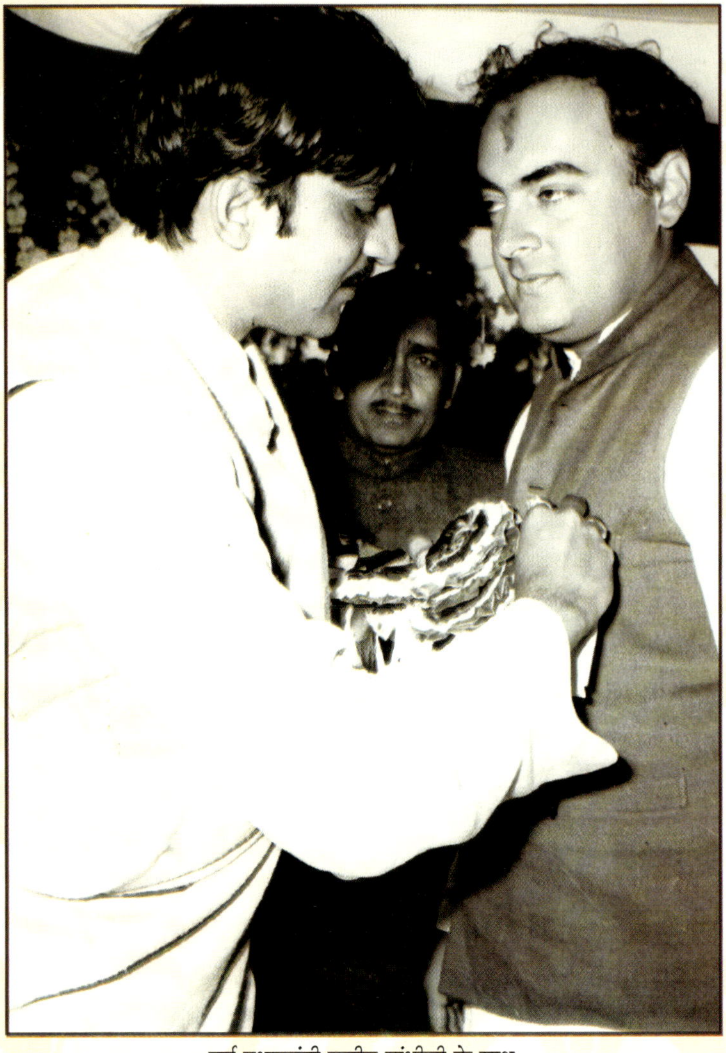

पूर्व प्रधानमंत्री राजीव गांधीजी के साथ

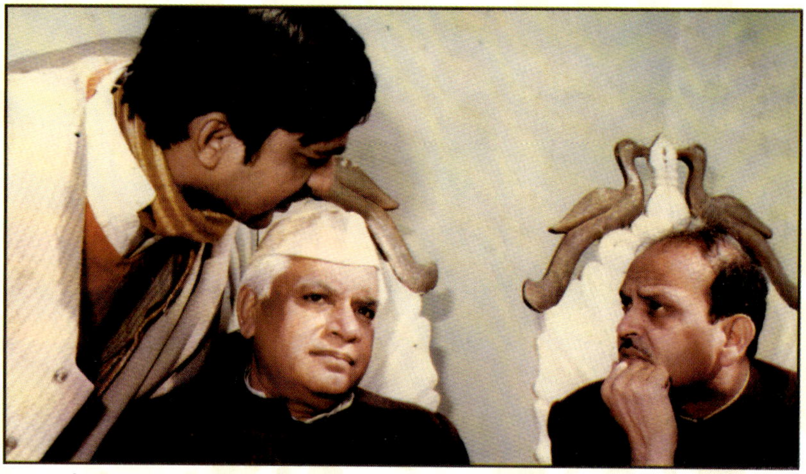

पूर्व प्रधानमंत्री श्री वी.पी. सिंह व पूर्व मुख्यमंत्री नारायण दत्त तिवारीजी के साथ संवाद

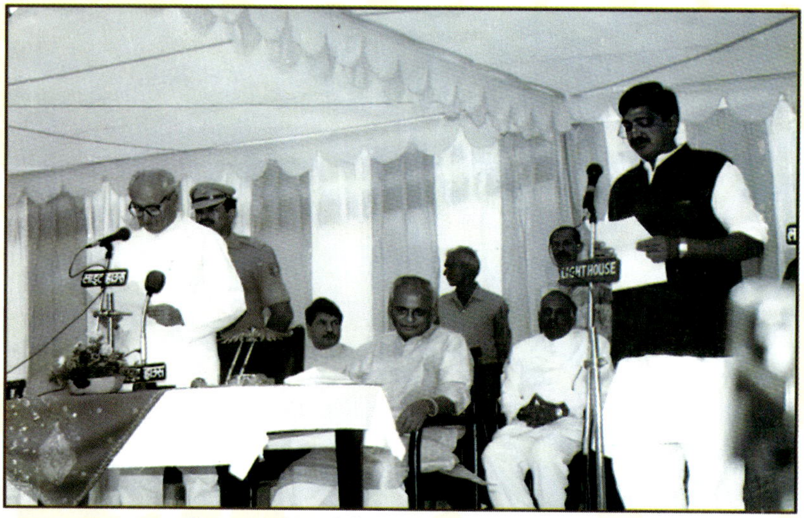

1997 में कल्याण सिंह जी के मंत्रिमंडल में शपथ ग्रहण करते हुए

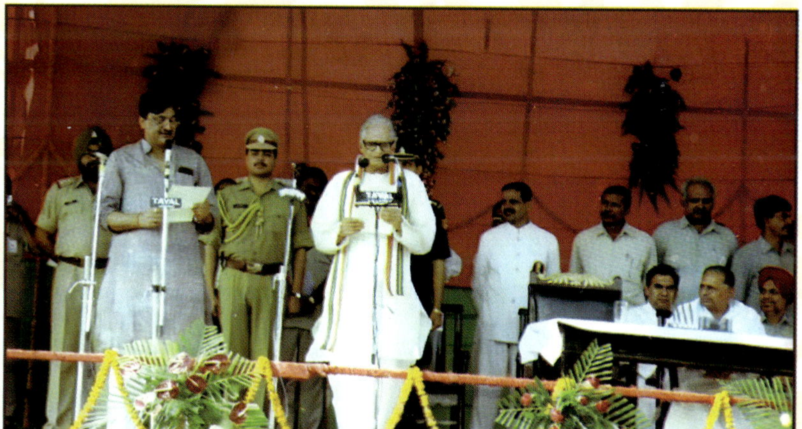

2004 में मुलायम सिंह यादवजी के मंत्रिमंडल में शपथ ग्रहण करते हुए

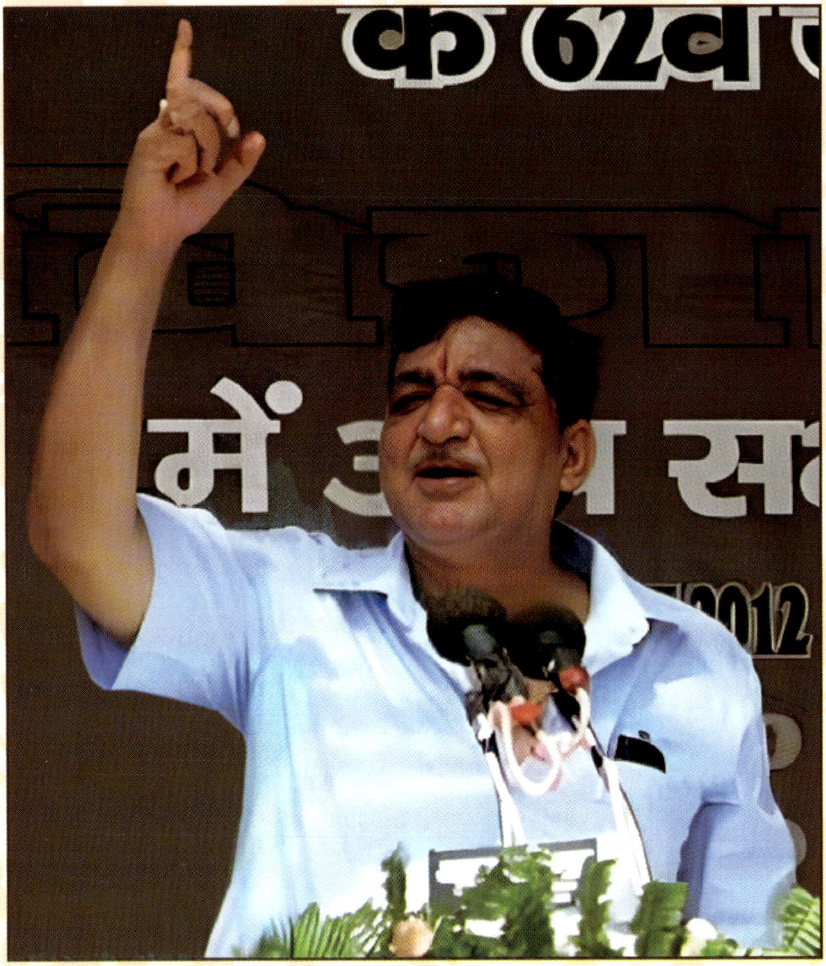

एक जनसभा को संबोधित करते हुए

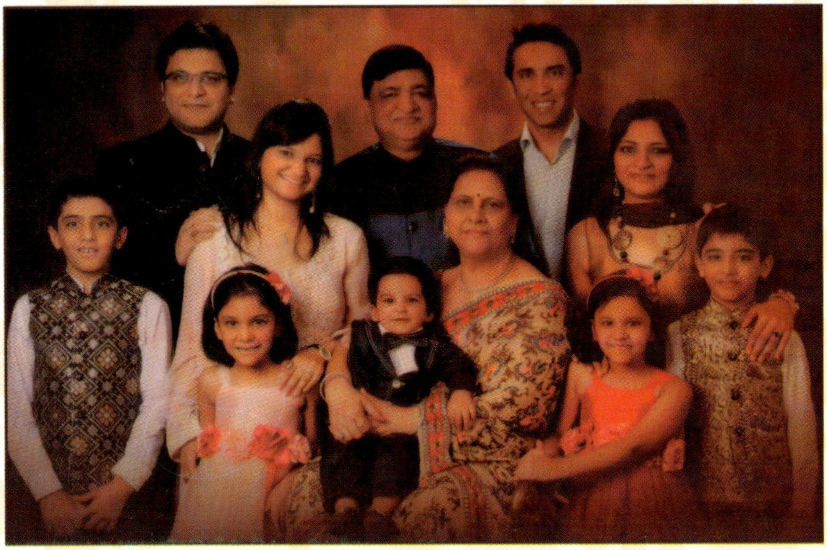

पत्नी मंजुल, बेटे नितिन अग्रवाल, बेटी रुचि व परिवार के सभी सदस्य

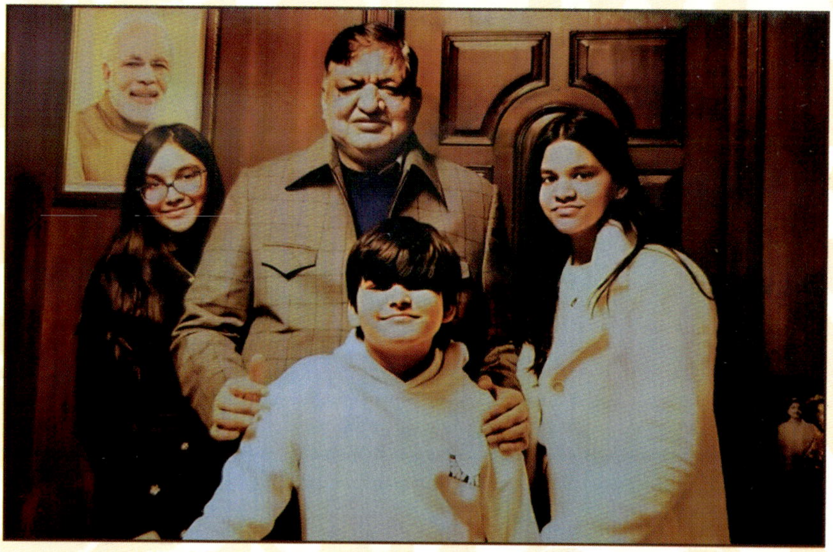

अपने पोते-पोतियों के साथ

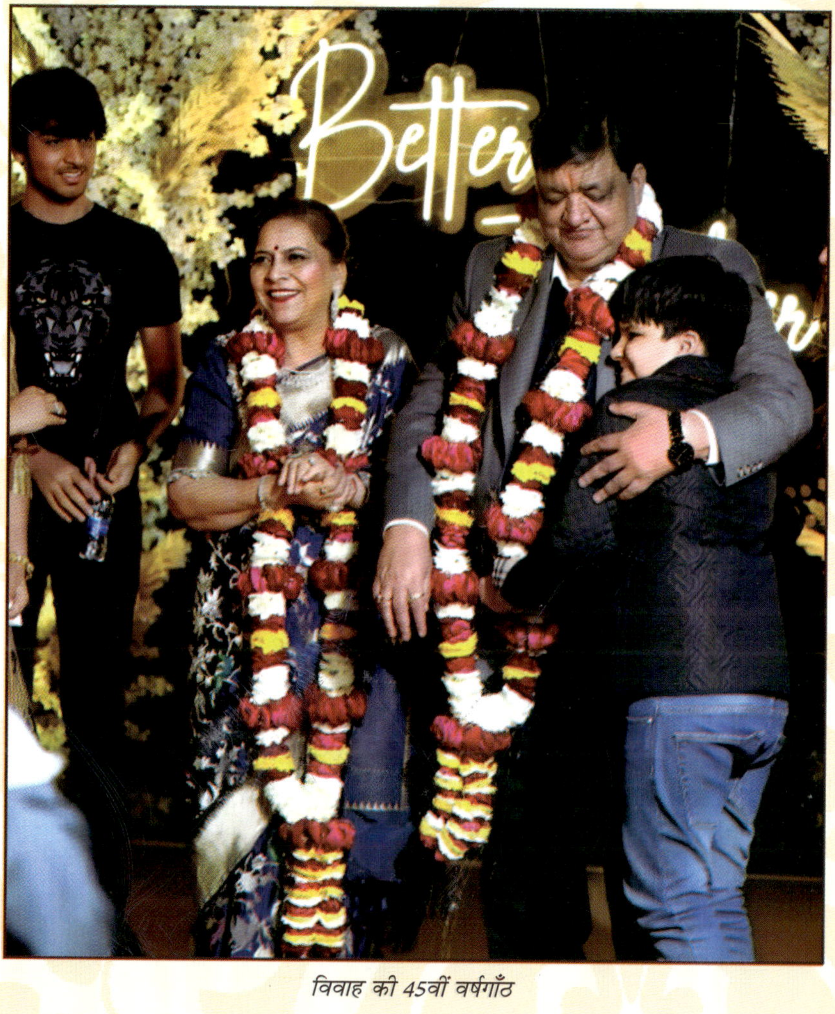

विवाह की 45वीं वर्षगाँठ

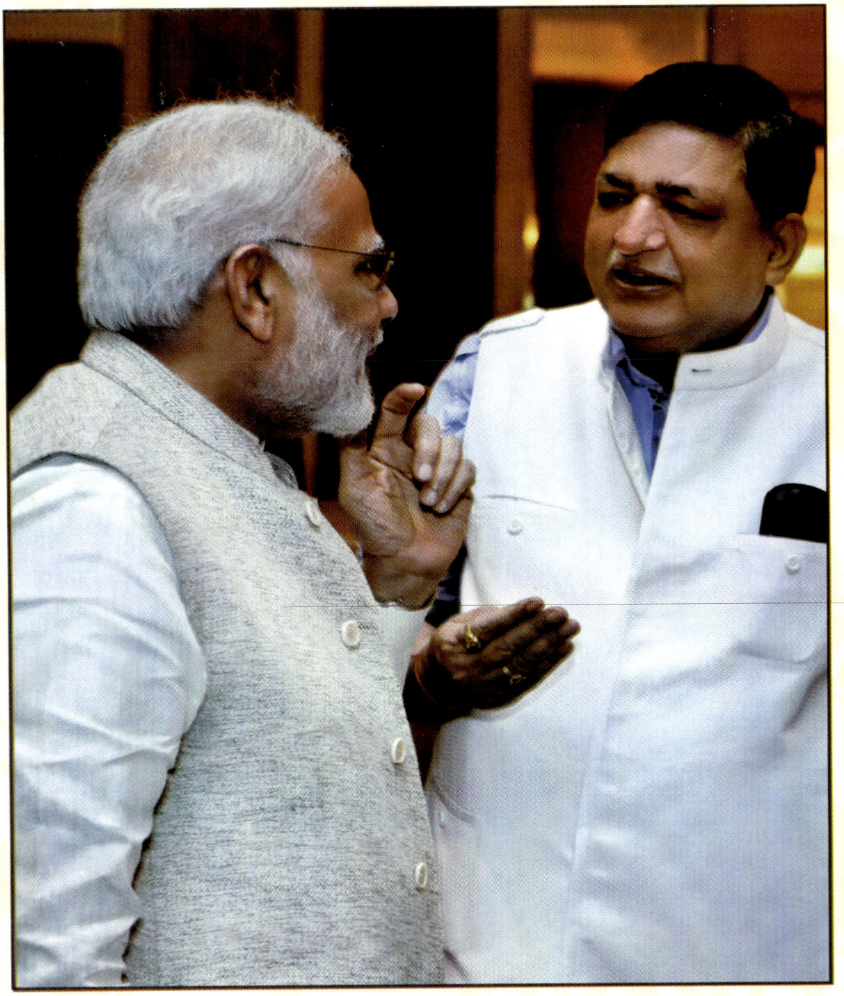

प्रधानमंत्री नरेंद्र मोदीजी के साथ

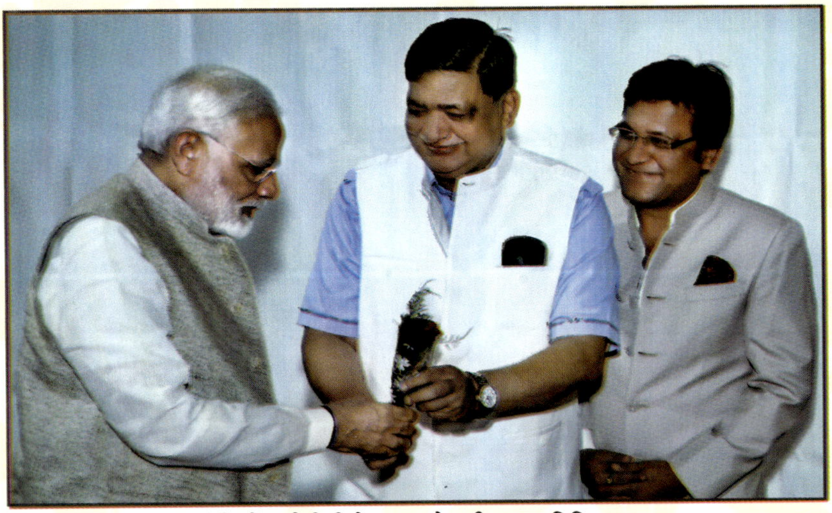

प्रधानमंत्री नरेंद्र मोदीजी के साथ नरेशजी व पुत्र नितिन अग्रवाल

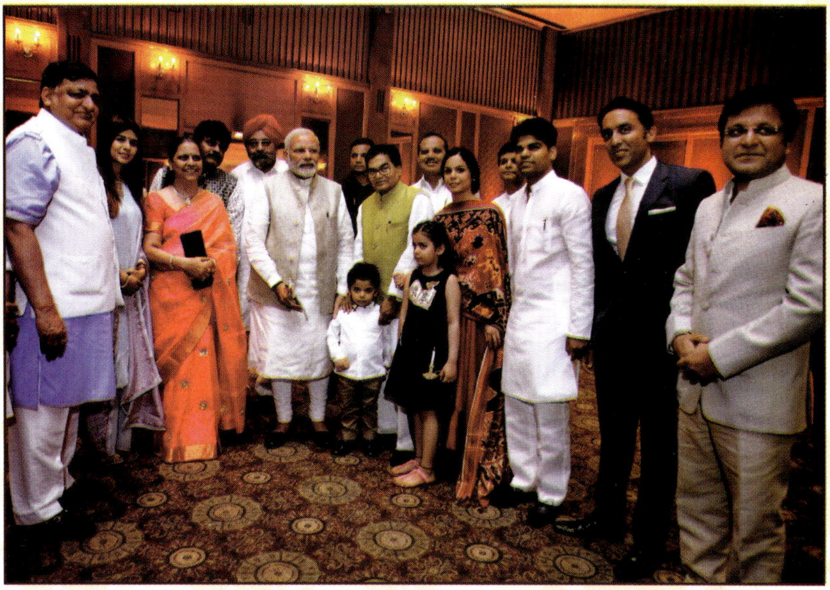

प्रधानमंत्री नरेंद्र मोदीजी के साथ नरेशजी का परिवार

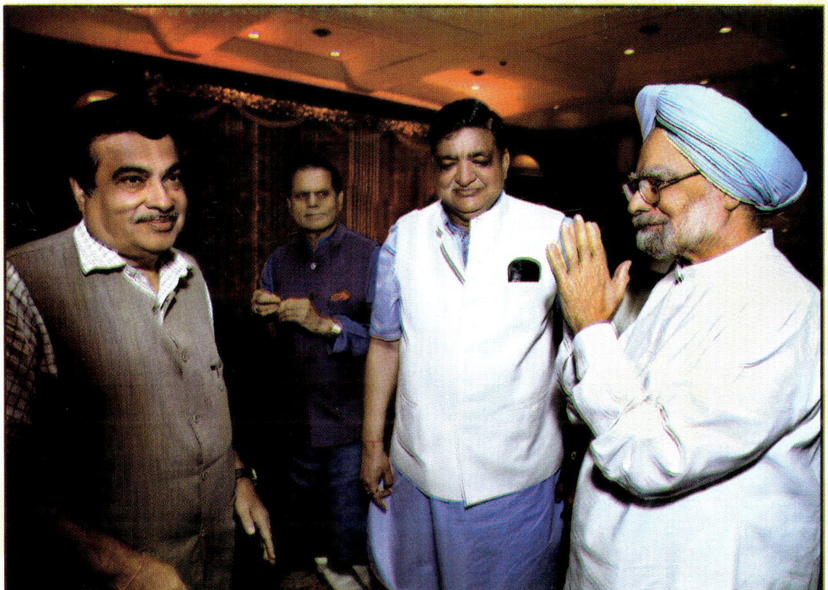

पूर्व प्रधानमंत्री श्री मनमोहन सिंह व नितिन गडकरी के साथ

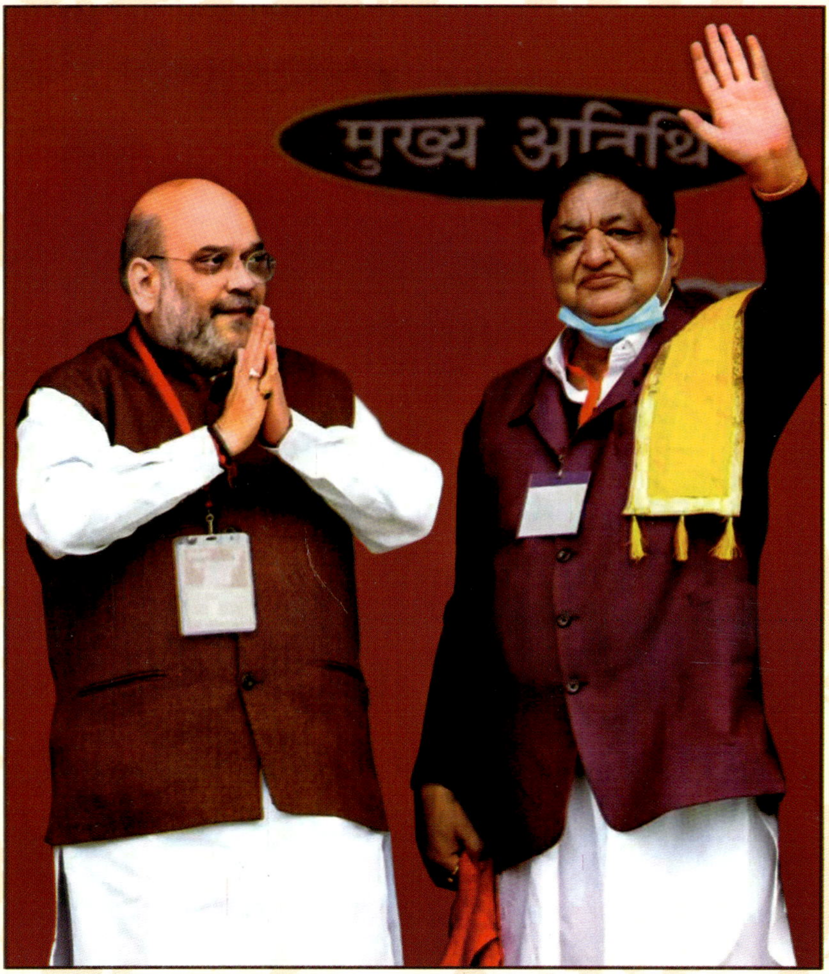

गृहमंत्री श्री अमित शाह के साथ

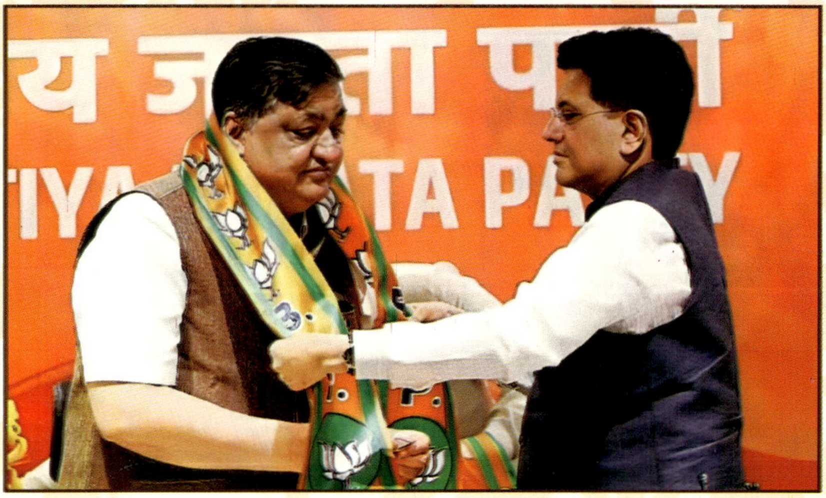

भाजपा में सम्मिलित होते हुए पीयूष गोयलजी के साथ

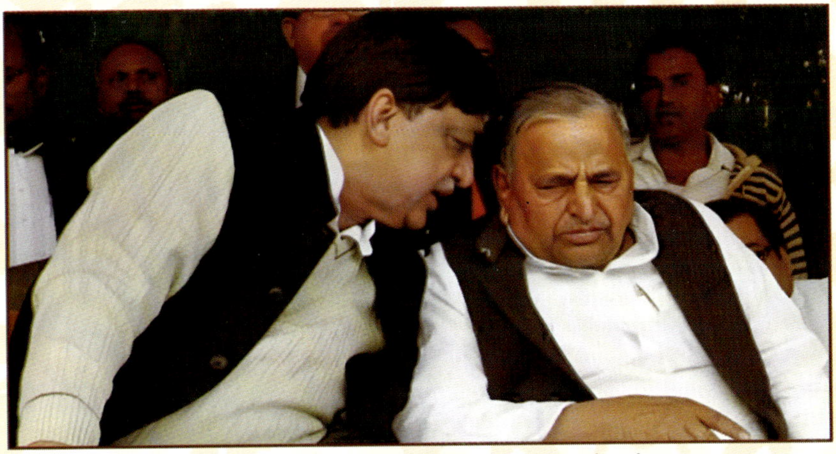

उ.प्र. के पूर्व मुख्यमंत्री मुलायम सिंहजी के साथ चर्चा करते हुए

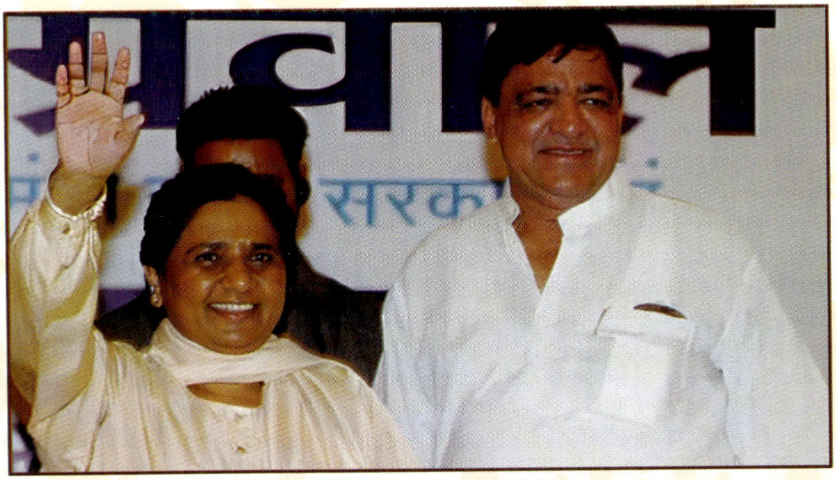

उ.प्र. की पूर्व मुख्यमंत्री मायावतीजी के साथ

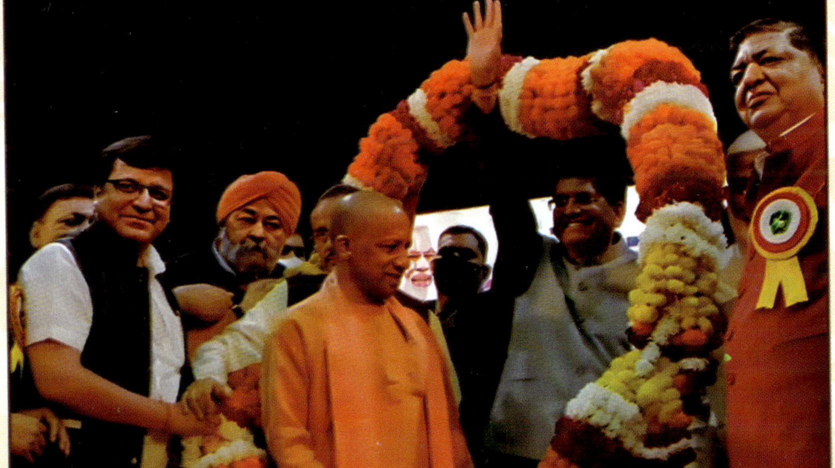

उ.प्र. के मुख्यमंत्री योगी आदित्यनाथजी व केंद्रीय मंत्री पीयूष गोयलजी के साथ व्यापारी सम्मेलन में

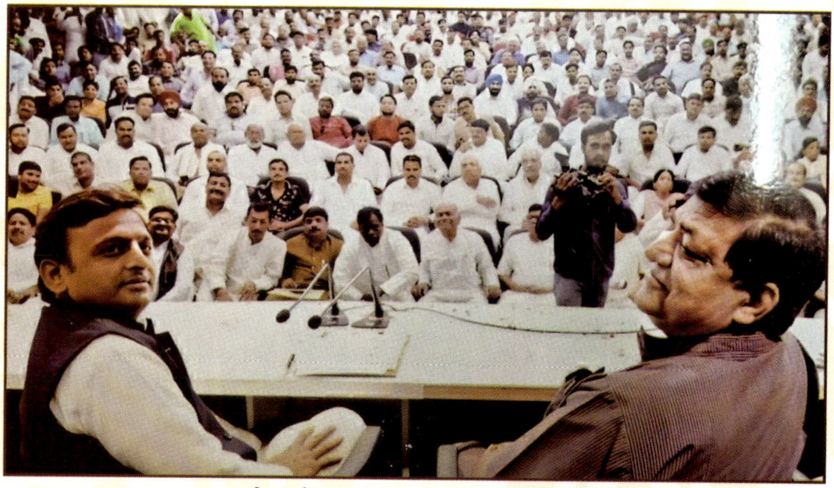

उ.प्र. के पूर्व मुख्यमंत्री अखिलेश यादवजी के साथ

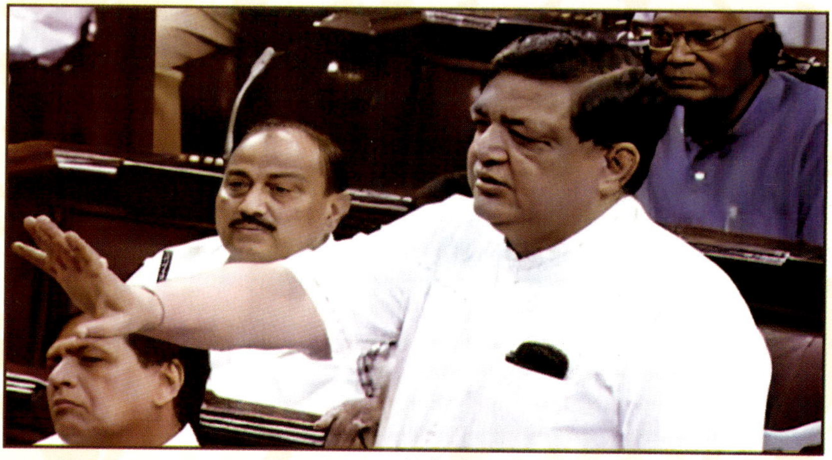

राज्यसभा में बोलते हुए

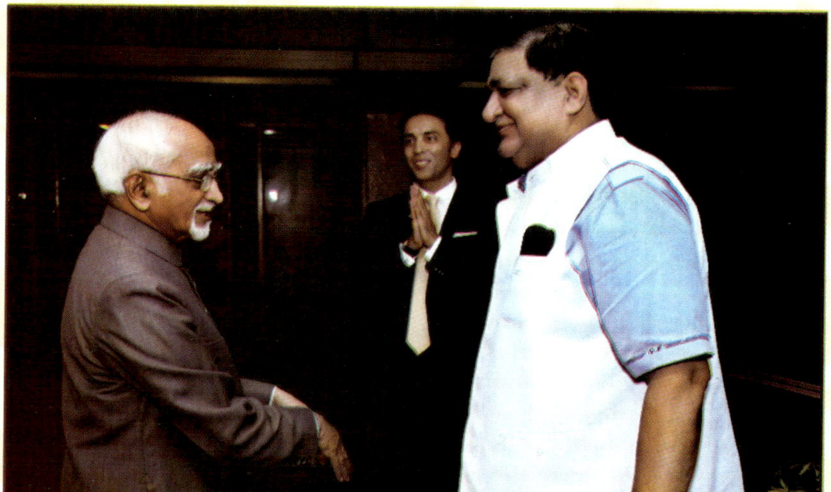

पूर्व उप राष्ट्रपति श्री हामिद अंसारी के साथ

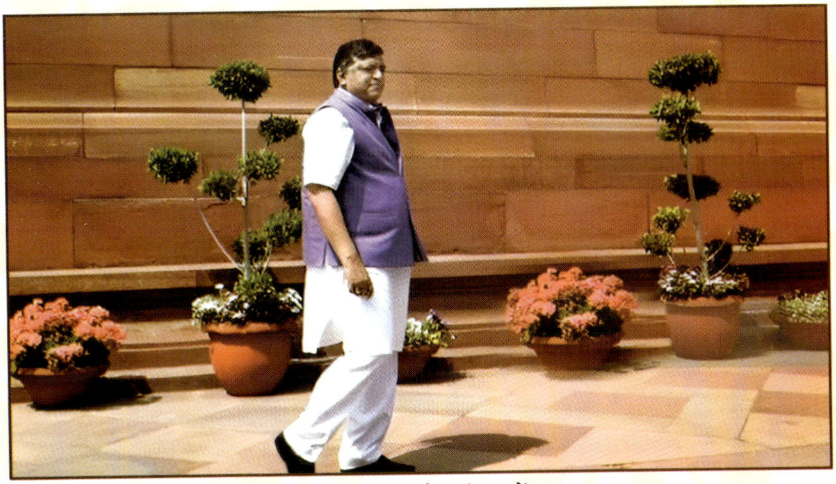

संसद् भवन के परिसर में

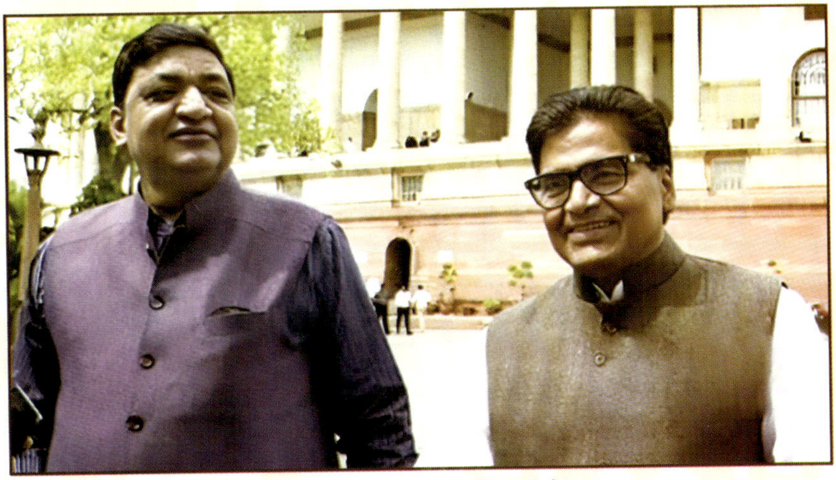

राज्यसभा सांसद रामगोपाल यादवजी के साथ

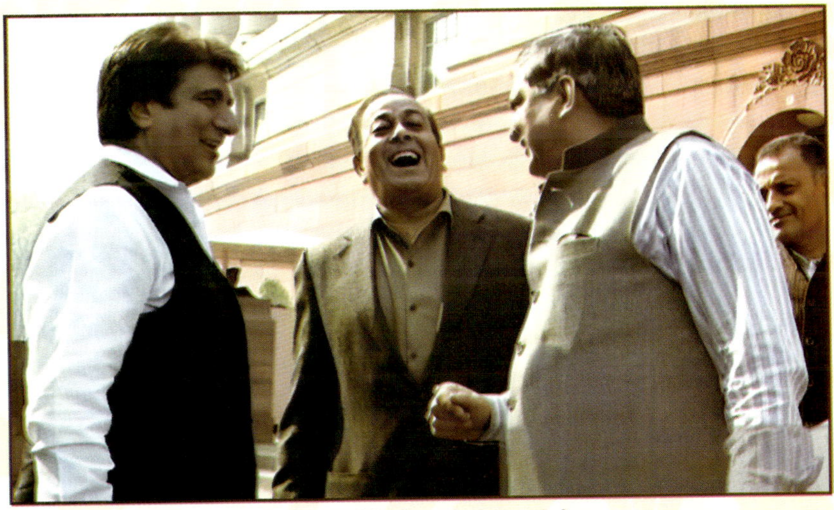

राजनेता संजय सिंहजी व राज बब्बरजी के साथ

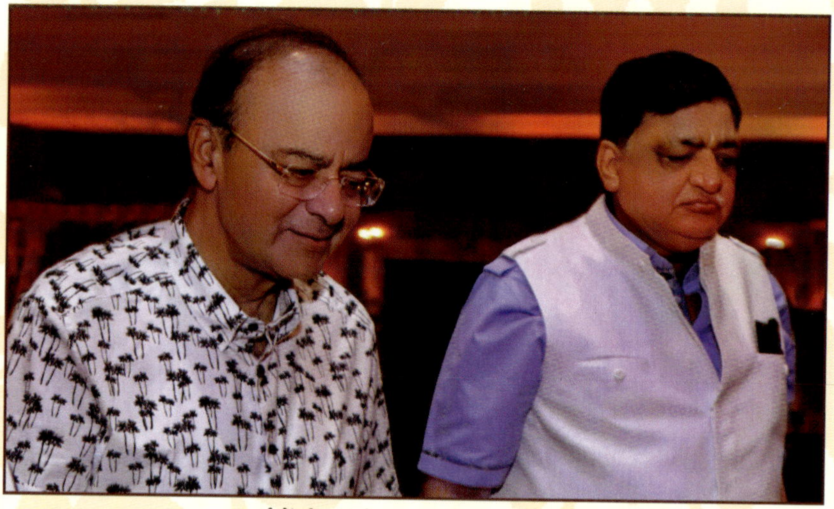

पूर्व केंद्रीय मंत्री अरुण जेटलीजी के साथ

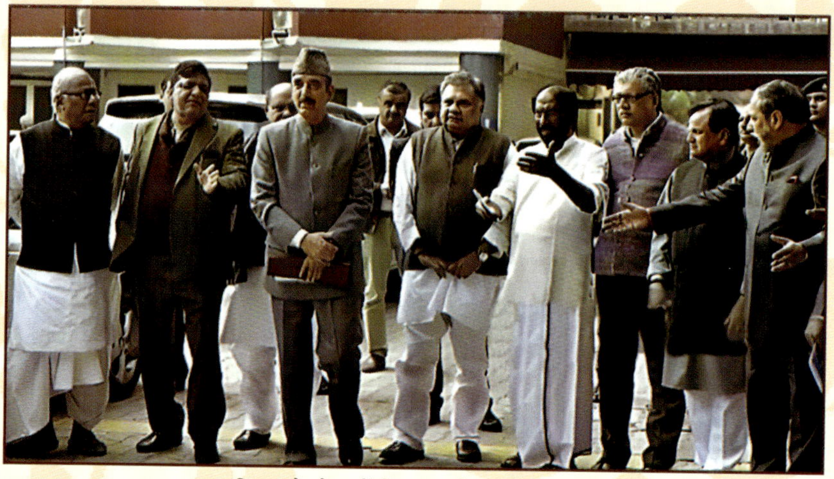

विपक्ष के नेताओं के साथ बैठक में जाते हुए

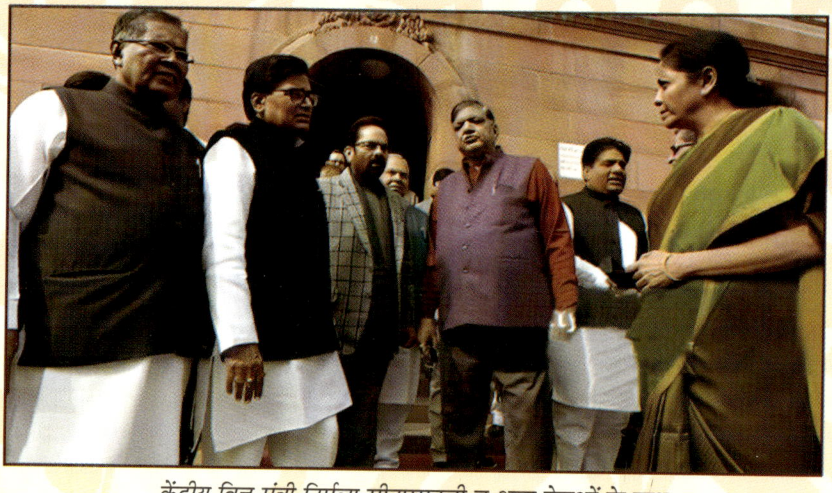

केंद्रीय वित्त मंत्री निर्मला सीतारमनजी व अन्य नेताओं के साथ

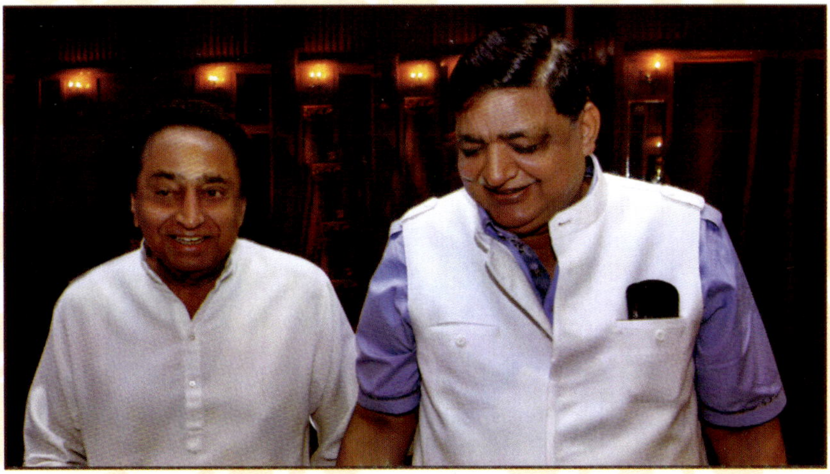

मध्य प्रदेश के पूर्व मुख्यमंत्री कमलनाथजी के साथ

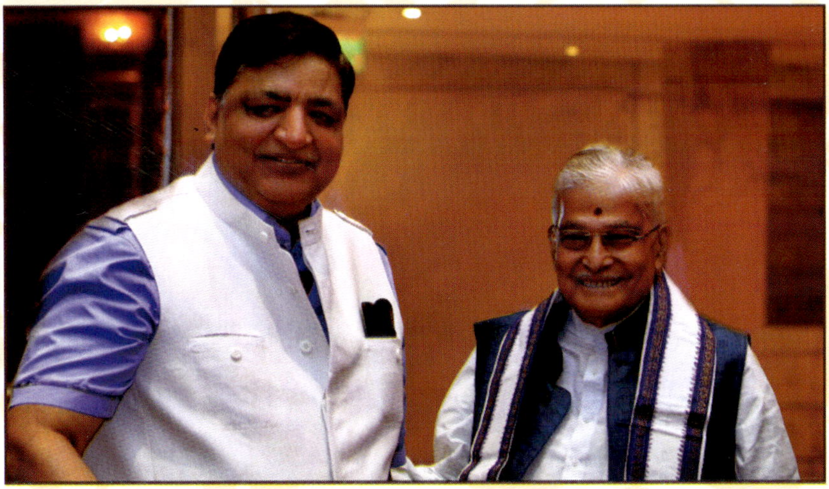

वरिष्ठ भाजपा नेता डॉ. मुरली मनोहर जोशी के साथ

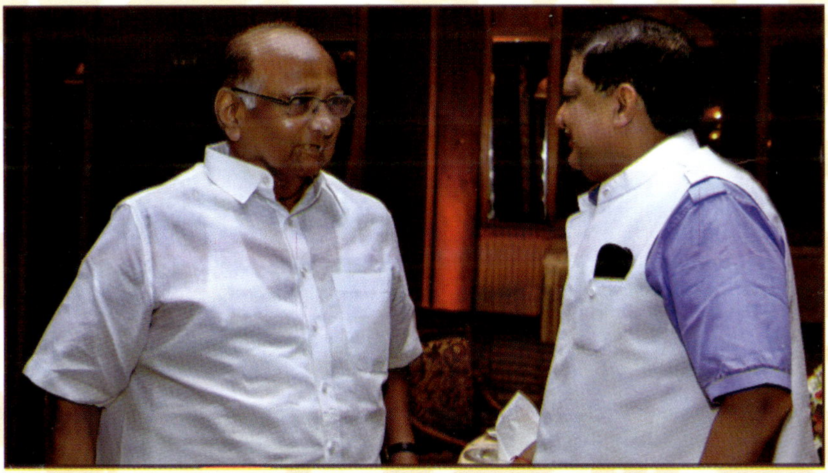

राष्ट्रवादी कांग्रेस पार्टी के अध्यक्ष शरद पवारजी के साथ

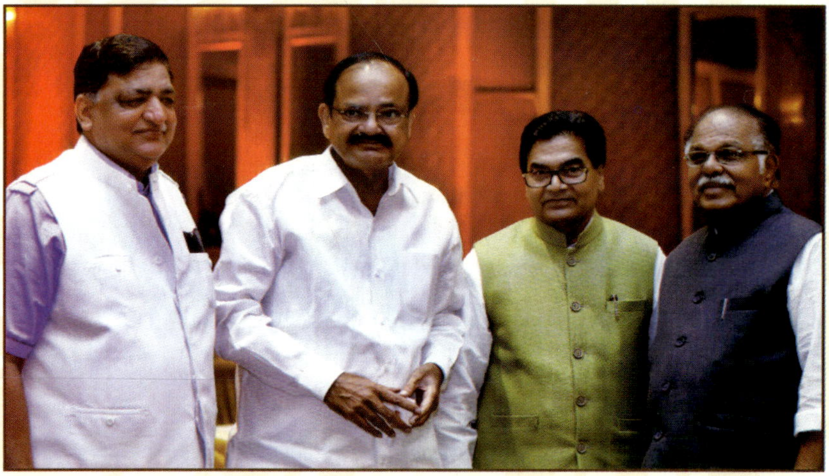

पूर्व उप राष्ट्रपति श्री वेंकैया नायडू के साथ

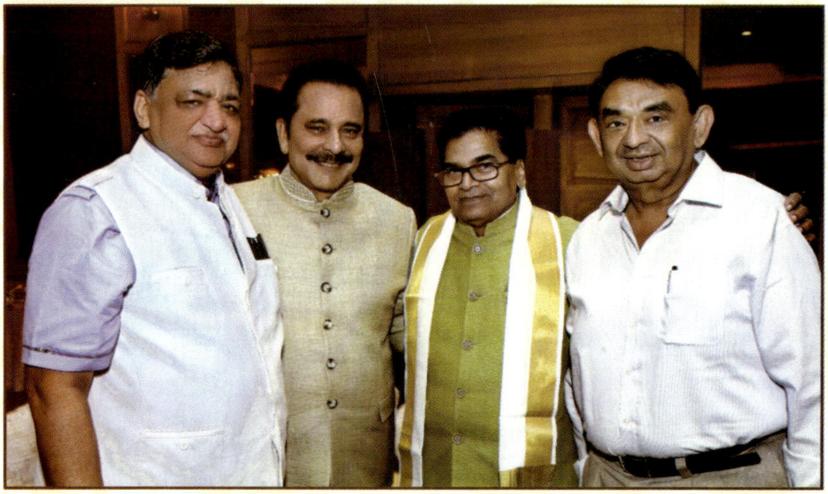

सहाराश्री सुब्रत राय व अन्य नेताओं के साथ

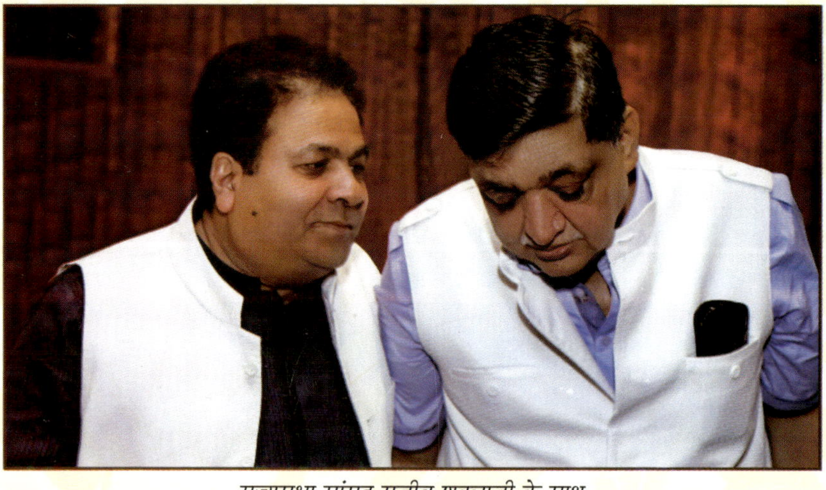

राज्यसभा सांसद राजीव शुक्लाजी के साथ

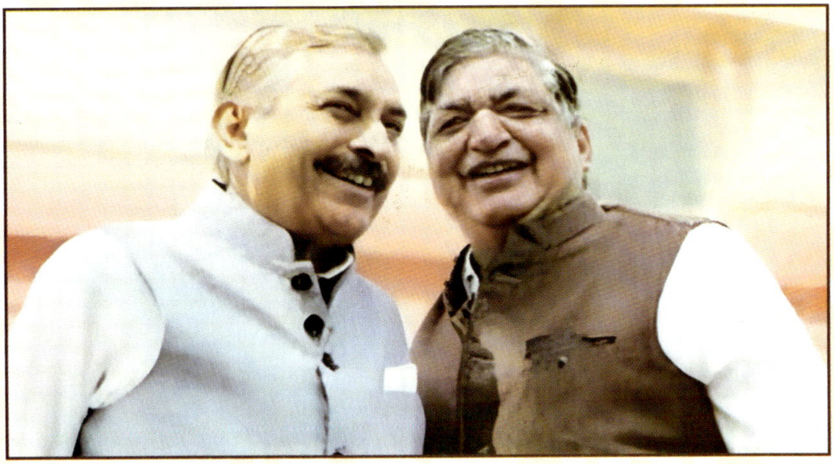

राज्यसभा सांसद प्रमोद तिवारीजी के साथ

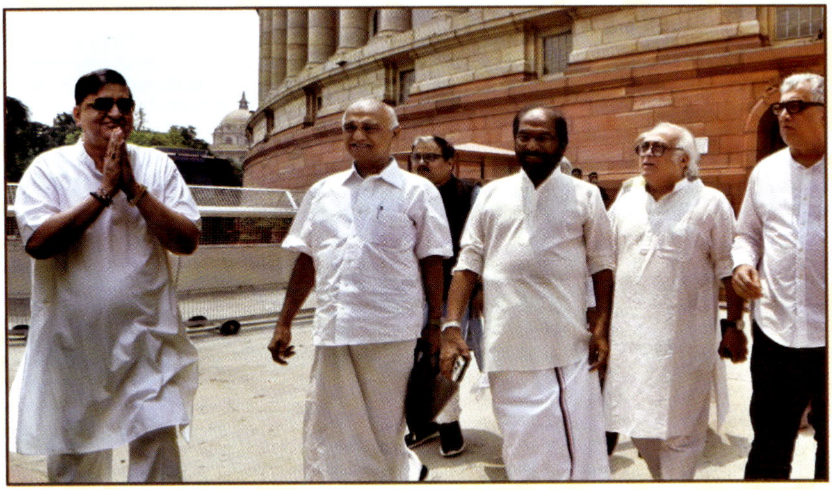

सर्वश्री डेरेक ओ ब्रायन, जयराम रमेश व तिरुचि शिवा के साथ

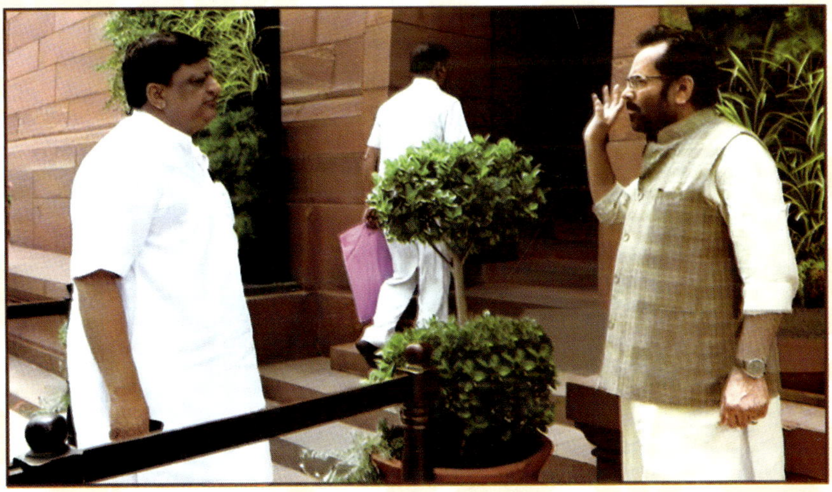

श्री मुख्तार अब्बास नकवीजी के साथ

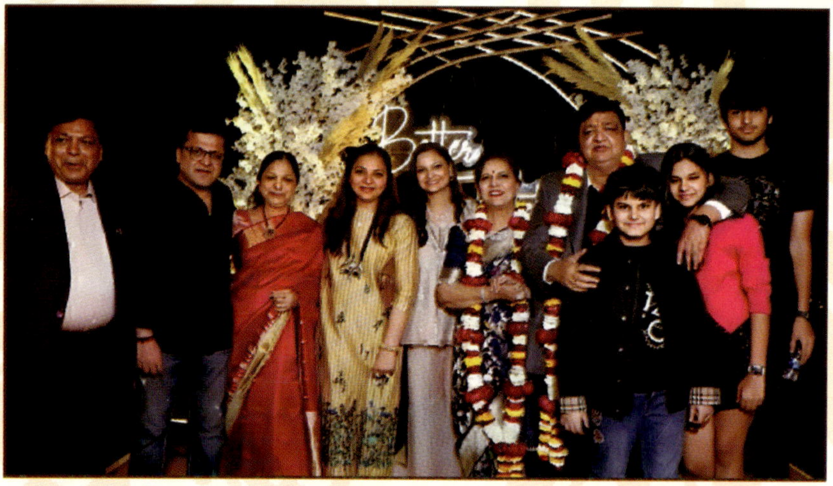

परिवार के साथ नरेशजी

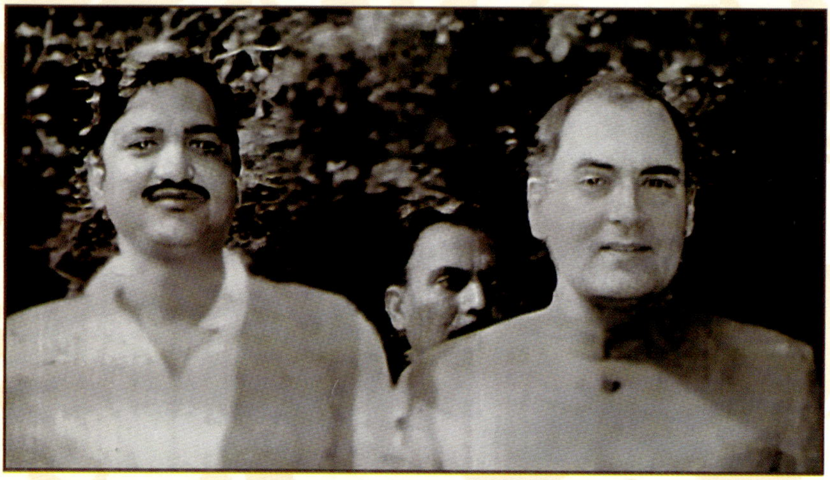

पूर्व प्रधानमंत्री श्री राजीव गांधी के साथ

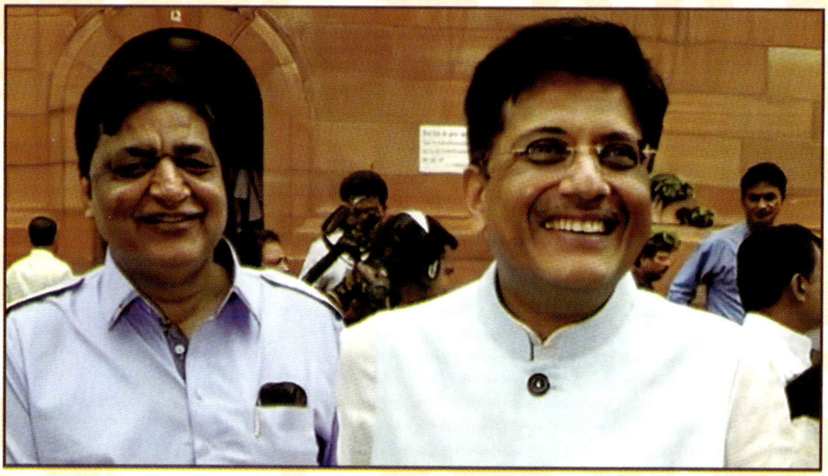

संसद् में श्री पीयूष गोयल के साथ

घर हरदोई में फोन मिलाया और कहा कि उस सज्जन से पूछो कि क्यों नहीं आए? मालूम हुआ कि उस सज्जन की नीयत रुपया देखकर खराब हो गई और उन्होंने कह दिया कि उनकी जेब कट गई। मैंने हरदोई में रुपयों की व्यवस्था की, तब जाकर हमारे कार्यकर्ता देहारादून पहुँचे और उनके सहयोग से देहारादून खास का चुनाव जीता।

विश्वनाथ प्रताप सिंहजी दिन-रात बहुगुणाजी को हराने में लगे हुए थे। कभी-कभी वे अँधेरे में सर्किट हाउस में अपना हेलीकॉप्टर उतरवा देते थे, लेकिन माहौल पक्ष में नहीं था। एक दिन चुनाव के संबंध में हम लोगों की बैठक बुलाई गई। बैठक में मुख्य रूप से विश्वनाथ प्रताप सिंहजी और बिशंभर नाथ पांडेजी व उस समय के देहारादून चुनाव इनचार्ज कृष्ण गोयलजी बैठे थे। बिशंभर नाथ पांडेजी शराब से बहुत चिढ़ते थे और यदि हम लोग खादी की बनियान नहीं पहने होते थे तो वे डाँटते भी थे। हमसे पूछा गया कि चुनाव में क्या-क्या चाहिए, तब मैंने कहा कि मेरा क्षेत्र डालनवाला है और वहाँ छोटी जातियाँ रहती हैं, मुझे चुनाव से दो दिन पहले 100 बोरे शराब चाहिए। विश्वनाथ प्रताप सिंहजी और बिशंभर नाथ पांडेजी ने बिना कुछ कहे दूसरी तरफ मुँह घुमा लिया, तब गोयल साहब बोले कि तुमको मिल जाएगा और दूसरे ही दिन मेरे कमरे में 100 बोरे देसी शराब भेज दी गई, जिसका मैंने वोटिंग से पहले उपयोग किया। हम लोग अपने क्षेत्र में तो जीत गए, लेकिन पूरा चुनाव बुरी तरह हारे और बहुगुणाजी सांसद घोषित कर दिए गए। इसलिए मैं कहता हूँ कि साम, दाम, दंड, भेद राजनीति में आवश्यक हैं।

□

जीवन में इन घटनाओं को कभी भूल नहीं सकता

1970 के दशक में मैं लखनऊ विश्वविद्यालय में पढ़ता था। उस समय उत्तर प्रदेश बहुत पिछड़ा हुआ था। वहाँ न ढंग की सड़कें थीं, न पुल था, यहाँ तक कि खाने के ढाबे भी नहीं मिलते थे। मैं उस समय की दो घटनाओं को इस पुस्तक के माध्यम से कहना चाहता हूँ।

श्रीकांत कुमार पाठक, जो हरदोई के निवासी थे, उनकी शादी मीर सराई के पास एक गाँव में तय हुई। यूँकि वे मेरे साथी थे, तो बारात में जाना ही था। उस समय बारातें बस से जाती थीं, जीप और कार न के बराबर थी। हम लोग बस में बैठकर बारात में गए। उस समय मीर सराई जाने के लिए न कन्नौज का पुल था, न बागरमाउ का पुल था। कानपुर होकर बारात मीर सराई के अंदर लगभग 12 किलोमीटर गई और खेतों से होते हुए गाँव पहुँची। बारात पहुँचने पर हम लोगों को एक बाग में रुकवा दिया गया। वहाँ चारपाई पड़ी थी, हम लोग बैठ गए। अँधेरा होना शुरू हो गया था। हम लोगों के मुँहलगे थे मुन्नू चच्चा। वे भाँग का चूरन बना के लाए थे, उन्होंने हम लोगों को खिला दिया। भाँग चढ़ी, हमें इतना याद है कि बारात के साथ हम लोग गए। द्वारचार के समय गाँव की औरतें अपशब्द बोलकर हम सबका स्वागत कर रही थीं। हम जहाँ भोजन का इंतजाम था, वहाँ बैठ गए। बहुत देर होने पर भी भोजन नहीं आया और हमने चिल्लाना शुरू कार दिया। थोड़ी देर में हमारे सामने पत्तल बिछाई गई, एक एक फुट की चौड़ी पूड़ियाँ रख दी गईं और साथ में शक्कर का गट्टा रख दिया। उस इलाके का यह मशहूर डिश था।

एक तरफ भाँग का नशा, ऊपर से पूड़ी और शक्कर। भोजन कर पाना असंभव था, क्योंकि कोई सब्जी थी नहीं। हमने चिल्लाना शुरू कर दिया तो रस्से के आलू आए। किसी तरह भोजन किया और चारपाई पर सो गए। सुबह देर से उठे, क्योंकि यूनिवर्सिटी में देर से उठने की आदत थी; तब तक बारातियों को नाश्ता दिया जा चुका था। हम लोग उठे इस आशा में कि चाय तो आती होगी, फिर फ्रेश हो लेंगे। चाय तो नहीं आई, लेकिन हम लोगों ने देखा कि लड़की पक्ष वाले तमाम लोग कच्ची सब्जी व आटा लेकर आ रहे थे। हमने उन्हें रोका और कहा 'चाय' नाश्ते का इंतजाम कर दो, वे बोले कि नाश्ता समाप्त हो चुका है, यह सब्जी और आटा ले लो, कच्चा खाना आप लोगों को ही खाना है। हम सब नाराज हुए और बारात से चल दिए। लगभग 12 किलोमीटर पैदल चलने के बाद हम लोग मीर सराई स्टेशन पहुँचे, फिर एक गंदे से ढाबे में बैठकर भोजन किया। भूख लगी थी, इस कारण भोजन बहुत अच्छा लग रहा था। इतने में सवारी ट्रेन आ गई हम चारों बिना टिकट ट्रेन में सवार हो गए और अगली सुबह लखनऊ पहुँच गए।

□

जब मैंने लोकपति त्रिपाठी का टिकट कटवा दिया

सन् 1996 का विधानसभा चुनाव था। जितेंद्र प्रसादजी और नरसिम्हा रावजी ने माननीय काँशीरामजी से एक समझौता किया। यह तय हुआ कि उत्तर प्रदेश में 125 सीटों पर कांग्रेस चुनाव लड़ेगी और 300 सीटों पर बी.एस.पी.। कांग्रेसी खुश भी थे और दुःखी भी। कांग्रेस कमजोर हालत में थी। टिकट बँटवारे पर दिल्ली के ललित होटल में बैठक रखी गई थी, दो दिन तक सुश्री बहन मायावतीजी के साथ हम ललित होटल में बैठे। काँशीरामजी और जितेंद्र प्रसादजी तो रोज चले जाते थे। मैं और बहन मायावतीजी बैठकर एक-एक सीटें तय कर रहे थे। उस समय पहाड़ के एक कांग्रेसी नेता (अब उत्तराचंल) ने जिद करके पहाड़ की सारी सीटें ले लीं। सतीश शर्माजी ने जिद करके रायबरेली की सारी सीटें ले लीं। कुछ और नेताओं ने अपने-अपने जिलों की सीटें तय कर लीं। मात्र 50 या 60 सीटें ऐसी रह गईं, जिसमें आम कार्यकर्ता चुनाव लड़ सकता था। बाकी सीटें नेताओं द्वारा चिह्नित कर ली गईं। अजीत सिंहजी पश्चिमी उत्तर प्रदेश में 17 सीटें माँग रहे थे। अजीत सिंहजी बात करके तो गए, पर दुबारा लौटे नहीं। यह संदेश मिला कि अजीत सिंहजी समझौते में हम लोगों के साथ नहीं रहेंगे। उस समय मैंने देखा कि बहनजी को एक-एक सीट पर जातीय गणित की अद्भुत जानकारी थी। जातीय समीकरण में कौन जाति कितनी है और कौन सी सीट कैसे जीती जाएगी, यह सब उन्हें पता था। सभी सीटों की पूरी रिपोर्ट उनके पास थी। वो निरंतर कोशिश कर रही थीं कि शहरी क्षेत्र की सभी सीटें कांग्रेस को दे दें और ग्रामीण क्षेत्र की सीटें

वह ले लें। मैंने बहनजी से कहा कि यह उचित नहीं होगा। खैर बहनजी को समझा–बुझाकर 125 सीटें कांग्रेस की मैंने तय कर ली। जितेंद्र प्रसादजी मना कर गए थे कि सीटें तय कर लेना, लेकिन सीटों के समझौते पर दस्तखत मत करना। सीटें तय हो गईं। लोकपतिजी की सीट हमने जानबूझकर काटी। मेरा लोकपतिजी से थोड़ा विरोध हो गया। क्योंकि हर समय वो मुझसे कहते थे कि तुम राम अवतार दीक्षित के साथ मिलकर चलो। लेकिन मेरा उनसे कहना था कि मेरा राजनीतिक व्यक्तित्व अलग है। मैं किसी से क्यों मिलकर चलूँ। उन्होंने कुछ ऐसी बातें कह दी थीं, जो मुझे बहुत बुरी लगीं। वो ऐसे दिखा रहे थे कि जैसे वे कांग्रेस के अकेले बड़े नेता हैं। उसका एक उदाहरण यहाँ देना चाहता हूँ। सन् 1980 में कांग्रेस जब उत्तर प्रदेश में चुनाव लड़ने जा रही थी, मैं टिकट माँग रहा था, उस समय पंडित कमलापतिजी 9 जनपथ पर रहते थे। सारी भीड़ टिकट के लिए उधर ही लगी हुई थी। लोकपतिजी लॉन में टिकट बाँट रहे थे। कोई आदमी कोई सीट माँगता तो कहते थे, यह ब्राह्मण बाहुल्य है। आखिर मैंने लोकपतिजी से कह दिया, अगर सभी ब्राह्मण बाहुल्य है, तो हम लोग क्यों कांग्रेस में हैं। मेरी इस बात से वो बहुत नाराज थे। इन सब कारणों से मैंने जानबूझकर लोकपतिजी का टिकट काटवाया। जिसका बाद में मुझे बहुत दुःख हुआ, क्योंकि लोकपतिजी बड़े नेता थे। मैं क्षणिक भावावेश में आकर यह गलती कर गया। सीटों की लिस्ट टाइप होकर आई, मैंने और बहनजी ने दस्तखत कर दिए। एक कॉपी बहनजी ले गईं और एक कॉपी मैं लेकर चला आया। फोटोकॉपी कराकर एक कॉपी जितेंद्र प्रसादजी को दे दी। सिर्फ मुझे और जितेंद्र प्रसादजी को पता था कि किस सीट पर कौन लड़ेगा कौन नहीं लड़ेगा।

जब चुनाव शुरू हुआ तो बहनजी ने कहा, सबसे पहले मैं नरेश की सीट हरदोई में चुनाव प्रचार में जाऊँगी। और सबसे पहले वे हरदोई चुनाव प्रचार में आईं। इसका असर भी हुआ और मैं भारी मतों से जीता। लेकिन कांग्रेस की समाप्ति की उसी समय से शुरुआत भी हुई। क्योंकि इससे पहले भी कांग्रेस विपक्ष में रहती थी तो नब्बे सीटों से ज्यादा पर विजयी होती थी। चुनाव के नतीजे आए कांग्रेस के विधानसभा मंडल दल का नेता बनने की

बात चली। चूँकि मैंने अपने सभी साथियों को टिकट दिला दिया था। उस वजह से कांग्रेस विधानमंडल में बहुमत हमारा था। बहुमत के हिसाब से सारे एम.एल.ए. चाहते थे कि मैं पार्टी के विधानमंडल का नेता बनूँ। लेकिन मैंने देखा कि ऊपर से नीचे तक सभी बड़े नेता प्रमोद तिवारीजी के पक्ष में थे। नवल किशोरजी भी उनके पक्ष में थे। बलराम सिंहजी कोई निर्णय ले नहीं सकते थे। वो जितेंद्र प्रसादजी के साथ थे। जितेंद्र प्रसादजी मुझे परिवार का हिस्सा मानते थे। लेकिन कहीं-न-कहीं वो लोगों के दबाव में आ जाते थे और वह भी प्रमोद तिवारी के पक्ष में हो गए थे। मैं सीताराम केसरीजी के पास गया। मैं उन्हें पितातुल्य मानता था। मैंने उनसे सारी बात कही तो कहने लगे कि सब लोग प्रमोद को चाहते हैं, तुम नहीं बनोगे। मैंने कहा कि केसरीजी, ये हमारे साथ अन्याय होगा और इस अन्याय के दुष्परिणाम भी हो सकते हैं। केसरीजी मुझसे बोले, नरेश, राजनीति में मुझे बेटे की लाश पर से भी गुजरना पड़े तो भी परहेज नहीं है। ये शब्द मुझे बहुत खराब लगे और मुझे दुःख भी हुआ कि एक बाप अपने बेटे की लाश पर से गुजरने की बात कह रहा है। मैं उठकर वहाँ से चला आया।

□

रामगोपालजी चाहकर भी दोबारा राज्यसभा का टिकट नहीं दिला पाए

समाजवादी पार्टी से 2012 में राज्यसभा सांसद बनने के बाद पार्टी के लिए मैंने बहुत काम किया। उत्तर प्रदेश में समाजवादी पार्टी की सरकार थी तो मैं राज्य के हर जरूरी मुद्‌दे को राष्ट्रीय स्तर पर उठाता रहा। धीरे-धीरे ऐसा हो गया था कि दिल्ली में समाजवादी पार्टी की तरफ से बात करने वाला मैं इकलौता एम.पी. बन गया था। दिल्ली की मीडिया भी मुझे ही खोजती थी। राज्यसभा में विपक्ष में अच्छे वक्ता के रूप में अपनी एक अलग पहचान मैंने बना ली थी। इस दौरान जितना हमला मैंने बीजेपी पर किया, उससे पूरा देश मुझको जान गया था। लोग टी.वी. पर राज्यसभा की काररवाई सिर्फ मेरे लिए देखते थे। जनहित के हर मुद्‌दे को मैंने राज्यसभा में उठाया, जिसका सरकार पर असर हुआ और सरकार उचित कदम उठाने को बाध्य हुई। समाजवादी पार्टी में मैं इतना वरिष्ठ हो गया था कि कम-से-कम देश मुझे तीसरी, चौथी पंक्ति का नेता मानने लगा था।

मुझे यह नहीं लग रहा था कि राज्यसभा के दूसरे टर्म के लिए समाजवादी पार्टी से टिकट नहीं मिलेगा। क्योंकि सत्ता पक्ष व विपक्ष और मीडिया सबको लगता था कि मैं बड़े कद का नेता हूँ और टिकट मुझे ही मिलेगा। ऐसी उम्मीद नहीं थी कि मेरा ही टिकट कट जाएगा।

मैं दिल्ली में रहता था। मैं और रामगोपालजी दोनों राज्यसभा में थे। राज्यसभा का चुनाव आ रहा था। स्थिति ऐसी थी कि एक ही लोग सपा से राज्यसभा पहुँच सकते थे। मैं पिछले 6 साल से पार्टी के लिए काम कर रहा

था। संसद में विपक्ष की भूमिका निभा रहा था। मैंने कई बार अखिलेशजी से बात करने की कोशिश की पर अखिलेशजी कभी भी स्पष्ट नहीं हुए। मैंने रामगोपालजी से कहा कि प्रोफेसर साहब, मुझे अखिलेशजी की नीयत बहुत अच्छी नहीं लग रही है। आप राज्यसभा टिकट के मुद्दे को स्पष्ट करिए। मैंने यहाँ तक कहा कि अगर जरूरत हो तो मैं प्रेस कॉन्फ्रेंस करके यह कह सकता हूँ कि मैं लोकसभा का चुनाव लड़ूँगा राज्यसभा में नहीं जाऊँगा।

25 फरवरी, 2018 को रामगोपालजी का फोन मेरे पास आया। उन्होंने अपने घर आने के लिए बोला। उनके घर पर अखिलेशजी भी बैठे हुए थे। करीब डेढ़ घंटे तक हम तीनों की बातचीत होती रही। अखिलेशजी खुलकर कुछ भी बोलने से बच रहे थे। न तो उनका जवाब हाँ में था और न ही ना में। अखिलेशजी ने कहा कि कल आप शाम को पाँच बजे मुझसे लखनऊ में मिल लीजिए। अखिलेशजी जब चले गए तो मैंने रामगोपालजी से कहा कि अखिलेशजी की बातें मुझे बहुत अच्छी नहीं लग रही हैं। प्रोफेसर साहब बोले, कल तुम लखनऊ जाओ, अखिलेशजी कल तुम्हारा टिकट डिक्लेयर कर देंगे। मैं अगले दिन पाँच बजे अखिलेशजी के पास पहुँच गया। दो-ढाई घंटे की बातचीत का कोई नतीजा नहीं निकल रहा था। अखिलेशजी इधर-उधर की ही बात कर रहे थे। मैंने कहा, अखिलेशजी, टिकट के बारे में क्या फैसला है, वो बताइए, तो कहने लगे, चाचा! कल जयाजी की एक चिट्ठी आने वाली है, उस चिट्ठी को पढ़ लूँ, फिर कोई फैसला करता हूँ। आप 27 तारीख को मुझसे मिल लीजिए।

अखिलेशजी मुझे बच्चा समझ रहे थे। मैंने उसी समय तय कर लिया कि अब इनसे मिलने नहीं आऊँगा। होली के तुरंत बाद दिल्ली आ गया। रामगोपालजी से मैंने कहा कि आप चलिए और टिकट फाइनल कीजिए, क्योंकि अखिलेशजी पर मुझे बिल्कुल भी भरोसा नहीं है। रामगोपालजी चुप ही रहे, बस इतना ही कहा कि यह मेरी जिम्मेदारी है। रामगोपालजी तो यहाँ तक कहते रहे कि तुम्हारा टिकट हो गया है, तुम जाओ और अपने कागज पूरे करो। नतीजा यह हुआ कि रामगोपालजी कुछ नहीं कर पाए और मेरा टिकट काट दिया गया। इस घटना से मुझे बहुत आघात पहुँचा। मुझे बहुत तकलीफ

हुई। इस घटना के बाद रामगोपालजी मुझसे बोले कि तुमको एम.एल.सी. बना देंगे और विधान परिषद् में नेता प्रतिपक्ष बनाएँगे। मैं इससे सहमत नहीं था। मैंने उसी समय तय कर लिया कि अब इस पार्टी में नहीं रहना है।

टिकट फाइनल होने से पहले एक बार मैं और रामगोपालजी साथ खड़े थे, तभी अरुण जेटलीजी वहाँ आए और रामगोपालजी से बोले, हम सब की इच्छा है कि नरेश राज्यसभा में आएँ। यदि नहीं आएँगे तो राज्यसभा सूनी हो जाएगी। बहुत से पत्रकार भी थे, जो मेरी पैरवी अपने आप कर रहे थे। रामगोपालजी बोले कि नरेश को जरूर टिकट मिलेगा, लेकिन जब टिकट नहीं हुआ तो मैंने महसूस किया कि मैं जिस समाजवादी पार्टी में था, वो जो लोहिया के विचारों पर कभी चल रही थी, लेकिन अब तो पूँजीवादी विचारधारा पर चलने लगी है। फिल्मी दुनिया के आगे समाजवादी विचारधारा बौनी हो गई। लोहियाजी, जनेश्वरजी और मुलायमजी के विचार खत्म हो गए हैं। मुझे तो किसी ने यह भी कहा कि देश के एक बहुत बड़े पूँजीपति ने अखिलेशजी को फोन करके दबाव बनाया कि राज्यसभा का टिकट जया बच्चनजी को ही देना है। यानी अब समाजवादी पार्टी का टिकट पूँजीपति तय करने लगे हैं। यह सुनकर मैं स्तब्ध रह गया। मुझे यह लगने लगा कि मेरा राजनीतिक भविष्य अब यहाँ सुरक्षित नहीं है।

मैंने रामगोपालजी के राज्यसभा में 25 वर्ष पूरे होने पर दिल्ली के अशोका होटल में पार्टी रखी। उस पार्टी में देश के ज्यादातर नामी-गिरामी राजनीतिक लोग आए। प्रधानमंत्री नरेंद्र मोदीजी, पूर्व प्रधानमंत्री मनमोहन सिंहजी के साथ सरकार के ज्यादातर मंत्री भी शामिल हुए। मेरे बढ़ते कदम को देखकर समाजवादी पार्टी में सभी लोग हैरान थे। हैरान होने वालों में ज्यादातर वो लोग थे, जो अखिलेशजी के चाटुकार थे। इस पार्टी में नेताजी और अखिलेशजी के परिवार का कोई भी सदस्य शामिल नहीं हुआ। मेरा माथा उसी समय ठनका। मैं समझ गया कि ये लोग इस चीज को पसंद नहीं कर रहे हैं।

□

सुब्रत दादा मेरे बड़े भाई की तरह हैं

सुब्रत रॉयजी को मैं अपना बड़ा भाई मानता हूँ। उनका बहुत सम्मान करता हूँ। उनका भी मुझे बहुत प्यार मिलता है। सुब्रत भाई ने अपनी जिंदगी में एक गलती की थी। सन् 2004 में सोनियाजी को एक चिट्ठी लिखी थी। जब सोनियाजी को देश का प्रधानमंत्री बनाए जाने की बात जोर-शोर से उठ रही थी। चिट्ठी में था कि आप विदेशी मूल की हैं, इसलिए प्रधानमंत्री नहीं बनना चाहिए। किसके कहने पर उन्होंने यह चिट्टी लिखी मैं नहीं समझ पाया। चिट्ठी पढ़कर सोनियाजी निश्चित ही आहत हुई होंगी। उनकी जगह कोई भी होता तो आहत होता। उसी के बाद सुब्रतजी के खिलाफ तमाम जाचें शुरू हो गईं। उस समय वित्तमंत्री चिदंबरमजी थे। मैं चिदंबरमजी से मिलने कई बार गया और उनसे कहा कि यह सब उचित नहीं है, इसे खत्म कर दें, लेकिन उन्होंने कभी भी सकारात्मक प्रतिक्रिया नहीं दी। सुब्रत रॉयजी दिल के बहुत साफ हैं। देश के तमाम नेताओं से उनके संबंध थे, वे लोगों की मदद भी करते थे।

एक दिन उन्होंने मुझे 20-25 नेताओं के नाम गिनाए और कहा कि जब जरूरत होगी, ये सारे नेता उनके साथ खड़े रहे। मैंने उनसे कहा, यह आपकी गलतफहमी है, इनमें से कोई भी आपका साथ नहीं देगा। जब उन पर संकट आया तब सभी नेता उनसे कन्नी काटकर चले गए। अकेला मैं था, जो राज्यसभा में उनकी बात को उठाता था। आज वे अपने जीवन के सबसे बुरे दौर से गुजर रहे हैं, लेकिन मेरा स्वभाव है कि जिससे संबंध होते हैं, उसके बुरे दौर में मैं उसके साथ रहता हूँ। शायद इसी कारण राजनीति में

पचास वर्षों से मैं जिंदा हूँ। हो सकता है, बहुत से लोग मेरी आलोचना करें कि मेरे संबंध सुब्रत रॉयजी से क्यों हैं, लेकिन मैं इसकी परवाह नहीं करता। और यह गुण मैंने नेताजी मुलायम सिंह यादवजी से सीखा था।

□

किस तरह मैंने हरदोई और प्रदेश का विकास करवाया

जब मैं राजनीति में आया उस समय हमारा जिला और प्रदेश बहुत पिछड़ा हुआ था। 1974 में, जब मैंने पिताजी को चुनाव लड़वाया, तब गाँव में न बिजली थी, पीने का स्वच्छ पानी। पीने का पानी भी उन कुओं से मिलता था, जो दूषित था। हैंड पाइप भी बाबा आदम के जमाने के थे, जिन्हें 'ठुकवा' कहा जाता था। खेती के लिए बोरिंग एक कल्पना ही थी। उस समय केविटी तकनीक से सिंचाई होती थी। उस समय तक मैंने न तो भारत का और न ही विश्व भ्रमण किया था, जिस वजह से सोच भी नहीं थी कि प्रदेश का विकास हम कैसे कर सकते हैं? 1980 में जब मैं एमएलए का चुनाव लड़ा तो ऐसी ही व्यवस्था थी, तब जीप भी आधुनिक नहीं थी। सामने शीशा खोलने पर गाड़ी में धूल भर जाती थी। जब तक हम धूल साफ नहीं कर लेते थे, तब तक कोई पहचानता भी नहीं था। कुओं मे साँप और मेढक तैरते थे। कुओं में बाल्टी डालकर उसी पानी को लोग पिया करते थे। विद्यालय गाँव में थे ही नहीं। 10-10 मील बच्चों को पैदल पढ़ने के लिए जाना पड़ता था। हमारे क्षेत्र में जूनियर हाई स्कूल तुरतीपुर में था, जहाँ दूर-दूर से बच्चे पढ़ने आते थे।

यह सब देखकर मैंने उसी समय संकल्प लिया कि अपने क्षेत्र के सभी गाँव को पक्की सड़क से जोड़ूँगा; बिजली, स्कूल व साफ पानी उपलब्ध करवाऊँगा और फिर मैं इसी प्रतिज्ञा को पूरी करने में लग गया। तब मैं केवल एक क्षेत्रीय एमएलए था, परंतु इस कार्य में सफल भी हुआ। मेरी मेहनत का असर यह हुआ कि जो समस्या पहले थी, वह आज नहीं है। शायद यही वजह

है कि आज भी उस क्षेत्र में मैं अमिट हूँ, और वहाँ के मतदाता किसी और की सुनने को तैयार नहीं हैं।

मेरे पिताजी भी विधायक थे और विश्वविद्यालय में मेरे जेल जाने के कारण उन्हें मंत्री नहीं बनाया गया। मैं शर्मिंदा था और मैंने तभी प्रण लिया कि मैं मंत्री जरूर बनूँगा और साथ ही साथ प्रदेश का भी विकास करूँगा। मैं 1997 में पहली बार प्रदेश का ऊर्जा मंत्री बना। उसके बाद पर्यटन व परिवहन मंत्री बना। मेरे ऊर्जा मंत्री बनने में किसी नेता का कोई सहयोग नहीं था। मैंने कांग्रेस को तोड़कर बीजेपी को समर्थन दिया, जिसे 'नरेश फॉर्मूला' नाम दिया गया। मैंने ऊर्जा, पर्यटन और परिवहन मंत्री के रूप मे प्रदेश को बहुत कुछ दिया, जिसका विवरण इस किताब में है। मैंने कभी यह चिंता नहीं की कि विपक्ष मुझ पर क्या आरोप लगा रहा है। मुझ पर वे सभी आरोप लगाए गए, जो एक नेता पर लगा सकते हैं। लेकिन जनता व कार्यकर्ता के लिए इतना काम किया कि जनता ने एक भी आरोप नहीं माना और मैं राजनीति के उस स्तर पर पहुँच गया हूँ, जहाँ आरोप मेरे ऊपर से अपने आप निष्प्रभावी हो जाते हैं। मुझमें यह विशेषता रही कि मैं अपने साथियों का खुलकर साथ देता हूँ और विरोधियों का खुलकर विरोध करता हूँ, इसी कारण मैंने अपनी छवि को किसी एक जाति के नेता के रूप में नहीं बनाई, बल्कि सारे समाज के नेता के रूप में बनाई। इसी कारण मेरे कार्यकर्ता संपन्न हैं और मेरे कहने पर पूरी तरह से विरोधियों के खिलाफ हो जाते हैं।

□

युवा कांग्रेस का जोश

सन् 1977 में, जब कांग्रेस पूरे देश में नसबंदी के नाम पर हार गई, तब चारों तरफ अँधेरा ही दिखाई दे रहा था। इंदिरा गांधीजी भी घबराई हुई थीं और कांग्रेस को रास्ता नहीं सूझ रहा था। संजय गांधीजी कांग्रेस का मोरचा सँभाले हुए थे। आजमगढ़ लोकसभा से रामनरेश यादवजी सांसद जीते थे, लेकिन उत्तर प्रदेश के चुनाव के बाद जब जनता पार्टी बहुमत में आई, तब श्री रामनरेश यादव को उत्तर प्रदेश का मुख्यमंत्री बना दिया गया। आजमगढ़ लोकसभा की सीट रिक्त हुई, क्योंकि रामनरेश यादवजी ने वहाँ से त्याग-पत्र दे दिया था। उपचुनाव घोषित हुआ और श्रीमती मोहसिना किदवाईजी आजमगढ़ लोकसभा से उम्मीदवार घोषित हुईं। हम सब युवा कांग्रेस के सदस्यों की ड्यूटी आजमगढ़ में लगा दी गई। इससे पहले मैं आजमगढ़ नहीं गया था। आजमगढ़ इलाका इतना पिछड़ा हुआ होगा, यह मैंने सपने में भी नहीं सोचा था। वहाँ होटल थे ही नहीं और धर्मशालाएँ सत्ता पार्टी ने बुक कर ली थी। कहीं रुकने का स्थान नहीं था। बड़ी मुश्किल से एक घर में रहने का स्थान दिया गया। घर में जगह की कमी होने के कारण छत पर सोना पड़ता था। वहाँ पर यादव जाति के लोगों का इनना आतंक था कि वोट माँगना भी मुश्किल था। जीपें हम लोगों को गाँव में उतार देती थीं और हम लोग शाम को कोई जुगाड़ करके वापस आते थे। मेरे एक मित्र अंजनी कुमार उपाध्याय लखनऊ में मेरे साथ वकालत पढ़ते थे और 1972 में वकालत पास कर वे आजमगढ़ में वकालत करने लगे। मैं किसी और को जानता नहीं था। मैं कचहरी, उपाध्यायजी को खोजने चला गया। दोपहर का समय था।

उपाध्यायजी कचहरी में मिल गए। वे बोले कि पहले भोजन कर लो। कचहरी के सामने कुछ टूटे-फूटे होटल थे और उनका नाम 'तुरंत भोजनालय' था। मैं समझा यहाँ खाना जल्दी मिल जाता होगा। उपाध्यायजी ने दो थाली का ऑर्डर दिया। थोड़ी देर के बाद दो थाली हमारे सामने आई और उसमें दो तरह के सत्तू थे, नमक, हरी मिर्च और एक लोटा पानी था।

मैं समझ नहीं पा रहा था कि यह किस तरह का भोजन है। मैंने उपाध्यायजी से पूछा कि क्या यही भोजन है ? कहने लगे, हाँ, इसमें जौ और चने का सत्तू है, नमक-मिर्च मिला लो और पानी से गीला करके खा लो। उस समय जिंदगी में पहली बार मैंने ऐसा भोजन किया था और आश्चर्यचकित भी था कि आज भी पूर्वांचल कितना पिछड़ा हुआ है। भोजन करके हम विदा हो गए।

अगले दिन मैं एक गाँव में कांग्रेस का प्रचार कर रहा था, तभी वहाँ यादव लोगों से कहा सुनी और मार-पीट हो गई। हम तीन लोग थे, काफी चोट भी लगी और कुछ अंगों से खून भी बहने लगा। हम लोग साइकिल से भागकर आजमगढ़ कांग्रेस के दफ्तर पहुँचे। डॉक्टर को बुलाया गया। हम लोगों की मरहम-पट्टी हुई। दु:ख-दर्द तो किसी पार्टी के कार्यकर्ता ने नहीं पूछा, बल्कि मीडिया को बुला लिया और हमारे मार-पीट के बारे में बताने लगे। मैं समझ गया कि ये कोंग्रेसी हमारी चोट का फायदा उठा रहे हैं, किसी को हमारे प्रति हमदर्दी नहीं है। मैंने रात्रि में सारा सामान बाँधा और बस से लखनऊ आ गया, हालाँकि उस चुनाव में कांग्रेस उम्मीदवार मोहसिना किदवाईजी वियजी हुईं और फिर से कांग्रेस की वापसी की शुरुआत हो गई।

□

जैसा मैंने
नरेश अग्रवाल को जाना

सत्यमेव जयते

Ministry of Culture
Government of India

Nripendra Misra
Chairman (EC)
Prime Ministers Museum and Library

Massage

It is a privilege to know Shri Naresh Agarwal, former Rajya Sabha Member and ex-minister in UP Cabinet. I got to know that Shri Agarwal is writing a book on his political journey. It is only appropriate that I share my views with him due to my long association with Agarwal family of Hardoi. I came close to his family during my tenure as District Magistrate, Hardoi in 1973-74. His illustrious father was Member of the Legislative Assembly in UP. He was an important member of UP Congress Committee. Mr. Naresh Agarwal received his apprenticeship under the nationalist faith of his late father. He has carved a 'niche' for himself in the district and state politics.

As Power Minister, UP, Mr Agarwal committed himself to improve the power supply in agriculture sector. In spite of financial constraints of the State Electricity Board, he assiduously worked with imaginative financial instruments for strengthening the distribution network in power sector.

I noted his constructive contribution during his Rajya Sabha tenure when I closely interacted from Prime Minister's Office with him.

In his long political career, he is identified amongst the reliable, sincere and patriotic legislative group. His penchant for serving the society remains strong and vibrant.

New Delhi
September 12, 2023

(Nripendra Misra)

Prime Ministers Museum and Libraty
Teen Murty Bhawan, New Delhi. Tel.: 23015309/23015076
E-mail : nmisra@rediffmail.com / chairmanec.nmml@gov.in

कमल नाथ
पूर्व मुख्यमंत्री
मध्य प्रदेश

10 सितंबर, 2023

प्रिय नरेशजी,

मुझे जानकर अत्यंत प्रसन्नता हुई है कि आपने अपने राजनैतिक जीवन के 50 वर्ष पूरे कर लिये हैं और अपने जीवन की कुछ घटनाएँ पुस्तक के माध्यम से देश के सामने प्रस्तुत कर रहे हैं।

मेरा आपसे 1980 में संपर्क हुआ था, जब आप पहली बार विधायक चुने गए थे। उस समय मैं आपके जोश को देखकर समझ गया था कि आप राजनीति में अवश्य तरक्की करेंगे। मुझे इस बात की खुशी है कि बड़े से बड़े पदों पर बैठकर भी आपने अपने को कभी बड़ा नहीं समझा और आज तक अपनों को वैसा ही प्यार देते आ रहे हैं।

मुझे आशा है कि आपकी यह पुस्तक नई पीढ़ी को नई दिशा देगी और उम्मीद करता हूँ कि आप राजनीति के जिस क्षेत्र में रहेंगे, जनता की आवाज को कर्मठता के साथ उठते रहेंगे, जैसा आपने राज्यसभा में करके दिखाया।

इन शब्दों के साथ मैं आपके उज्ज्वल भविष्य की कामना करता हूँ।

आपका

(कमल नाथ)

श्री नरेश अग्रवाल
सांसद (राज्यसभा)
नई दिल्ली

बी-9, सिविल लाइन्स, श्यामला हिल्स, भोपाल, म.प्र.-462002

अखिलेश यादव
राष्ट्रीय अध्यक्ष

पत्रांक.............   दिनांक 01.09.2023

समाजवादी पार्टी

<u>संदेश</u>

प्रिय श्री नरेश अग्रवालजी,

आपके पत्र दिनांक 07 अगस्त, 2023 द्वारा ज्ञात हुआ कि आप राजनीतिक जीवन के 50 वर्ष पूरे होने पर अपने राजनीतिक सफर और अनुभवों को एक पुस्तक के रूप में तैयार कर रहे हैं। आपको हार्दिक बधाई!

आपने उत्तर प्रदेश के हरदोई जिले से अपनी राजनीति शुरू की, सात बार विधायक, दो बार राज्यसभा सदस्य और उत्तर प्रदेश सरकार में मंत्री रहे हैं। देश की विभिन्न राजनीतिक दलों में रहने का आपका बृहद् अनुभव है।

आपके राजनीतिक सफर और अनुभवों पर तैयार होने वाली पुस्तक की सफलता की कामना करते हुए आपको पुनः हार्दिक बधाई।

सुदीर्घ और सुखद जीवन की कामनाओं सहित।

आपका

(अखिलेश यादव)

श्री नरेश अग्रवाल

सदस्य, भारतीय जनता पार्टी,

बी–55, द्वितीय तल, ग्रेटर कैलाश,

नई दिल्ली–110048

शिविर कार्यालय
19, विक्रमादित्य मार्ग, लखनऊ
फोन : 2235454, 2238520
फैक्स : 2239992, 2239757

18, कॉपरनिकस लेन, नई दिल्ली
पिन–110001
फोन नं. 011–23386842
फैक्स नं. 011–23382430

नरेश अग्रवाल कैसे बने युवा तुर्क

—प्रमोद तिवारी*

वर्ष 1977 में 'आपातकाल' के बाद जनता पार्टी प्रचंड बहुमत के साथ सत्ता में आई और उसने आत्मघाती कदम उठा ही लिया और इंदिराजी की लोकसभा से सदस्यता समाप्त करके उन्हें गिरफ्तार कर लिया, जिन्हें ससम्मान बाद में साक्ष्यों के अभाव में मजिस्ट्रेट ने छोड़ दिया।

वर्ष 1980 में नए जोश और उत्साह के साथ स्व. संजय गांधीजी के कुशल नेतृत्व को कांग्रेस पार्टी के 309 विधायक चुनकर उत्तर प्रदेश विधानसभा में आए, जिनमें ज्यादातर युवा चेहरे थे। ये वो लोग थे, जो सन् 1977–1980 तक स्व. संजय गांधीजी के साथ कदम-से-कदम मिलाकर जनता पार्टी की हुकूमत के खिलाफ लड़े थे और जेल भी गए थे तथा लाठियाँ भी खाई थीं। हरदोई सदर से अपने पिता स्व. श्री बाबू की जगह श्री नरेश अग्रवालजी भारी बहुमत से विजय हासिल करके विधानसभा में आए, उनकी पहचान एक संघर्षशील 'युवा तुर्क' के रूप से पूरे प्रदेश में, विशेष रूप से मध्यांचल में प्रतिष्ठित हो चुकी थी।

इत्तेफाक से मैं भी वर्ष 1980 में पहली बार चुनकर विधानसभा आया था और हमें तथा नरेशजी को पार्क रोड कॉलोनी स्थित आमने-सामने आवास मिले। मुझे एफ ब्लॉक में और नरेशजी को जी ब्लॉक में आवास मिला। वे विधानसभा में काफी मुखर थे और अपने निर्वाचन क्षेत्र के लिए भी बहुत सक्रिय थे। पार्क रोड में आमने-सामने रहने के कारण हम दोनों का परिचय

* कांग्रेस के राज्यसभा सांसद

सदन से निकल पार्क रोड घर तक आ गया और वह व्यक्तिगत दोस्ती में बदल गया, जो आज तक कायम है।

वर्ष 1985 में जब टिकटों का बँटवारा हुआ तो मैं आश्र्यचकित रह गया कि जो नरेशजी सदन के अंदर और बाहर कांग्रेस की आवाज थे, वे अरुण नेहरू की साजिश के शिकार हो गए, किंतु नरेशजी ने कांग्रेस के प्रति पूरी वफादारी दिखाई, और जिला कांग्रेस कमेटी हरदोई के अध्यक्ष के रूप में जिम्मेदारी सँभाली। उन्होंने टिकट कटने का 'दंश' झेल लिया तथा कांग्रेस के प्रति पूरी निष्ठा दिखाई। उन्हें पूरी उम्मीद थी कि वर्ष 1989 में कांग्रेस पार्टी उन्हें वफादारी का पुरस्कार देगी, परंतु एक बार फिर उन्हें निराशा ही मिली, जबकि उत्तर प्रदेश कांग्रेस के अध्यक्ष के रूप में स्व. बलराम सिंह यादवजी जैसे उनके व्यक्तिगत मित्र बागडोर सँभाल रहे थे। इसके बावजूद भी नरेशजी ने पार्टी के प्रति वफादारी बनाए रखी और निर्दलीय प्रत्याशी के रूप में विधानसभा का चुनाव लड़े तथा जीते भी और यह साबित कर दिया कि हरदोई में उनके एवं उनके पिता के सद्कार्य हैं और जनता में उनकी लोकप्रियता है। हम सब एक बार फिर सदन में दोनों दोस्त 'एक' हो गए, परंतु उनके मन के अंदर कांग्रेस थी और इसलिए वर्ष 1991 में हमारे तथा उनके संयुक्त प्रयास से हरदोई में विधानसभा का चुनाव लड़े और विजयी हुए।

उस समय का मुझे एक वाकया याद है, वर्ष 1991 में उनका चुनाव 'द्वितीय चरण' में था, उसी दौरान 'बीसवीं सदी' की सबसे बड़ी हृदय विदारक दुर्घटना हुई और स्वर्गीय राजीव गांधीजी हमारे बीच नहीं रहे। स्व. राजीवजी से नरेशजी बहुत जुड़े थे, वे भावुक हो गए, उन्होंने कहा कि मेरे चुनाव प्रचार में कोई आए या न आए किंतु प्रमोदजी, आपको जरूर आना है और मैं उनके चुनाव प्रचार में गया। स्व. राजीवजी के न रहने पर स्तब्ध कांग्रेस ने स्व. नरसिंह रावजी को कांग्रेस का नेतृत्व सौंप दिया और वे कांग्रेस के राष्ट्रीय अध्यक्ष बने, परंतु उनकी कोई भी सामाजिक अथवा उत्तर भारत में राजनीतिक पहचान नहीं थी और जननेता के रूप में वे लोकप्रिय नहीं थे। किंतु डर था कि उन्हें द्वितीय चरण के चुनाव प्रचार में उतारा जाए तो क्या सफल पब्लिक मीटिंग हो पाएगी। यह बीड़ा मैंने एवं स्व. जितेंद्र प्रसादजी ने उठाया

और नरेश अग्रवालजी को तैयार किया कि वे हरदोई में दक्षिण भारतीय, भारतीय राष्ट्रीय कांग्रेस के अध्यक्ष स्व. नरसिंह रावजी की जनसभा कराएँ, जिन्हें हरदोई तो क्या पूरे उत्तर प्रदेश में भी कम लोग जानते थे। नरेशजी ने पार्टी के सम्मान के लिए हम लोगों का अनुरोध स्वीकार किया और नरसिंह रावजी की जबरदस्त जनसभा हरदोई में कराई। श्री नरेश अग्रवालजी फिर जीतकर विधानसभा पहुँचे। केंद्र में कांग्रेस की और उत्तर प्रदेश में भारतीय जनता पार्टी की सरकार बन गई।

वर्ष 1992 में मैं एवं नरेशजी चाहते थे कि उत्तर प्रदेश में भारतीय जनता पार्टी की सरकार बर्खास्त हो अन्यथा अयोध्या में कोई बड़ी घटना घट सकती है। हम सभी विधायक दिल्ली में स्व. नरसिंह रावजी से मिलने 2 दिसंबर को दिल्ली गए और उनसे अनुरोध किया कि उ.प्र. विधानसभा भंग कर दी जाए। परंतु होनी को कौन टाल सकता था? माननीय सर्वोच्च न्यायालय में शपथ-पत्र देकर भी प्रदेश के तत्कालीन मुख्यमंत्री स्व. कल्याण सिंहजी वादाखिलाफी कर गए, बाकी का इतिहास सबको मालूम है।

वर्ष 1996 में श्री नरेश अग्रवालजी ने मुझसे कहा कि कांग्रेस के टिकट पर चुनाव जीतना संभव नहीं है। वे मेरे अलावा किसी को चुनाव प्रसार में बुलाते भी नहीं थे, सन् 1996 में भी हम लोग जीतकर विधानसभा पहुँचे। बहुजन समाज पार्टी का गठबंधन था। नरेशजी ने मुझसे कहा कि यदि अब कांग्रेस सरकार में नहीं आती है तो हमें सरकार में शामिल होने के लिए 'दल' तोड़ देना चाहिए, उन्होंने वार्त्ता भी कर ली थी और मुझसे भी कहा कि आप नेतृत्व करें, परंतु मैंने कांग्रेस में ही बने रहने का निर्णय लिया, किंतु नरेशजी ने अखिल भारतीय लोकतांत्रिक कांग्रेस पार्टी का गठन किया तथा उसके राष्ट्रीय अध्यक्ष बने और 22 विधायकों के साथ कांग्रेस छोड़कर सरकार में शामिल हो गए। कांग्रेस के लिए तथा स्व. जीतेंद्र प्रसादजी और मेरे लिए यह बहुत बड़ा व्यक्तिगत आघात था।

विधानसभा में हम लोगों में बहुत ही कटु विवाद हुए, आरोप-प्रत्यारोप हुए और वह कड़ुवाहट बहुत गहरी हो गई, परंतु अखिल भारतीय लोकतांत्रिक कांग्रेस का जब वे हरिद्वार में अधिवेशन कर रहे थे, तो प्रदेश के तत्कालीन

मुख्यमंत्री श्री राजनाथ सिंहजी ने उन सभी को मंत्रिमंडल से निकाल दिया और अखिल भारतीय लोकतांत्रिक कांग्रेस का लगभग अस्तित्व ही समाप्त हो गया। फिर नरेशजी समाजवादी पार्टी में गए और मंत्री बने तथा बाद में बहुजन समाज पार्टी में भी गए और मंत्री बने। बाद में स्व. मुलायम सिंह यादवजी के आशीर्वाद से नरेशजी समाजवादी पार्टी का प्रतिनिधित्व करते हुए राज्यसभा में पहुँचे। हम लोग हवाई जहाज से लखनऊ आ रहे थे तो नरेशजी ने ही बड़प्पन दिखाते हुए पहल की और एक दिन वे हमारे घर आ गए, हम लोगों ने अपना पुराना रिश्ता निभाया।

जब मेरी पुत्री मोना की शादी थी तो नरेशजी ने छोटे भाई की तरह जिम्मेदारी बखूबी निभाई और सारे इंतजाम में जुटे रहे, फिर चाहे मेरी पुत्री मोना की शादी रही हो या नरेशजी के पुत्र या पुत्री की शादी रही हो, हम दोनों का परिवार एक-दूसरे में रच-बस गया।

मेरी भी इच्छा हुई कि मैं भी राज्यसभा में जाऊँ, किंतु यह मेरा संकल्प था कि कांग्रेस छोड़कर नहीं, बल्कि कांग्रेस के टिकट पर ही राज्यसभा जाऊँगा और फिर वर्ष 2013 में आदरणीय श्री मुलायम सिंह यादवजी के नेतृत्व में और आदरणीय श्री अखिलेश यादवजी के समर्थन से कांग्रेस के टिकट पर मैं राज्यसभा पहुँच गया, तब तक नरेशजी वहाँ पर पूरी तरह स्थापित हो चुके थे और राज्यसभा में उन्होंने अपनी पहचान बना ली थी।

मुझे याद आता है जब बजट सत्र के बाद 'स्वतंत्र भारत' समाचार-पत्र ने वह बड़ी हैडिंग लगाई थी कि 'यदि ये तीनों चुप हो जाएँ तो सदन गूँगा हो जाता था।' वे तीनों थे—श्री नरेश अग्रवालजी, श्री जगदंबिका पालजी और स्वयं मैं।

जब मैं उत्तर प्रदेश विधानसभा में कांग्रेस विधान मंडल दल का नेता था तो अपने विश्वासपात्र श्री नरेश अग्रवालजी को मैंने उ.प्र. कांग्रेस विधान मंडल का उपनेता बनाया था और श्री जगदंबिका पालजी को मुख्य सचेतक बनाया था। जिंदगी के इस मोड़ पर मैं यही कहूँगा कि वर्ष 1991, 1993 एवं 1996 तक श्री नरेश अग्रवालजी और श्री जगदंबिका पालजी मेरे आधार स्तंभ थे। रात्रि में 10-11 बजे मैं नरेशजी को कह देता था कि आप नियम 300 के

अंतर्गत इस विषय पर औचित्य का प्रश्न लगाओ, तब वे कब सोते थे, कब नोटिस लिखाते थे और कब मा. अध्यक्ष विधानसभा के पास जाते थे, किंतु मुझे सुबह 10 बजे बता देते थे कि नोटिस लग गया है। नरेशजी लगभग हर दिन नियम 300 के अंतर्गत औचित्य के प्रश्न का नोटिस लगाते थे।

उसी दौरान एक रोचक घटना हुई, मैंने स्वयं जब एक दिन नियम 300 के अंतर्गत औचित्य के प्रश्न का नोटिस भेजा तो मा. अध्यक्ष विधानसभा ने भरी विधानसभा में कहा कि "प्रमोदजी, यह हस्ताक्षर तो आपके नहीं हैं इसे किसने किया है ? यह आपके हस्ताक्षर से मेल नहीं खा रहे हैं।" होता यह था कि मैं नरेशजी को फोन पर कह देता था और वे मेरे हस्ताक्षर नोटिस पर कर दिया करते थे, तब जब मैंने हस्ताक्षर किए तो मेरे ही हस्ताक्षर को स्पीकर साहब ने फरजी मान लिया, इतना प्रगाढ़ संबंध मेरा और नरेशजी का रहा। नरेश अग्रवालजी अपने चुनाव प्रचार में चाहे किसी को बुलाएँ, न बुलाएँ, किंतु मुझे अवश्य बुलाते थे और मैं उनके चुनाव प्रचार में अवश्य जाता था।

अंत में इतना ही कहूँगा कि नरेशजी में विलक्षण संसदीय प्रतिभा निहित है। ईश्वर से प्रार्थना करता हूँ कि वे एक बार फिर राज्यसभा में आएँ, हम दोनों अपने पुराने अनुभवों को साक्षा करें, भले ही हम दोनों में आरोप प्रत्यारोप हो, या फिर साथ-साथ हों।

□

नरेश अग्रवाल एक लोकप्रिय राजनेता

–रामगोपाल यादव*

उत्तर प्रदेश की राजनीति से लेकर देश की राजनीति तक एक कुशल विधायक, मंत्री एवं सांसद के रूप में श्री नरेश अग्रवाल के नाम से सभी परिचित हैं। बल्कि सच बात तो यह है कि वे किसी परिचय के मोहताज नहीं हैं। राजनीति उनके रक्त में है। उनके श्रीपितामह, पिताजी, वे स्वयं, फिर उनके पुत्र नितिन अग्रवाल उत्तर प्रदेश के हरदोई से विधानसभा क्षेत्र से पिछले पचास साल से अधिक समय से लगातार विधायक रहे हैं। अपने क्षेत्र पर ऐसी पकड़ बिरले नेताओं की ही होती है। नेताजी (मुलायम सिंह यादव) कहा करते थे कि बड़ा नेता वही होता है, जो अपने क्षेत्र में मजबूत होता है।

श्री नरेश अग्रवाल जैसे जमीन से जुड़े नेता प्रदेश में ही नहीं, देश में भी बहुत कम हैं। उत्तर प्रदेश में वे एक ऐसे विधायक रहे हैं, जिनके सहयोग के बिना विधानसभा की काररवाई चलाना मुश्किल हुआ करता था। अपनी काबिलियत के बल पर वे उत्तर प्रदेश के ऊर्जा मंत्री, पर्यटन मंत्री एवं परिवहन मंत्री बने और अपने मंत्रालयों पर उन्होंने अमिट छाप छोड़ी। न्यायसंगत कार्यों के लिए उन्होंने सदैव राजनीति से ऊपर उठकर कार्य किए। किसी भी दल के कार्यकर्ता को अपने जायज कार्य के लिए श्री नरेश अग्रवाल ने निराश नहीं किया। यही वजह है कि श्री अग्रवाल कांग्रेस, बसपा और समाजवादी पार्टी सहित सभी दलों में एक प्रमुख कद्दावर नेता के रूप में स्थापित हुए।

कांग्रेस से हटकर लोकतांत्रिक कांग्रेस बनाने और एक दिन के लिए

* समाजवादी पार्टी के राज्यसभा सांसद

श्री जगदंबिका पाल को मुख्यमंत्री बनाने का कमाल श्री नरेश अग्रवाल का ही था। राज्यसभा में समाजवादी पार्टी के संसद सदस्य के रूप में श्री नरेश अग्रवाल ने देश के सभी राजनेताओं का ध्यान अपनी तरफ आकर्षित किया। कोई ऐसा दिन नहीं होता था जब श्री अग्रवाल का 'पॉइंट ऑफ ऑर्डर' चर्चा का विषय न रहता हो। मैं राज्यसभा में समाजवादी संसदीय दल का नेता था और श्री अग्रवाल उपनेता। उनके रहते मुझे संसद की काररवाई को लेकर कभी चिंता नहीं रहती थी। राज्यसभा की नियमावली की सारी बारीकियों का अध्ययन करके उन्होंने जनहित के अनगिनत मुद्दों को बहुत प्रभावी ढंग से संसद में उठाया। जिस दिन राज्यसभा में श्री नरेश अग्रवालजी नहीं पहुँच पाते थे, सारे दलों के अनेक सांसद मुझसे कहते थे कि आज नरेशजी के न आने से राज्यसभा में मजा नहीं आया। जब किसी नेता की अनुपस्थिति एक्रॉस पार्टी लाइन महसूस की जाने लगे तो यह अनुमान आसानी से लगाया जा सकता है कि उस नेता का कद कितना बड़ा है। श्री अग्रवाल के राज्यसभा में आने के बाद उनके पुत्र श्री नितिन अग्रवाल हरदोई का प्रतिनिधित्व विधानसभा में कर रहे हैं और वे श्री अखिलेश यादव के मंत्री परिषद् के सदस्य भी थे और आज भी एक लोकप्रिय मंत्री हैं।

श्री नरेश अग्रवाल 01 अक्तूबर, 2023 को 72 वर्ष के होने जा रहे हैं। उन्हें लख-लख बधाइयाँ। मेरी कामना है कि वे स्वस्थ रहें, शतायु हों और निरंतर जनसेवा के लिए समर्पित रहें।

मुझे उम्मीद है कि उनकी पार्टी उनके अपार जनसमर्थन और जमीन से जुड़े जुझारू व्यक्तित्व जैसे गुणों के कारण उनका सार्थक उपयोग करेगी। □

राजनीति के शिखर पुरुष नरेश अग्रवाल

—के.सी. त्यागी*

नरेशजी उत्तर प्रदेश की राजनीति के शिखर पुरुष रहे हैं। मुलायम सिंहजी जब उत्तर प्रदेश के पहली बार मुख्यमंत्री बने, उस समय मैं भी गाजियाबाद से लोकसभा के लिए चुना गया था। नरेशजी उस समय विधानसभा के सदस्य थे और सहयोगी पार्टी के नाते मुख्यमंत्री आवास पर उनसे अकसर मुलाकात होती रही, लेकिन निकट से समझने और आत्मीयता जैसे रिश्ते स्थापित होने में समय की महत्त्वपूर्ण भूमिका होती है। 90 का दशक सर्वाधिक राजनीतिक घटनाक्रमों से भरा था। बाबरी मसजिद पर अदालत से फैसला आना बाकी था, उधर कार सेवकों के नाम पर मसजिद के ढाँचे पर हुई छेड़छाड़ पर विवाद अपने चरम पर था। मंडल कमीशन की अनुशंसाओं को लेकर उस समय कांग्रेस का रुख स्पष्ट नहीं था लिहाजा उसके परंपरागत वोट में सपा, भाजपा और बसपा सेंध लगाने में कामयाब होती रही और अंतत: निरंतर होते रहे चुनावों में संख्या बल कमजोर होता रहा और उत्तर प्रदेश कांग्रेस पार्टी का आंतरिक संघर्ष निरंतर गहरा होता रहा। मुलायम सिंहजी सन् 1988 में लोकसभा के उम्मीदवार थे और कल्याण सिंह मुख्यमंत्री। एक रोचक राजनीतिक घटनाक्रम के तहत कांग्रेस पार्टी में बँटवारा होकर जगदंबिका पाल के नेतृत्व में कुछ घंटों के लिए एक सरकार का गठन हुआ। केंद्र में भाजपा के उदारवादी नेता अटल बिहारी वाजपेयी प्रधानमंत्री थे। नरेश अग्रवाल का राष्ट्रीय राजनीति में यह पहला दखल था, जब उन्होंने कल्याण सिंह को पुन:

* पूर्व राज्यसभा सांसद व जेडीयू के प्रवक्ता

स्थापित करने में मदद की और काफी विधायक जुटाकर लोकतांत्रिक कांग्रेस का गठन किया। इसी बीच कल्याण सिंह का अटलजी से मतभेद बढ़ा और उन्होंने एक क्षेत्रीय दल का गठन कर भाजपा को अलविदा कह दिया। भाजपा को एक मजबूत साथी और संगठन के रूप में नरेशजी ने सहारा देने का काम किया। एक दर्जन के लगभग मंत्री लोकतांत्रिक कांग्रेस से संबंधित थे और राम प्रकाश गुप्ता के मुख्यमंत्री काल में उन्हें मुख्यमंत्री जैसा मान-सम्मान प्राप्त था। समाजवादी पार्टी से अपने निष्कासन के बाद मैंने भी एनडीए में शामिल होने का फैसला किया। मेरे पुराने वरिष्ठ साथी श्री शरद यादव जनता दल (यू) बनाकर एनडीए का हिस्सा बन चुके थे, लिहाजा अपने समर्थकों का एक बड़ा सम्मेलन दिल्ली में आयोजित किया। जिसमें शरदजी के अलावा एक बड़ा नाम नरेश अग्रवाल का भी शामिल रहा। नरेशजी का वक्तव्य स्पष्ट और हौसला बढ़ानेवाला था।

इसी बीच राज्यसभा के चुनाव की घोषणा हुई और उत्तर प्रदेश में मेरे प्रिय साथी राजीव शुक्ला को उन्होंने उम्मीदवार बनाकर विजयी कराया। इस घटना के बाद नरेशजी के लिए मेरे मन में स्नेह और सम्मान दोनों समा गए। अकसर मुलाकात होती रही। सन् 2000 में लखनऊ में उन्होंने एक अल्पसंख्यक सम्मेंलन आयोजित किया, जिसका कार्यक्रम एवं ध्येय संपूर्ण धर्मनिरपेक्ष मूल्यों पर आधारित था। उत्तर प्रदेश में लोका भाजपा का सबसे मजबूत और भरोसेमंद सहयोगी दल माना जाता था। नरेशजी का जलवा इस कदर था कि विधान परिषद् और राज्यसभा के नॉमिनेशन में भी उनकी पसंद को सम्मान दिया जाता था, लेकिन कुछ घटनावश राजनीतिक उठापटक के चलते उन्हें मंत्री पद भी छोड़ना पड़ा। मधुमक्खी की तरह चिपकनेवाले मंत्री और विधायक रातों-रात गायब हुए। नरेशजी के लिए यह दुर्घटनावश आत्ममंथन का रहा कि किस प्रकार वर्तमान राजनीति सत्ता केंद्रित है और वैचारिक प्रतिबद्धता नाममात्र को है, लेकिन इन चुनौतियों ने नरेशजी को कभी निराश नहीं किया, बल्कि उन्हें एक फौलादी नेता के रूप में नई पहचान बनाने का अवसर दिया। कई अवसरों पर अपने पुराने संस्मरणों को वे साझा भी करते रहे। कई प्रयोग भी इसी बीच में हुए और समाजवादी पार्टी द्वारा उन्हें

राज्यसभा में मनोनीत किया गया। उस समय मैं भी जेडीयू द्वारा राज्यसभा के लिए चयनित किया गया। समाजवादी पार्टी और नरेशजी दोनों के लिए यह स्वर्ण अवसर था। प्रो. रामगोपाल के साथ उन्होंने राज्यसभा में सपा को सबसे मुखर विपक्षी दल के तौर पर स्थापित कराया और एक प्रभावी सांसद के रूप में स्थापित हुए। शून्यकाल से लेकर व्यवस्था के प्रश्नों को उठाने में उन्हें दक्षता हासिल हो चुकी थी। शायद कोई दिन और कोई विषय अछूता रहा हो, जब नरेशजी की उपस्थिति दर्ज न हो पाई हो। सत्ता पक्ष को कई अवसरों पर परेशानी में डालने में वे सफल रहे।

मेरा लंबा समय उनके साथ गुजरा, उनके पारिवारिक कार्यक्रमों में भी मेरी उपस्थिति रहती थी, उनके द्वारा आयोजित कोई कार्यक्रम मेरी उपस्थिति के बगैर संभव नहीं होता है। संसद आज भी उन्हें याद करती है और मित्र भी। नरेशजी को एक अवसर और प्राप्त होता तो शायद वे लंबे समय तक यादों के पटल पर बने रहते। मैं उनके लंबे और स्वस्थ जीवन की कामना करता हूँ और नरेशजी जैसा यादगार दोस्त सबको मिले, ऐसी शुभकामना भी करता हूँ। □

पिताजी की वजह से राजनीति में यह मुकाम मैं पा सका

–नितिन अग्रवाल*

बात सन् 1999 की है, जब मैंने इंटरमीडिएट की परीक्षा उत्तीर्ण कर स्नातक करने के लिए दिल्ली विश्वविद्यालय के तमाम कॉलेजों में आवेदन किया था। पिताजी उस समय उत्तर प्रदेश सरकार में ऊर्जा मंत्री बन चुके थे, उस समय तक मेरा राजनीति से कोई लेना-देना नहीं था। मेरा दाखिला शहीद भगत सिंह कॉलेज, दिल्ली में हो गया, तो दिल्ली के साकेत में मैं एक फ्लैट किराए पर लेकर रहने लगा। मुझे याद है कि दिल्ली कॉरपोरेशन की सरकारी बस साकेत से मेरे कॉलेज तक चलती थी, जिसका नंबर 427 था। जब मैं कॉलेज के लिए जाता था, तो कभी-कभी काफी भीड़ होने के कारण मैं बस से लटककर जाता था। जब मैं कॉलेज में पहुँचा तो कॉलेज के लोग आश्चर्यचकित हुए कि जिनके पिता उत्तर प्रदेश सरकार में मंत्री हैं, उनका बेटा दिल्ली की सरकारी बसों में चलता है। मैंने पिताजी से एक गाड़ी दिलाने की बात कही, तो पिताजी ने शर्त रखी कि स्नातक प्रथम वर्ष में 60 प्रतिशत नंबर लेकर आओगे तो मैं तुम्हें गाड़ी दिला दूँगा। स्नातक प्रथम वर्ष में मेरे 59.7 प्रतिशत नंबर आए, तो मैं हताश हो गया कि अब पिताजी गाड़ी नहीं दिलाएँगे, परंतु पिताजी ने मुझे गाड़ी दिला दी।

वर्ष 2003 में स्नातक की पढ़ाई पूर्ण की। एम.बी.ए. की पढ़ाई के लिए

---

* प्रदेश सरकार में मंत्री हैं और नरेश अग्रवाल के पुत्र

मैं पुणे चला गया। जब मैं पढ़ाई करके लौटा तो दिल्ली में एक मल्टीनेशनल बैंक ABN AMRO में नौकरी की, क्योंकि मैंने फाइनेंस की पढ़ाई की थी। तीन महीने नौकरी करने के बाद पिताजी ने मुझे लखनऊ बुला लिया और नौकरी छुड़वा दी, तो मैं बहुत नाराज हुआ और मैंने पिताजी से कहा कि जिस विषय से मैंने पढ़ाई की है, उससे संबंधित काम करूँगा तो मुझे अनुभव मिल जाएगा। उसका लाभ भविष्य में मिलेगा, तो उन्होंने कहा कि अब तुम्हें नौकरी करने की जरूरत नहीं है, क्योंकि तुम्हें राजनीति करनी है। मैं अभी राजनीति में नहीं आना चाहता था, क्योंकि मुझे लगता था कि मैं अभी राजनीति के लिए तैयार नहीं हूँ, लेकिन पिताजी की मंशा के अनुसार वर्ष 2004 में मेरे राजनीति सफर की शुरुआत हुई, उस समय पिताजी समाजवादी पार्टी में थे। मैंने अपने पिताजी के साथ मिलकर सन् 2007 में विधानसभा चुनाव में छोटी भूमिका निभाई थी। सन् 2007 में प्रदेश में बहुजन समाज पार्टी की सरकार बनी तथा समाजवादी पार्टी विपक्ष में आ गई, तो मैं गुड़गाँव चला गया तथा वहाँ एक कंपनी में नौकरी करने लगा। बात सन् 2008 की है, पिताजी ने मुझे फोन करके दिल्ली में एक जगह बुलाया और कहा कि तुम्हें किसी एक बड़े नेता से मिलवाने ले चलना है। मैं जब उनके पास पहुँचा, तो वे मुझे उत्तर प्रदेश सरकार की मुख्यमंत्री सुश्री बहन मायावतीजी से मिलवाने ले गए। सुश्री बहन मायावतीजी को मैंने अपना परिचय दिया। पिताजी ने मा. मुख्यमंत्रीजी से कहा कि मैं अपने बेटे को सक्रिय राजनीति में लाना चाहता हूँ। उन्होंने कहा कि आप अपने पद से इस्तीफा दे दीजिए तो आपके बेटे को विधानसभा का टिकट दे दूँगी।

मैं सन् 2008 में बहुजन समाज पार्टी के टिकट से विधायक बना और उसी के साथ मेरे राजनीतिक जीवन की शुरुआत हुई। जब मैंने राजनीतिक जीवन में पदार्पण किया तब मुझे यह नहीं मालूम था कि राजनीति में आकर लाखों लोगों की सेवा कर सकता हूँ, परंतु जब सन् 2008 में मैंने अपने राजनीतिक सफर की शुरुआत की, तो अपने कार्यकर्ताओं के साथ उठना-बैठना शुरू हुआ, तब मुझे एहसास हुआ कि मैं हजारों-लाखों लोगों के लिए काम कर सकता हूँ। अगर मैं राजनीति में नहीं आता, तो मैं लाखों लोगों की

मदद नहीं कर सकता था। तब मुझे यह एहसास हुआ कि राजनीति में आना कितना जरूरी है। वह भी तब जब मैं अपने परिवार की चौथी पीढ़ी से था। दादा, परदादा व पिताजी के पश्चात् चौथी पीढ़ी से होने के कारण लोगों की अपेक्षाएँ मुझसे बहुत थीं। मुझे राजनीति में सेवा करने का अवसर मिला, खासतौर से गरीब वर्ग की सेवा करके मुझे बहुत आत्म संतुष्टि होती है। आज 15 वर्ष के राजनीतिक जीवन में मैंने पूरी कोशिश की है कि अपने क्षेत्र की जनता के लिए, प्रदेश के लिए कुछ बेहतर करूँ। क्षेत्र के, प्रदेश के जो भी लोग मेरे पास मदद के लिए आए, मैंने उनकी हर संभव मदद की है। यह मेरे लिए एक आत्म संतुष्टि का कारण भी रहा है।

आज मैंने राजनीतिक जीवन में अपने पिताजी से बहुत कुछ सीखा है। लोग मुझसे पूछते हैं कि आपके परिवार का प्रभाव इतने लंबे समय से राजनीति में कैसे रहा, वो भी उस जनपद में जिसमें आपकी जाति का अधिक जनमत नहीं है, तो मैंने जवाब दिया कि इसका पूरा श्रेय जनता को जाता है। मैंने कभी भी जातिवाद का सहारा नहीं लिया, दूसरा अपने कार्यकर्ताओं और साथियों का साथ दिया, उनके सुख-दुःख का साथी बना। साथ-ही-साथ जनता में विश्वास पैदा किया कि जब तक हम राजनीति में हैं तब तक हमारा जनपद सुरक्षित रहेगा, हमारे लोग सुरक्षित रहेंगे और हमारा क्षेत्र सुरक्षित रहेगा। यही कारण है कि हमारे परिवार, दादा, परदादा व पिताजी के राजनीति के पचास वर्ष एवं मेरे 15 वर्ष के राजनीतिक जीवन में हरदोई की जनता का विश्वास हमारे परिवार के प्रति लगातार बढ़ा है।

मैंने अपने पिता से बहुत कुछ सीखा है। मैं आज राजनीति में जहाँ भी जिस पद पर हूँ, उनके अनुभव से हूँ। मैं समझता हूँ कि उनके अनुभव ने ही मुझे राजनेता बनाने का कार्य किया है, जिस कारण ही मैं उत्तर प्रदेश सरकार में मंत्री, विधानसभा उपाध्यक्ष और आज मैं उत्तर प्रदेश सरकार में तीसरी बार मंत्री बना हूँ। मैं तो कहूँगा कि इतने अनुभवी पिता जिन्होंने राजनीतिक जीवन का इतना सारा अनुभव दिया है, शायद ही किसी पिता ने अपने बेटे को राजनीति में इतना सब कुछ दिया हो। मैं बस इतना ही कहूँगा कि आगे का जीवन जितना भी है, मैं जब तक राजनीति में रहूँगा, उनके दिखाए हुए रास्ते

पर ही चलता रहूँगा। खासतौर से गरीबों की सेवा करता रहूँगा। जिन लोगों को मेरी जरूरत है, उन लोगों के साथ खड़ा रहूँगा। यही मेरे राजनीतिक जीवन का लक्ष्य है, इन्हीं लक्ष्यों को लेकर राजनीतिक जीवन में काम करता रहूँगा।

□

यारों के यार हैं नरेश भाई

–राजीव शुक्ला*

पूर्व राज्यसभा सदस्य और उत्तर प्रदेश के पूर्व ऊर्जा मंत्री नरेश अग्रवाल कुछ बिरले राजनीतिज्ञों में से हैं, जिनकी अनूठी पहचान है। उनका व्यक्तित्व न केवल संघर्षशील है, बल्कि राजनीति में उन्हें यारों का यार माना जाता है। हालाँकि उनका परिवार पहले से राजनीति में था। उनके दादा सांसद और पिता विधायक थे। उन्होंने अपनी राजनीतिक विरासत का कभी कोई लाभ नहीं लिया और अपनी जमीन खुद तैयार की। नरेश अग्रवाल, जिन्हें लोग नरेश भाई के नाम से ज्यादा जानते हैं, उस चुनाव क्षेत्र से लगातार जीतते रहे, जहाँ उनके अपनी जाति के सबसे कम वोट हैं। इसका मतलब है कि वे अपने चुनाव क्षेत्र में बहुत ज्यादा लोकप्रिय हैं। यह जमीन उनकी खुद की अर्जित की हुई है। वे किसी भी पार्टी से लड़ें, लोग उन्हें चुनकर भेजते रहे हैं। मुझे याद है कि उनके बेबाक अंदाज में बोलने से कई बार कई लोग उनसे नाराज हो जाते थे और एक बार तो उत्तर प्रदेश के एक बहुत बड़े कांग्रेसी नेता उनसे खफा थे, उन्होंने उस समय का उनका विधानसभा का टिकट कटवा दिया, जब कांग्रेस पार्टी की लहर थी। नरेश अग्रवाल ने निर्दलीय चुनाव लड़ने का फैसला किया और मोर के चुनाव निशान पर उस आँधी में भी व निर्दलीय उम्मीदवार के रूप में भारी मतों से विजयी हुए। इसका अर्थ यह था कि उनका खुद का वोट बैंक था।

वे वापस कांग्रेस में आ गए और विधायक बने। जब कल्याण सिंह

---

* राज्यसभा के सांसद

सरकार बन रही थी, तो उन्होंने 22 विधायकों को लेकर लोकतांत्रिक कांग्रेस बनाई और कल्याण सिंह सरकार में सभी को मंत्री बनवाया। लोकतांत्रिक कांग्रेस ने अपना जनाधार बनाना भी शुरू किया। उन्होंने इस दौरान अपनी पार्टी से दो राज्यसभा सदस्य भी निर्वाचित करवाए। मुझे राजनीति में लाने का श्रेय उन्हीं को जाता है। वे मित्र तो मेरे बहुत पुराने थे और जब मैं पत्रकार था तो अकसर वे और पूर्व मंत्री राम अवतार दीक्षित साथ-साथ दिल्ली आते थे, और हमारे साथ बैठकों का दौर चलता था। बाद में भी वे अकेले जब भी दिल्ली आते थे मुलाकात होती रहती थी। लोकतांत्रिक कांग्रेस बनाने के बाद वे मुझे राज्यसभा चुनाव लड़ने के लिए प्रेरित करते थे, लेकिन मैं तय नहीं कर पा रहा था कि राजनीति में जाऊँ या नहीं। मुझे यह भी पक्का विश्वास नहीं था कि इतने कम विधायकों के साथ चुनाव जीत पाऊँगा या नहीं। इससे पहले वे बंबई के रिजवी साहब को राज्यसभा चुनाव जितवा चुके थे, लेकिन पार्टी में उसके बाद ज्यादा एकजुटता नहीं थी। नरेश भाई ने पूरे विश्वास के साथ हमारा पर्चा भरवाया और मैंने भी जोखिम लेना तय किया। वे रात-दिन बगैर सोए हमारे चुनाव में लगे रहे। लखनऊ के अखबार लिख रहे थे कि मैं बुरी तरह हार रहा हूँ। मन में घबराहट भी थी, लेकिन नरेश भाई कहते थे कि कतई चिंता करने की जरूरत नहीं है। जब चुनाव नतीजा निकला, तो मैं सर्वाधिक मतों से वर्ष 2000 में राज्यसभा के लिए निर्वाचित हुआ। हमें जितने वोट मिले, उसका रिकॉर्ड आज तक टूट नहीं पाया है। उसी चुनाव में हमारे साथ श्री राजनाथ सिंह और सुषमा स्वराजजी भी विजयी हुई थीं। इससे यह जाहिर होता है कि दोस्तों का साथ वे पूरी दमदारी से निभाते हैं और जो ठान लेते हैं, उसे करके दिखाते हैं। वे न तो किसी से डरते हैं और जो बात है, मुँह पर खरी-खरी सबको सुनाते हैं।

बाद में वे राज्यसभा में भी आ गए और यहाँ आकर उन्होंने अपनी जबरदस्त छाप छोड़ी। हर दिन वे सदन में कोई ऐसा विषय उठाते थे, जिसका मीडिया इंतजार करता रहता था। मुझे तब के वित्तमंत्री श्री अरुण जेटली अकसर कहते रहते थे कि नरेश को समझाओ वह सरकार की ऐसी धज्जियाँ उड़ा देता है कि जवाब देना मुश्किल होता है। राज्यसभा का उनका कार्यकाल

जबरदस्त सफल रहा। ताज्जुब की बात यह है कि सरकार की आलोचना के बावजूद जेटलीजी उन्हें बहुत पसंद करते थे और उनका मानना था कि ऐसा व्यक्ति सदन में रहना चाहिए। बाद में समाजवादी पार्टी ने उन्हें राज्यसभा का टिकट नहीं दिया और उसी निराशा में उन्होंने भारतीय जनता पार्टी में शामिल होने का फैसला किया। अभी तक भाजपा ने भी उनको राज्यसभा में नहीं भेजा है। वे दो बार राज्यसभा में रहे हैं। एक बार बहुजन समाज पार्टी की तरफ से और दूसरी बार समाजवादी पार्टी से। मेरा मानना है कि यदि जेटलीजी आज जिंदा होते तो निश्चित रूप से उन्हें राज्यसभा में लाने का प्रयास करते। उत्तर प्रदेश के ऊर्जा मंत्री के रूप में भी उनका कार्यकाल बहुत सफल रहा। श्रीनगर (उत्तराखंड) की बिजली परियोजना को उन्होंने अपनी पूरी रुचि लेकर बनवाया, जिससे कि आज 400 मेगावाट बिजली का उत्पादन हो रहा है। काम करने के मामले में उनकी दबंगई से अफसर थर-थर काँपते थे।

आज वे किसी सदन के सदस्य नहीं हैं, लेकिन उनका होनहार पुत्र नितिन अग्रवाल उत्तर प्रदेश सरकार में आबकारी मंत्री है और अच्छा काम कर रहा है। मेरा व्यक्तिगत रूप से मानना है कि नरेश भाई के अंदर जो क्षमता है, उसमें पिता-पुत्र की राजनीति को अलग करके देखना चाहिए। नितिन की अपनी जगह है और नरेश अग्रवाल की अपनी जगह है। वे स्वयं में सक्षम और बेहद ऊर्जावान हैं। उन्हें यदि कोई जिम्मदारी दी जाती है तो अन्य लोगों के मुकाबले वे बहुत कारगर साबित होंगे।

□

दोस्ती निभाना कोई नरेशजी से सीखे

–सिराज मेहंदी*

हमारी मुलाकात श्री नरेश चंद्र अग्रवालजी से सन् 1980 के दशक में लखनऊ में हुई, उस समय मैं युवक कांग्रेस के प्रदेश अध्यक्ष श्री निर्मल खत्रीजी की कमेंटी में प्रदेश कार्यकारिणी का सदस्य चुना गया था, उसी दौर में नरेश अग्रवालजी हरदोई से विधायक चुनकर आए थे। श्री नरेश अग्रवाल के पिताजी भी कई बार विधायक रहे हैं, इनका परिवार राजनीति से जुड़ा रहा है, इन्हीं के साथ कई और युवा नेता जो कांग्रेस के दिग्गज नेता स्व. संजय गांधीजी की सदारत में विधायक बनकर आए थे।

नरेश अग्रवालजी छात्र राजनीति से जुड़े रहे हैं और अच्छे वक्ता के रूप में मशहूर हुए पार्टी से लेकर विधानसभा तक अपनी पहचान बनाई। श्रीमती इंदिरा गांधी की शहादत के बाद सन् 1984 में जो विधानसभा का चुनाव हुआ, उसमें इनके विरोधियों ने इनकी बढ़ती हुई शोहरत को देखते हुए इनका विधानसभा का टिकट कटवा दिया था, इन्होंने पार्टी के प्रति वफादारी निभाई तथा पार्टी के हित में काम करते रहे। सन् 1989 में जब विधानसभा चुनाव का बिगुल बजा और इन्होंने अपने विधानसभा टिकट की दावेदारी पेश की, परंतु इन्हें ऐसा लगा कि इनके विरोधी इन्हें टिकट नहीं लेने देंगे, तब इनके द्वारा निर्दलीय प्रत्याशी के रूप में चुनाव लड़ने का बिगुल बजा दिया गया और भारी मतों से जीतकर एक मिसाल कायम की।

जहाँ तक मेरा और नरेश अग्रवालजी का साथ रहा है, मैंने देखा कि वे

* वरिष्ठ कांग्रेसी नेता व पूर्व एम.एल.सी.

एक तुनकमिजाज नेता रहे हैं, जो उनसे मित्रता करे, उससे दोस्ती निभाने में वे कहँ तक जाकर दोस्ती निभाते हैं, जिसके बहुत से उदाहरण हैं उसी में मैं एक उदाहरण हूँ, जो उनसे थोड़ी भी बगावत करने की कोशिश करता है, तो वे उसके लिए किसी दर्जे तक जाने को तैयार हो जाते हैं, वे बहुत बड़े दोस्तबाज हैं, दोस्ती निभाना बहुत अच्छी तरह जानते हैं, रहमदिल भी हैं।

लोकतांत्रिक कांग्रेस का गठन नरेश अग्रवालजी की राजनीतिक सूझबूझ का एक ऐतिहासिक फैसला रहा है। 22 कांग्रेसी विधायकों को साथ में लेकर एक नया दल बनाया, उसी ऐतिहासिक दिन से वे प्रदेश के कद्दावर नेताओं में गिने जाने लगे। भाजपा की सरकार के राज में तमाम ऐसे फैसले कराए, जो प्रदेश की जनता के हित में थे। विद्युत विभाग बहुत कठिन दौर से गुजर रहा था, नरेशजी ने अपने अनुभव की ताकत पर उसे सुधारने का काम किया।

लोकतांत्रिक कांग्रेस की लोकप्रियता नेताओं से देखी नहीं गई। अपने ही दल के कुछ नेताओं ने धोखा दिया और लोकतांत्रिक कांग्रेस टुकड़ों में बँट गई बँटने के बाद नरेशजी समाजवादी पार्टी में चले गए और मैं श्री राजीव शुक्ला सांसद के साथ कांग्रेस में चला गया। नरेश अग्रवालजी ने जो ऐतिहासिक फैसले लिये उसमें डॉ. अख्तर हसन रिजवी को राज्यसभा का सांसद मेरे अनुरोध पर बनाया और सुरेंद्र नागर को प्रत्याक्षी बनाया। दो साल बाद हमारे अनुरोध पर श्री राजीव शुक्ला को सांसद राज्यसभा बनाया तथा मुझे उम्मीदवार बनाया। सपा में जाने के कुछ दिन बाद श्री नरेशजी बहुजन समाज पार्टी में सम्मिलित हुए और पार्टी ने इन्हें राज्यसभा का सांसद बनाया। इतिहास यहीं पर रुका नहीं और नरेशजी फिर साइकिल पर सवार हो गए। सपा में इन्हें बहुत महत्त्व मिला। सपा के संस्थापक स्व. मुलायम सिंह यादवजी के बहुत खासम-खास रहे हैं। अभी कुछ दिन पहले इन्होंने भाजपा का दामन थाम लिया है अपने भाजपा जॉइन करने से पहले अपने बेटे श्री नितिन अग्रवाल को भाजपा में भेज दिया था और आज वे वहाँ मंत्री के रूप में आसीन हैं, इस प्रकार देखा जाए तो यह उनके खानदान की चौथी पीढ़ी राजनीति में है, यह बहुत बड़ा सौभाग्य इनके खानदान को जाता है।

□

हरदोई से रिश्ता कायम रखने की मुख्य वजह लोगों की समस्याओं को सुलझाना

–ज्ञानेंद्र शर्मा*

मैं पहली बार नरेश अग्रवाल से सन् 1980 में पार्क रोड स्थित विधायक निवास में मिला और पहली ही मुलाकात में उनसे दोस्ताना कायम हो गया। मुझे लगा कि वे साफ–साफ बात करनेवाले स्पष्ट वक्ता हैं और अपनी बात बेबाकी से सामने लाते हैं। मेरी उनसे राम अवतार दीक्षित के निवास पर भेंट हुई, जो खुद भी हरदोई जिले के ही थे। एक पत्रकार के नाते मुझे वे लोग बहुत पसंद थे, जो आत्मसाती नहीं होते, सब कुछ बता देने से परहेज नहीं करते और कोई गुप्त बात भी अपनी छाती से चिपकाकर नहीं रखते, नरेश ऐसे बिरले लोगों में से थे।

मैंने नरेश को कई रंगों में, कई राजनीतिक परिवेशों में और कई रूपों में नजदीक से देखा और परखने की कोशिश की। मंत्रिमंडल की गुप्त मंत्रणाओं और सरकारी फैसलों को जानने के लिए नरेश एक अद्‌भुत स्रोत थे और ऐसा व्यक्ति किसी भी पेशेवर पत्रकार को पसंद आता, सो नरेश भी मेरी पसंद बने। यह बात और अपने इस स्रोत के बारे में अब कई साल बाद बताने में कोई हर्जा नहीं है।

नरेश हरदोई से चुनाव जीतकर आते थे। वे सात बार यहाँ से विधायक

* वरिष्ठ पत्रकार व पूर्व सूचना आयुक्त

बने और कभी पीछे मुड़कर नहीं देखा। एक तरह से हरदोई और नरेश अग्रवाल एक दूसरे के पर्याय थे। एक बार मैं हरदोई गया और यह जानने की कोशिश की कि आखिर हरदोई से उनका ऐसा गहरा नाता कैसे है। मैंने पाया कि वहाँ वे भीड़ से घिरे रहते और हर मिलनेवाले की समस्या ध्यान से सुनकर उसका निदान करते। यही शायद उनके और उनके खानदान की हरदोई से रिश्ता कायम करने में मुख्य वजह थी। पहली बार वे सन् 1980 के विधानसभा चुनाव में हरदोई से जीतकर लखनऊ आए और जब वे राज्यसभा में जाकर केंद्रीय राजनीति में चले गए तो उनके बेटे नितिन वहाँ से चुनाव जीतकर न केवल विधायक, बल्कि विधानसभा के उपाध्यक्ष बन गए। यह था नरेश अग्रवाल और उनके परिवार का हरदोई से गहरा नाता।

वर्ष 1997 तक वे कांग्रेस में रहे, फिर कुछ नेताओं के साथ मिलकर उन्होंने लोकतांत्रिक कांग्रेस बनाई। अगले साल 21 फरवरी, 1998 को हलकी सर्दी के मौसम में उन्होंने जगदंबिका पाल को मुख्यमंत्री की कुरसी तक पहुँचाने में अहम भूमिका निभाई। राज्यपाल रोमेश भंडारी ने उस समय कल्याण सिंह सरकार को बर्खास्त कर दिया और रात साढ़े 10 बजे जगदंबिका पाल को मुख्यमंत्री पद की शपथ दिला दी। यह बात अलग है कि वे कुछ घंटों तक ही मुख्यमंत्री की कुरसी पर रह पाए।

नरेश कांग्रेस से लोकतांत्रिक कांग्रेस, फिर बसपा, फिर सपा और अंततः भाजपा में शामिल हुए। वे कल्याण सिंह, राम प्रकाश गुप्ता और राजनाथ सिंह की सरकार में मंत्री रहे। उन्होंने पर्यटन, परिवहन और बिजली जैसे प्रमुख विभाग सँभाले। बाद में वे सन् 2010 से 2018 तक राज्यसभा के सदस्य रहे। जब उन्हें उसके बाद भी सपा ने राज्यसभा चुनाव में उम्मीदवार नहीं बनाया और जया बच्चन को टिकट दे दिया तब उन्होंने भाजपा का रुख किया।

जब वे बिजली विभाग के मंत्री थे तो उनके कार्यकाल में राज्य विद्युत परिषद् का तीन पृथक् निगमों में विकेंद्रीकरण किया गया। जब इस विकेंद्रीकरण की कुंडली तैयार की जा रही थी, तो मैं उसका प्रत्यक्ष गवाह था। लोरेटो स्कूल के सामने स्थित वी.वी.आई.पी. गेस्ट हाउस में नरेश अग्रवाल और बिजली विभाग के सचिव अतुल चतुर्वेदी की जिन बैठकों में तीन नए

बिजली निगमों की रूपरेखा तैयार हुई थी, उसमें मैं लगातार मौजूद था। सब कुछ मेरी आँखों के सामने हुआ। यह नरेश की बेबाकी थी कि उन्होंने मुझे इस उच्च स्तरीय बैठक का हिस्सा बनने से नहीं रोका। कर्मियों के घोर विरोध के बाद भी तीन निगम बने, जो आज भी कायम हैं।

विवादों से भी नरेश का गहरा ताल्लुक रहा। पहली बार वे उस समय एक बड़े विवाद में फँसे जब मुंबई में हुए एक गैंगरेप की हर कहीं हो रही निंदा के बीच उन्होंने बयान दे दिया कि लड़कियों को सलीके से कपड़े पहनने चाहिए और टेलीविजन से प्रभावित नहीं होना चाहिए। दूसरी बार वे तब विवाद चक्र में फँसे जब समाजवादी पार्टी ने उनकी जगह जया बच्चन को राज्यसभा का टिकट दे दिया। उन्होंने जया बच्चन को टिकट दिए जाने का खुला विरोध करते हुए कहा था कि फिल्मों में एक नाचने-गाने-वाली को टिकट दे दिया गया है। उनके इस बयान की अखिलेश यादव ने कड़ी आलोचना की थी। उसके बाद नरेश ने सपा छोड़ दी और केंद्रीय मंत्री पीयूष गोयल की उपस्थिति में भारतीय जनता पार्टी में शामिल हो गए।

□

पत्रकारों से नरेश अग्रवाल का विशेष लगाव

–वीरेंद्र सक्सेना*

मेरी नजर में श्री नरेश अग्रवाल मृदुभाषी, लेकिन कुशल राजनीतिज्ञ हैं। सबसे पहले वर्ष 1980 में वे कांग्रेस के टिकट पर हरदोई से चुनाव लड़े और जीतकर आए। धीरे-धीरे उन्होंने कांग्रेस में अपनी अच्छी-खासी पैठ बना ली। उनके मुखर व्यक्तित्व ने पार्टी में उनकी लोकप्रियता को निरंतर बढ़ाने का काम किया। उनके बेबाक बोल पार्टी कार्यकर्ताओं और पदाधिकारियों को भी खूब पसंद आने लगे। एक समय ऐसा आ गया जब वे पार्टी में एक कद्दावर नेता के रूप में देखे जाने लगे। पार्टी जनों ने यह कहना शुरू कर दिया कि आपका कद तो विधानमंडल दल के नेता लायक हो गया है। बात वर्ष 1997 की है, जब विधानमंडल दल के नेता श्री प्रमोद तिवारी हुआ करते थे, उनका कार्यकाल समाप्त होते ही जब विधानमंडल दल का नेता चुनने का समय आया तो नरेश अग्रवाल ने भी अपनी दावेदारी पेश कर दी। तब कांग्रेस के पास कुल 37 विधायक थे, जिसमें लगभग 21 विधायकों का नरेश को मौन समर्थन प्राप्त हो गया था। केंद्र के तारिक अनवर और तत्कालीन कांग्रेस अध्यक्ष सीताराम केसरी भी उनके पक्ष में थे, लेकिन इस नाजुक मोड़ पर वही हुआ, जो पार्टी में अकसर देखने में आता रहा था। पार्टी के कुछ शीर्ष ब्राह्मण नेताओं को नरेश की दावेदारी पसंद नहीं आई और वे श्री प्रमोद तिवारी को ही

---

* वरिष्ठ पत्रकार व पूर्व सूचना आयुक्त

पुनः विधानमंडल दल का नेता बनाने पर अड़े हुए थे, उसमें स्वर्गीय जीतेंद्र प्रसाद और पूर्व मुख्यमंत्री स्वर्गीय नारायणदत्त तिवारी प्रमुख हैं, जो प्रमोद तिवारी को नेता विधानमंडल दल बनाने पर तुले हुए थे। अध्यक्ष सीताराम केसरी चाहते हुए भी जीतेंद्र प्रसाद के दबाव में कुछ बोल नहीं पा रहे थे। इन्हीं कारणों से तारिक अनवर की भी कोशिशें बेकार साबित हो रही थीं, लेकिन नरेश अपनी जगह पर डटे हुए थे। अंत में तय यह हुआ कि एक बंद कमरे में शक्ति परीक्षण करा लिया जाए। सभी कांग्रेसी विधायक और श्री नारायण दत्त तिवारी तथा कुछ अन्य नेता विधान भवन में एक बंद कमरे में नेता चुनने के लिए एकत्र हो गए। लगभग डेढ़ घंटे तक बंद कमरे में बहस होती रही। वहाँ, पर वास्तव में क्या हुआ यह तो ठीक से पता नहीं चल सका, लेकिन जब नारायण दत्त तिवारी कमरे से बाहर निकले तो उनके चेहरे पर विजयी मुसकान साफ दिखाई पड़ रही थी। बाद में विधायकों ने बताया कि दिल्ली के दबाव में प्रमोद तिवारी को ही नेता विधानमंडल घोषित कर दिया गया है। कुछ विधायकों ने यह भी कहा कि नरेश अग्रवाल में सभी योग्यताएँ होते हुए भी वे केवल इसलिए नेता नहीं बन पाए, क्योंकि वे ब्राह्मण नहीं थे विधायकों ने। स्पष्ट रूप से कहा कि वे ब्राह्मणवाद का शिकार हो गए। बहरहाल नरेश उस समय तो कुछ नहीं बोले, लेकिन बाद में उन्होंने अपने समर्थकों और विधायकों के साथ कांग्रेस से अलग होकर 'लोकतांत्रिक कांग्रेस' नाम की पार्टी का गठन कर लिया और कल्याण सिंह के साथ मिलकर उत्तर प्रदेश में सरकार भी बना ली। वे स्वयं उसमें ऊर्जा मंत्री बने।

नरेश अग्रवाल का पत्रकारों से विशेष लगाव था। पत्रकारों के साथ उनकी अच्छी जमती थी और माह में एक या दो बार उनके आवास पर पत्रकारों का शाम को जमावड़ा जरूर होता था। हँसी-मजाक, गप्प और ठहाकों के दौर भी खूब चलते थे, यहाँ तक कि डिनर के बाद अगर कुछ पत्रकार घर जाने की स्थिति में नहीं होते थे तो वे अपनी पर्सनल गाड़ी से उन्हें घर तक पहुँचाने का भी इंतजाम करते थे। उनकी एक खास बात यह भी है कि वे दोस्तों के दोस्त हैं। इस संबंध में मैं दो व्यक्तिगत घटनाओं का जिक्र करना चाहूँगा। एक बार मुझे अचानक ही कुछ जरूरी व्यक्तिगत काम से इलाहाबाद

जाना था, काम कुछ ऐसा था कि मुझे इलाहाबाद में गाड़ी की भी जरूरत थी। बहुत दिमाग दौड़ाने के बाद मैंने सोचा कि चलो, नरेश भाई से पूछते हैं, शायद वे कोई व्यवस्था कर दें। मैं उनके आवास पर गया, इत्तेफाक से वे अपने कार्यालय से उसी समय दोपहर को घर पहुँचे थे। चपरासी ने बताया कि मैं आया हूँ तो वे तुरंत ड्राइंग रूम में आ गए और बोले, हाँ, वीरेंद्र भाई बताओ! इस समय कैसे? मैंने उनको अपनी समस्या बताई तो बोले, अरे! यह कौन सी बड़ी बात है! तुम मेरी गाड़ी ले जाओ। मैं उनकी पर्सनल गाड़ी से इलाहाबाद गया और 3 दिन बाद लौटा। मैंने उन्हें धन्यवाद दिया तो उन्होंने कहा कि यार मजाक मत करो।

एक घटना और, जहाँ मेरा आवास है, वहाँ बिजली बहुत जाती थी और इससे हम लोग काफी परेशान थे। एक दिन मैंने नरेशजी से कहा कि भाई, तुम्हारे ऊर्जा मंत्री रहने से क्या फायदा हम लोग तो गरमी में बेहाल हैं, लाइट कई-कई घंटे चली जाती है। नरेशजी थोड़ी देर तो चुप रहे, फिर बोले, अच्छा मैं अधिकारियों को अभी टाइट करता हूँ। मैंने कहा कि अधिकारियों की क्लास लेने से कोई फायदा नहीं है, एक हल मेरे दिमाग में है, कहो तो बताऊँ। नरेश भाई ने कहा, हाँ-हाँ बताओ, मैंने कहा कि भाजपा नेता व पूर्व मंत्री श्री लालजी टंडन (अब स्वर्गीय) मेरे घर से लगभग आधा किलोमीटर दूर रहते हैं, उनके घर पर जो बिजली की लाइन खिंची है, उसमें बिजली कभी-कभी ही जाती है, यदि उस लाइन को तुम मेरे घर तक खिंचवा दो तो बड़ी राहत मिल जाएगी। नरेश ने तुरंत फोन उठाया और संबंधित अधिकारी को पूरी समस्या बताई। एक हफ्ते के अंदर ही हमारे घर तक वह लाइन खिंच गई। फिर क्या था, सिर्फ मैंने ही नहीं, पूरे मोहल्ले ने उस लाइन का भरपूर उपयोग किया, यहाँ तक कि कुछ लोगों ने तो कटिया मारकर भी काम चलाया। जब तक नरेश ऊर्जा मंत्री रहे तब तक ही नहीं, बल्कि उसके 2 साल बाद तक वह लाइन चलती रही। लेकिन उस लाइन पर लोड बहुत ज्यादा हो गया था, तो वह लाइन एक दिन टूट गई। उसके बाद तो लाख कोशिशों के बावजूद वह लाइन मेरे घर तक दोबारा नहीं खिंच पाई।

नरेश भाई सन् 2003 से 2004 तक पर्यटन मंत्री रहे और सन् 2004

से 2007 तक परिवहन मंत्री भी रहे। वे 2010 में राज्यसभा सदस्य बने और मार्च 2012 में उन्होंने राज्यसभा से इस्तीफा दे दिया, लेकिन मार्च 2012 में ही वे समाजवादी पार्टी से दोबारा राज्यसभा सदस्य बनाए गए। सन् 2018 में जब उनका कार्यकाल समाप्त हुआ तो सपा ने उन्हें टिकट देने के बजाय उनके स्थान पर अभिनेत्री जया बच्चन को राज्यसभा का सदस्य बनाया। इससे नाराज होकर उन्होंने इशारे-इशारे में जया बच्चन को लेकर एक ऐसी टिप्पणी कर दी, जिसकी काफी आलोचना हुई। उन्होंने अपनी टिप्पणी में कहा कि सपा ने एक नाचने-गानेवाली को टिकट दिया है। उनकी इस टिप्पणी पर लगभग सभी दलों के नेताओं ने एतराज जताया और निंदा की। एक बार और, वे काफी आलोचना के पात्र बने जब उन्होंने राज्यसभा में हिंदू देवी-देवताओं को मदिरा सेवन करनेवाला बता दिया। इस पर भी उनकी घोर आलोचना की गई और सभापति ने उनकी इस टिप्पणी को राज्यसभा की काररवाई से निकलवा दिया।

□

नरेश अग्रवाल : जैसा मैंने उन्हें जाना

–सुब्रत रॉय सहारा*

नरेश अग्रवालजी को मैं अपने घनिष्ठ मित्रों में शुमार करता हूँ। हम दोनों के कर्मक्षेत्र अलग-अलग थे। वे आजीवन एक प्रतिबद्ध राजनेता रहे और मैं विभिन्न व्यवसायों और उद्योगों के विस्तार में संलग्न उद्यमी। इसके बावजूद सामाजिक-सार्वजनिक जीवन में हमारी सक्रियता हमें निकट लाई और हमारी यह निकटता निरंतर गहराती गई। हमारी औपचारिक मुलाकातें कब पारिवारिक और आत्मीय रिश्तों में बदल गईं, पता ही नहीं चला।

जिस तरह एक उद्योगपति के जीवन में अनेक व्यवसायगत उतार-चढ़ाव आते रहते हैं, उसी तरह एक राजनेता के जीवन में भी आते रहते हैं। नरेशजी की राजनीतिक यात्रा भी अपवाद नहीं रही है। मैं वर्षों से उनके राजनीतिक एवं सार्वजनिक जीवन के विभिन्न पड़ावों का साक्षी रहा हूँ। वे जितने एक व्यवहारकुशल और जमीनी राजनेता हैं, उतने ही बेहतर इनसान भी। वे रिश्तों का सम्मान करना जानते हैं, फिर चाहे, रिश्ते मित्र-परिजन के साथ हों या अपने क्षेत्र के लोगों के साथ।

नरेशजी उन राजनेताओं में से हैं, जो अपनी राजनीति को अपने क्षेत्र की जनता की सेवा में समर्पित किए रहते हैं और बदले में लोगों से भरपूर प्यार व सम्मान पाते हैं। वे अपने क्षेत्र की जनता के प्यार को अपनी पूँजी मानते हैं। अपने लोगों को संबोधित करते हुए वे कहते हैं—"आज मैं जहाँ भी हूँ, आप लोगों के वजह से हूँ।" जिस किसी ने उनकी राजनीतिक यात्रा को

* सहारा इंडिया परिवार के चेयरमैन

देखा है, वह जानता है कि वे कभी किसी एक राजनीतिक पार्टी से बँधकर नहीं रहे। एक नजरिया इसे अच्छा न मानने का रहा है। लेकिन जो नरेशजी को जानते हैं, वे यह बात अच्छी तरह जानते हैं कि उनके लिए अपनी क्षेत्र की जनता का हित और विकास ही सर्वोपरि रहा है। वे निरंतर अपने क्षेत्र के भौतिक और गुणात्मक विकास के लिए सक्रिय रहे हैं। उनके लिए किसी भी राजनीतिक दल की प्रतिबद्धता से अधिक क्षेत्र की जनता से प्रतिबद्धता अधिक महत्त्वपूर्ण रही है। जिस भी राजनीतिक दल ने उनकी इस जन प्रतिबद्धता का सम्मान किया, वे उनसे जुड़ गए। लेकिन जैसे ही यह जुड़ाव उनके वास्तविक जनदायित्व के निर्वाह में बाधा बना, उन्होंने उस राजनीतिक दल का परित्याग करने में संकोच नहीं किया। अपने क्षेत्र की जनता के लिए सदैव वे और उनके जनहित के कार्य महत्त्वपूर्ण रहे। परिणाम यह रहा कि उनके क्षेत्र की जनता राजनीतिक विचारधारा से ऊपर उठकर उन्हें जिताती रही। वे अपने चुनाव क्षेत्र हरदोई से सात बार विधायक रहे तो उसका कारण उनके प्रति जनता का भरोसा ही था। वे अपने क्षेत्र के भरोसे पर निरंतर खरा उतरते रहे। उनकी जैसी लोकप्रियता है, विरले राजनेताओं को ही नसीब होती है। वे जिस दल से निकले, वह दल कमजोर हुआ और जिस दल में शामिल हुए, वह दल मजबूत। वे किसी पार्टी के मुहताज नहीं रहे, बल्कि पार्टियाँ उनकी मुहताज रहीं।

नरेशजी विधायक रहे हों, मंत्री या फिर सांसद, मैंने कभी भी उन्हें अभिमान से ग्रस्त नहीं देखा। कभी भी उनकी आत्मीय मित्रता की ऊष्मा में कमी महसूस नहीं की। सहारा इंडिया परिवार में जब भी कोई पारिवारिक उत्सव हुआ या भारतपर्व जैसा राष्ट्रीय चेतना के प्रसार का उत्सव हुआ या कोई अन्य सामाजिक दायित्व के निर्वाह का उत्सव हुआ, तो नरेशजी सदैव सम्मानित अतिथि रहे। उनके पारिवारिक समारोहों में मैं सदैव आमंत्रित रहा। अपनी-अपनी व्यस्तताओं के चलते भले ही ऐसे समारोहों में हर बार हमारी भौतिक उपस्थिति नहीं हो पाई हो, लेकिन पारस्परिक शुभकामनाओं का आदान-प्रदान निरंतर होता रहा।

यहाँ मैं यह उल्लेख करना चाहूँगा कि दुर्भाग्यवश जब सहारा इंडिया

परिवार विपरीत परिस्थितियों की चपेट में आया, तब हमने अपने निवेशकों के हित के लिए संघर्ष किया और विभिन्न माध्यमों से जनता के समक्ष तथा नियामक संस्थाओं और न्यायालयों के समक्ष पूरी ईमानदारी से अपना पक्ष रखा। बहुत से लोग ऐसे थे, जिन्होंने हमारे पक्ष को ठीक से समझने का प्रयास नहीं किया, लेकिन नरेशजी उन मित्रों में से थे, जिन्होने न केवल हमारी सत्यता पर भरोसा किया, बल्कि हमारे प्रति सहानुभूति भी रखी और नैतिक समर्थन भी दिया।

नरेशजी से मुलाकातों के दौरान मेरी अनेकानेक विषयों पर उनसे लंबी वार्त्ताएँ भी हुईं। उनके विचारों और अनुभवों से मैंने स्वयं को अनुभव समृद्ध किया है। लंबे समय तक सार्वजनिक जीवन में सक्रिय रहने वाले नरेशजी के अनुभवों में जितनी विविधता है, उतनी ही व्यापकता भी। विविध अनुभवों से समृद्ध उनकी पुस्तक उनके मित्रों और प्रशंसकों के लिए ही नहीं, बल्कि आम पाठकों के लिए भी रोचक, पठनीय और संग्रहणीय रहेगी।

□

राज्यसभा में नरेश अग्रवाल के चयनित उद्बोधन

नोटबंदी पर राज्यसभा में मेरे भाषण पर जब मोदीजी मुसकराने लगे

माननीय सभापतिजी, बड़ी खुशी की बात है कि प्रधानमंत्रीजी हम लोगों के बीच में आए, तो कहीं-न-कहीं जो हठता थी, वह टूटी। मैं प्रधानमंत्रीजी से इतना कहूँगा कि प्रधानमंत्रीजी, प्रशंसा हम सब लोगों को बहुत अच्छी लगती है। जो भी सत्ता में होता है, पद पर होता है, प्रशंसा उसको बहुत अच्छी लगती है। मैंने देश में बहुत प्रधानमंत्री देखे। देश में जब इमरजेंसी लगी थी तब प्रधानमंत्री इंदिराजी के पास जितनी भी रिपोर्ट आई थी, इमरजेंसी में जनता आपके साथ है और चुनाव कराएँगे तो हम चुनाव जीतेंगे। लेकिन सन् 1977 में क्या रिजल्ट आया, हम सभी लोगों ने देखा है। मुख्यमंत्री बहन मायावतीजी यहाँ बैठी हैं, तब भी यह रिपोर्ट इंटेलिजेंस ने दी कि 270-275 सीटें बसपा जीत रही है, लेकिन जब रिजल्ट आया, एकदम विपरीत आया। उस दिन वेंकैयाजी यहाँ बोल रहे थे, आज यहाँ नहीं हैं। मैंने इस देश में 'इंदिरा इज इंडिया' व 'इंडिया इज इंदिरा' का नारा भी लगते देखा है।

श्रीमन, चाटुकारिता मैंने वहाँ से भी देखी। प्रशंसा जब चाटुकारिता में बदले तो समझना चाहिए कि कहीं-न-कहीं कोई गड़बड़ है। हम सब को यह समझना है। मैं किसी पर कोई आरोप नहीं लगा रहा हूँ। लेकिन हम सब को इन सब बातों पर सोचना चाहिए। आज मीडिया पर जिस तरह सरकार ने दबाव बनाया है। मेरा मानना है कि पहली इमरजेंसी देश में तब लगी थी

और दूसरी यह आर्थिक इमरजेंसी है। यह अघोषित नहीं, घोषित इमरजेंसी है। जिस तरह मीडिया से कहलाया जा रहा है कि देश की जनता खुश है। मैं प्रधानमंत्रीजी से पूछना चाहता हूँ, आप खुद बता दीजिए कि विदेश में कितना काला धन है और इस देश में कितने लोगों के पास काला धन है ? अगर आप 6-8 प्रतिशत लोगों के पास काला धन मानते हो तो 94 प्रतिशत लोगों को क्यों लाइन में खड़ा कर दिया गया। मैं पूछना चाहता हूँ कि आपने यह निर्णय क्यों लिया ? गुलाम नबी आजादजी कह रहे थे कि मैं इस निर्णय के विरोध में नहीं हूँ, लेकिन समाजवादी पार्टी इस निर्णय के विरोध में है। उस निर्णय को हम लोग बिल्कुल सही नहीं मानते। 50 वर्ष के आँकड़े निकाल लीजिए, विश्व के जिन देशों में इस तरह के निर्णय हुए, वहाँ के तानाशाहों ने निर्णय लिये। मगर चुनी हुई सरकारों ने इस तरह के निर्णय नहीं लिये। अमेरिका में भी 11 प्रतिशत इंफेलेशन है, मगर वह अपना डॉलर खत्म करने के पक्ष में नहीं है। यूके में भी इंफेलेशन है, मगर किसी देश ने अपनी करेंसी को खत्म नहीं किया। मैं कहना चाहता हूँ कि जिन उद्योगपतियों के पास काला धन है, कौन लाइन में लगा हुआ है, कौन नेता लाइन में लगा है, कौन आई.ए.एस. व आई.पी.एस. लाइन में लगा। यहाँ तक कि आतंकवादियों को संरक्षण देने वाला कौन लाइन में लगा है ? लाइन में तो गरीब लगा है। रिजर्व बैंक ने जनता को जो नोट दिया है, उस पर लिखा हुआ है कि मैं धारक को वचन देता हूँ कि इन रुपयों का भुगतान दिया जाए। लेकिन रोज हम लोग सरकार की तरफ से पढ़ लेते हैं कि आज सिर्फ दो हजार निकालने की ही आपको इजाजत दी जाएगी। इजाजत रिजर्व बैंक को देनी चाहिए, लेकिन गारंटी सरकार दे रही है। अभी फॉर्मर मिनिस्टर व रिजर्व बैंक में गवर्नर भी बोल रहे थे कि आज भुगतान इतने का होगा। जनधन खाता आप नहीं छुएँगे। जब आपने ढाई लाख रुपए की इनकम टैक्स में छूट दे रखी है तो आप कैसे रोक सकते हैं ? यदि ऐसा कोई कानून बनाना है तो मैं कहना चाहूँगा कि वह सदन से पास होना चाहिए। भविष्य में यदि कोई चुनी हुई सरकार इस तरह का निर्णय ले तो संसद के दोनों सदनों में पास होना चाहिए। यह अधिकार सरकार को नहीं लेना चाहिए।

यह अधिकार पूरे देश की जनता का है और जनता का प्रतिनिधित्व हम

लोग कर रहे हैं। जब तक सदन में डिस्कशन न हो जाए, इस तरह का निर्णय कैसे ले लिया जाएगा? यह निर्णय श्रीमन, बहुत ही घातक है। मैं तो कहूँगा, यह निर्णय देश के हित में नहीं लिया गया है। यह निर्णय उत्तर प्रदेश के चुनाव को देखते हुए लिया गया है, यदि उत्तर प्रदेश का चुनाव इतना इंपोर्टेंट हो जाएगा कि देश की 94 प्रतिशत जनता को सड़क पर खड़ा कर दिया जाएगा। आज प्रधानमंत्रीजी, देश का किसान किस स्थिति में है। कल आपने बयान दे दिया कि इतने रुपए हमने को-ऑपरेटिव बैंक को दे दिए। वित्तमंत्रीजी, आप बैठे हुए हैं। सवाल उठता है कि दस महीने से व्यवस्था चल रही है, दो महीने पहले रिजर्व बैंक के गवर्नर आए थे। दस्तखत दो महीने पहले हुए थे कि दस महीने पहले हुए थे। प्रश्न उठता है कि वित्तमंत्रीजी, आपने कह दिया कि सहकारी बैंकों में मैंने इतना रुपया दे दिया, लेकिन क्या उन बैंकों को आपका कोई डायरेक्शन गया है कि सोसाइटी को भी वह पैसा जाएगा? उस सोसाइटी का किसान उस पैसे से या पुराने रुपए के माध्यम से खाद व बीज ले पाएगा या नहीं ले पाएगा? कोई ऐसा डायरेक्शन गया हो तो बता दीजिए। आपके वहाँ एक दास साहब हैं, वे रोज टेलीविजन पर घोषणा कर देते हैं, आज यह-यह छूट दी गई है। बैंक जाओ तो बैंक कहता है कि मेरे पास रिजर्व बैंक का कोई सर्कुलर आया ही नहीं, यह छूट कहाँ से होगी। आपके पास जितनी करेंसी है, उसका 10 प्रतिशत ही तो आप जनता को दे पाए। प्रधानमंत्रीजी, आपने कहा कि पाँच लाख करोड़ काला धन है। हम नहीं समझ पा रहे हैं कि वह काला धन कैसे है। जब लोग खाते में रुपया जमा कर रहे हैं तो उस धन को देश का धन माना जाना चाहिए। यदि पाँच लाख करोड़ या छह लाख करोड़ बैंकों में आ गया तो 8 तारीख से पहले लगभग 4 लाख करोड़ रुपया बैंकों में पहले से जमा होगा तो टोटल करेंसी का 10 लाख करोड़ रुपया इन बैंकों में आ गया और आप 16 लाख करोड़ की करेंसी मानकर चल रहे हैं और अभी एक माह बाकी है तो कौन सा काला धन मिल गया। विदेश में काले धन की सूची हम लोगों के पास व्हाट्सएप पर नई-नई आती है। किस-किसके नाम आ जाते हैं। मैं तो कहूँगा कि आज आप यह भी डिक्लेयर कीजिए कि यदि आपने देश में काला धन समाप्त करने का निर्णय लिया है, तो विदेश से काला धन कब

आएगा, यह भी देश को पता चल जाए। चुनाव के समय तो यही निर्णय हुआ था कि विदेश से काला धन लाएँगे, हिंदुस्तान के काले धन की बात नहीं हुई थी। यह कह दिया गया था जनधन खाते में पैसा आएगा तभी तो जनधन खाता खुला दिया गया था। अब जनधन खातों में भी 60 हजार करोड़ रुपए जमा हो गए, अखबारों में मैं पढ़ रहा था। मगर यहाँ से अब आदेश निकल गया है कि अब जनधन खातों से पैसा निकलेगा नहीं। यह पैसा खाते से देने की बात कही गई थी। बीजेपी के लोग नीचे यह भी प्रचार कर रहे हैं कि पाँच लाख करोड़ रुपया बच जाएगा, जो गरीबों के खातों में जमा कर दिया जाएगा।

मुझे इस बात की खुशी है कि भाजपा की सोच में सुधार है। यह पूँजीपतियों की पार्टी कहलाती है और है भी। प्रधानमंत्रीजी, आपके आने के बाद गरीबों की पार्टी तो हुई। यह लोग स्वीकार करते हैं या नहीं, लेकिन हम लोग स्वीकार करते हैं, इस बार देश का ऐसा प्रधानमंत्री आया, जिसने अपने दम पर देश में भाजपा को खड़ा कर दिया। इसमें किसी बीजेपी नेता का कोई श्रेय नहीं है। तमाम लोग कह रहे हैं कि संगठन को मजबूत कर रहे हैं, कोई कह रहे हैं कि आर.एस.एस. के माध्यम से आ रहा है। इतने दिन संगठन व आर.एस.एस. रहा, तब सत्ता में क्यों नहीं आ गए? लेकिन इसी बीजेपी को मैंने बैंकों के राष्ट्रीयकरण का विरोध करते देखा। इसी बीजेपी को राजाओं का प्रिवीपर्स के समाप्त होने का विरोध करते देखा और इसी बीजेपी को जब पूँजीपतियों पर प्रहार किया गया तो विरोध करते देखा। एक बार जब भूमिहीनों को जमीन देने की बात हो रही थी तब कांग्रेस सरकार थी। कहा गया था, जो भूमिहीन है, उसको गाँव समाज की जमीन दे दी जाएगी तब बीजेपी को इरिटेट होते देखा। कम-से-कम यह तो स्पष्ट हो जाए कि इन नीतियों का अब बीजेपी को विरोध है या नहीं। आज सात हजार करोड़ रुपए माफ कर दिए, बीजेपी सरकार ने जो अखबारों में समाचार आया है कि उसमें विजय माल्या का भी रुपया माफ कर दिया, जो लंदन में बैठकर मजा ले रहा है। इस पर वित्तमंत्री अरुण जेटली ने विरोध किया और वस्तुस्थिति से सदन को अवगत कराया। अरुण जेटली ने कहा कि आप गलत बोल रहे हैं। इस पर नरेश अग्रवाल ने कहा कि सदन पहले यह बताए कि 'गलत' शब्द संसदीय है या असंसदीय,

क्योंकि एक बार मैंने इस शब्द का प्रयोग किया था तो मुझसे कहा गया था कि गलत की जगह असत्य शब्द बोलिए तो मुझे 'असत्य' कहना पड़ा था। तभी पीयूष गोयल ने कहा कि तब आपने 'गलत' नहीं 'झूठ' शब्द बोला था। इसके बाद श्री अग्रवालजी ने पूछा कि देश के बैंकों पर खर्च कितना है। इसको भी आप जनता को स्पष्ट कर दें। उन्होंने सभापतिजी से कहा कि आज यह भी स्पष्ट हो जाए कि प्रतिवर्ष सरकार अपने बजट से कितना रुपया बैंकों को देती है। वैसे 20 हजार करोड़ रुपया, जो गरीबों से टैक्स के रूप में वसूला गया, उसे उन बैंकों को देते हैं, जो बैंक रुपए माफ करके आपकी मदद से देश को छोड़कर चले गए और आज भी विदेश में बैठकर आपको चैलेंज कर रहे हैं। क्यों नहीं विजय माल्या को पकड़कर लाया गया? मेरा तो पहले दिन से ही सवाल था कि ललित मोदी, विजय माल्या को क्यों नहीं लाया जा रहा है? इसके अलावा और भी पूँजीपति हैं, जो देश का पैसा लेकर विदेश भाग गए हैं, सभी को देश लाया जाए।

प्रधानमंत्रीजी, जब आप भावुक होकर यह भाषण देने लगते हैं कि लोग मुझे मार देंगे, जला देंगे तो हम लोगों को बहुत तकलीफ होती है। खासकर समाजवादी पार्टी को। आप उत्तर प्रदेश में निश्चिंत होकर घूमिए। वहाँ कानून व्यवस्था इतनी ठीक है कि कोई आपको छुएगा भी नहीं। माथुरजी, आप प्रधानमंत्रीजी से सीनियर हैं। जब आप गुजरात जाते थे तो प्रधानमंत्रीजी आपको रिसीव करते थे। आप शायद आर.एस.एस. में मोदीजी से सीनियर हैं, मुझे जो बताया गया। प्रधानमंत्रीजी यूपी के आगरा गए, आपने भावुक होकर भाषण दिया, जब देश के प्रधानमंत्री को जान का खतरा है, तो पाकिस्तान से हमारी सुरक्षा कौन करेगा? बांग्लादेश व नेपाल से हमारी सुरक्षा कौन करेगा? रोज जो 56 इंच सीने की बात होती थी, कल पाकिस्तान ने हमारे तीन सैनिक मारे और उनके शव क्षत-विक्षत कर दिए। प्रधानमंत्रीजी, जब आप ऐसे भावुक बयान देते हैं तो हम लोगों को बहुत तकलीफ होती है और जब कई बार कोई बात भावुकता में कही जाती है तो जनता भी उसे ड्रामे के तौर पर ले लेती है। मैं कहना चाहता हूँ कि आज भी मेरे देश में इतने वीर हैं कि प्रधानमंत्री क्या, देश के किसी भी गरीब आदमी को भी कोई नहीं छू सकता।

इस देश का वीरता का इतिहास रहा है। यदि कल हमने कहना शुरू कर दिया तो क्या होगा? मेरा आपसे कहना है कि अब भावुकता का भाषण छोड़िए और तत्परता के भाषण पर आइए। क्योंकि अहंकार कभी-कभी अंधकार की ओर भी ले जाता है। मैं आपको विश्वास दिलाता हूँ कि उत्तर प्रदेश में हमारे-आपके बीच चुनाव होने जा रहे हैं, बल्कि सभी राजनीतिक पार्टियों के बीच चुनाव होगा। अब ईश्वर आपकी मदद करे। प्रधानमंत्रीजी, आपके लिए तो यह कहा जा रहा है कि आपने वित्तमंत्रीजी को भी नोटबंदी के निर्णय में विश्वास में नहीं लिया। यदि आपने विश्वास में लिया होता तो अरुणजी मुझे जरूर कान में बता देते। यह कहते ही प्रधानमंत्री, वित्तमंत्री व सदन के सदस्य खूब हँसे।

मुझे इस बात की बड़ी तकलीफ है कि वित्तमंत्रीजी को भी पता नहीं लगा कि नोटबंदी का आदेश होने जा रहा है। प्रधानमंत्रीजी ने जब कैबिनेट की बैठक बुलाई, नोटबंदी के फैसले के लिए तो मंत्रियों के मोबाइल फोन भी बाहर रखवा दिए गए, जैसा अखबारों में छपा। मैं यह कहना चाहता हूँ कि अफवाहों का दौर चल रहा है। यह दौर कहीं-न-कहीं खत्म होना चाहिए। काली इंक लगाने का निर्णय यह किसने लिया, इससे अच्छा लोगों का चेहरा ही काला करा दिया होता। एक हवा चल गई कि प्रधानमंत्रीजी अब लोगों के लॉकर सीज कर देंगे। इस मामले में सबसे खराब क्या हुआ, जिसे स्त्री धन कहते हैं। हम लोग स्त्री धन का महत्त्व जानते हैं। सभी की पोल खुल गई कि किसने अपने पति से, अपने परिवार से छिपाकर कितना-कितना धन रखा था। दूसरों की बात छोड़ो, मेरी पत्नी पुराने लिफाफे ले आई कि इतने रुपए मेरे पास हैं। प्रधानमंत्रीजी, आपने तो दो-दो हजार के नोट छपवा दिए। जब मैंने 20 हजार रुपए का चेक भेजा तो बैंक से दो-दो हजार के नोट मिल गए। लेकिन दो हजार का नोट तोड़ने के लिए कोई तैयार नहीं है। जब कुछ लोगों के साथ कैंटीन में चाय-नाश्ता करने गया तो दो हजार का नोट दिया। बिल सौ-डेढ़ सौ रुपए का था। बोला, फुटकर रुपए नहीं हैं, मैंने कैंटीन में दो हजार का नोट जमा कर दिया और कहा कि जब पूरा हो जाए तो बता देना। आपने जो दो हजार का नोट निकाला है, पाँच सौ व एक सौ का नोट

उपलब्ध नहीं है, आखिर आदमी यह कैसे तुड़ाए। आप इसको भी स्पष्ट कर दीजिए। विपक्ष ने 28 तारीख को हड़ताल, बंदी की घोषणा की है, जिसे 'आक्रोश दिवस' का नारा दिया है। हमने तो बंदी की घोषणा इसलिए नहीं की, क्योंकि बंद तो पूरा देश है। दिल्ली का चाँदनी चौक बंद, पूरी आजाद मंडी बंद। मैं सिर्फ इतना कहना चाहता हूँ कि जो व्यापारी आपका वोटर था, वो आज आपके कितने विरोध में है, शायद प्रधानमंत्रीजी, आपको नहीं मालूम। हमें उनसे वोट माँगने की जरूरत ही नहीं पड़ेगी, वे खुद वोट देने को तैयार हैं। हम लोगों ने एक माँग की कि जे.पी.सी. का गठन किया जाए कि आपके यूनिटों के अध्यक्षों को पहले यह रुपया कहाँ से मिल गया, लीकेज कैसे हो गया? उन्होंने रुपया कैसे जमा करा दिया। कई बार जे.पी.सी. बनी। मनमोहनजी जब प्रधानमंत्री थे तब भी जे.पी.सी. का गठन हुआ था। यह भी बताइए कि नेपाल की व्यवस्था हमारे रुपयों से चल रही है। बांग्लादेश, भूटान की अर्थव्यवस्था हमारे रुपयों से चल रही है। वहाँ जो हमारे देश के व्यापारी रह रहे हैं। नेपाल में तो उत्तर प्रदेश, बिहार का व्यापारी वहाँ व्यापार कर रहा है। वहाँ के व्यापारियों की इंडियन करेंसी कैसे बदलेगी, उनका व्यापार कैसे होगा? मेरा तो कहना है कि सरकार ने जो पाबंदी लगाई है कि पचास हजार से ज्यादा रुपए आप नहीं निकालेंगे। प्रधानमंत्रीजी, यह सब बंद करिए। जनता आप पर बैन लगा देगी, आपकी पार्टी पर बैन लगा देगी। यह रोकने का अधिकार आपके पास नहीं है। कम-से-कम ऐसी स्थिति एक महीने में न बन जाए कि एक माह में लाखों लोग परेशान हो जाएँ। इन शब्दों के साथ मैं नोटबंदी का एक बार फिर विरोध करता हूँ। प्रधानमंत्रीजी से अनुरोध करता हूँ कि यह तुगलकी आदेश वापस लेने की कृपा करें। इन्हीं शब्दों के साथ आप सब लोगों को बहुत-बहुत धन्यवाद!

(नरेश अग्रवाल का राज्यसभा में दिया गया भाषण)

□

राज्यसभा के विदाई भाषण में जब भावुक हो गए नरेश अग्रवाल

मेरी कभी विदाई नहीं हुई है, क्योंकि मैं हमेशा जनता के बीच चुनाव लड़ता रहा हूँ। सात बार मैं जनता से चुनाव लड़ा और जीता। तब विदाई का अवसर नहीं मिला। आज पहली बार विदाई का अवसर मिला है। सुख भी है, कुछ टीस भी है, लेकिन जीवन का एक अनुभव भी है और मैं तो अपने जीवन में संघर्ष ही करता रहा। कई मौके आए जब लगा कि मैं राजनीति की बहुत निचाई पर जा रहा हूँ, लेकिन एक संघर्ष, एक सोच और एक उद्देश्य लेकर जीवन में चला और न कभी हार मानी और न ही कभी हार मिली। मुझे विश्वास है कि जनता का विश्वास जो मुझे हरदम मिलता रहा है, आगे भी मिलता रहेगा। मैं पहले उन सभी साथियों से क्षमा चाहूँगा, जिन लोगों को मेरी बात बुरी लगी हो, थोड़ा कटु बोलता था, जो बोलता था पार्टी के लिए। लेकिन खुशी इस बात की है कि सभी लोगों ने मुझे स्नेह दिया। जीवन में एक इच्छा थी कि मैं भी पार्लियामेंट का मेंबर बनूँ और बन गया।

एम.एल.ए. बहुत बार बना, मिनिस्टर बहुत बार बना। बहुत कुछ सीखा भी, बहुत कुछ सिखाया भी। अपने जीवन के तजुर्बे को लोग तो मुझे 'पॉइंट ऑफ ऑर्डर' कहने लगे। लेकिन मैंने लोगों से कहा, अपनी बात को मैंने सदन को हलका भी किया और गंभीर भी किया। मैं आपका धन्यवाद दूँगा और उपसभापतिजी को भी धन्यवाद दूँगा। पूर्व उपसभापति हामिद अंसारीजी को भी धन्यवाद दूँगा, जिन्होंने मुझे बोलने का मौका दिया। गुलाम नबीजी का मैं विशेष आदर करता हूँ, जब मैं कांग्रेस में था तब भी इनका पूरा संरक्षण

मुझे प्राप्त था। आनंद शर्मा भाईजी मेरे तब के साथी रहे हैं। मैं प्रधानमंत्रीजी व अमित शाहजी को भी इस वजह से धन्यवाद दूँगा कि मैंने कभी-कभी ऐसे कटु शब्द कहे जो मुझे नहीं कहने चाहिए थे। इसके बाद भी उन्होंने मुझे स्वीकार कर लिया है, यह सही बात है। मैं इस बात के लिए सभी को धन्यवाद दूँगा और कहीं-न-कहीं, कुछ-न-कुछ मेरे अंदर चतुराई तो होगी ही। लेकिन मैं इतना कहता हूँ कि मैंने जीवन में कभी अपमान बर्दाश्त नहीं किया। मैंने जीवन में संघर्ष किया, लेकिन अपमान कभी नहीं बर्दाश्त किया। जब-जब अपमान हुआ है तब विद्रोह भी किया। मुझे कहने में कोई संकोच नहीं है कि मैं कोई बहुत बड़े परिवार से नहीं आया हूँ, लेकिन मुझे इस बात की खुशी है कि मेरी चौथी पीढ़ी लगातार राजनीति में है। मुझे उम्मीद है कि मैं कभी अपने को रिटायर मानता नहीं हूँ। मैंने तो रिटायर शब्द सीखा ही नहीं है। मुझे जल्दी मौका मिला तो किसी-न-किसी सदन में फिर आऊँगा। मैंने मीडिया वालों को बड़ा स्नेह किया, लेकिन मुझे तकलीफ है कि मीडिया ने मेरी बातों को तोड़-फोड़ के बताया। कही कह दिया कि मैंने ईश्वर और देवियों को अलकोहल से लाद दिया। कह दिया गया कि मैंने जाधव को देशद्रोही कह दिया। मुझे उस बात की तकलीफ है कि अपनी टी.आर.पी. के लिए अगर मीडिया हम लोगों को इस्तेमाल करता रहा तो यह बहुत अच्छा नहीं होगा। कहीं-न-कहीं इस पर रोक होनी चाहिए, क्योंकि प्रजातंत्र में इस माध्यम से हम लोगों की साख गिरती चली जा रही है। मैं आपको विश्वास दिलाता हूँ कि जहाँ भी रहूँगा, जनता की सेवा करता रहूँगा। अपनी जिंदगी में देश की सेवा के लिए निकला हूँ, तो देश की सेवा में कोई कमी नहीं रखूँगा। इन्हीं शब्दों के साथ सबको बहुत-बहुत धन्यवाद! जय हिंद!

(नरेश अग्रवाल का राज्यसभा में दिया गया भाषण)

□

यह पब्लिक है, सब जानती है

माननीय उपसभापति महोदय, वैसे तो मैं वित्तमंत्रीजी का पर्सनल प्रशंसक हूँ, वे मेरे बड़े भाई है, लेकिन कहीं-न-कहीं मुझे लगता है कि बजट उनकी विचारधारा का नहीं है। जिसको देश ने इतना बड़ा मैंडेट दिया हो, कश्मीर से लेकर कन्याकुमारी तक उससे देश के लोगों ने बड़ी आशा की थी। यह आपका दूसरा बजट है। मैं आपको बधाई दूँगा कि आपने दो चीजों की, वेल्थ टैक्स को समाप्त किया और दूसरा आपने यह कहा कि बुजुर्गों के लिए इंश्योरेंस की पॉलिसी लाएँगे। श्रीमान, अभी किसान की बात हो रही थी। बजट में भी उसका जिक्र नहीं है। देश के किसान की बात हो, नौजवान की बात हो, महिला की हो, उनके लिए आपने क्या प्रोविजन किया? आपने शिक्षा का बजट घटा दिया, आपने एग्रीकल्चर का बजट घटा दिया, आपने सैस कितने लगाए?

आपने 12 प्रतिशत से 14 प्रतिशत सर्विस टैक्स कर दिया। टैक्स में दो प्रतिशत की वृद्धि की और उससे स्वच्छ भारत अभियान की शुरुआत की। अब इस अभियान को लेकर जैसा दिल्ली में हो रहा था, तमाम मंत्री लोग कूड़ा डालकर साफ कर रहे थे, वही दूसरी जगह भी हो रहा है। हम तो कहेंगे कि आप साफ करें, लेकिन यह स्वच्छ भारत अभियान का जो टैक्स आपने लगाया है, इसको कैसे एडजस्ट करेंगे? जैसा मैंने कल प्रश्न उठाया था कि आपने एक-एक गाँव हम लोगों को गोद तो दे दिया, लेकिन उनके पालन-पोषण की व्यवस्था नहीं बताई। मैं पूछना चाहूँगा कि कम-से-कम स्वच्छ भारत अभियान, जो आप कर रहे हैं, यह अभियान कैसे शुरू करेंगे और

बजट का पैसा कहाँ से, किस रूप में करेंगे? महोदय, देश ने बड़ी आशा की थी कि आप इनकम टैक्स के स्लैब में बढ़ावा करेंगे। वैसे देश की मात्र तीन प्रतिशत जनसंख्या टैक्स देती है। मध्यम वर्ग आपसे बहुत आशा कर रहा था। मेरी आपसे हमेशा एक शिकायत रहती है कि बजट बनाते समय देश के सब उद्योगपति तो बुलाए जाते हैं, कभी देश का किसान नहीं बुलाया जाता। अगर देश का किसान भी बुलाया गया होता, तो जो हमारे नेता रामगोपाल यादवजी कह रहे थे कि पहले देश की जी.डी.पी. में किसान का योगदान 45 प्रतिशत का होता था, आज जी.डी.पी. में किसान का वह योगदान घटकर 13 प्रतिशत हो गया है, वह नहीं होता। वह क्यों घट रहा है?

एक कृषि आधारित देश और उसमें किसान का जी.डी.पी. में योगदान कम हो, आखिर उसे किसान विरोधी बजट नहीं कहेंगे तो क्या कहेंगे?

मैं जानना चाहता हूँ कि आपका बजट का जो घाटा बढ़ रहा है, इस घाटे को आप कैसे पूरा करेंगे? मैं अभी आपके सामने फिगर्स लाऊँगा। मैं उन्हीं फिगर्स को आपके सामने ले आऊँगा, मुनव्वर राणाजी की चार लाइनों के साथ—

बजट के अँधेरे से हमको बचाओ,
हमारे घरों से उजाला न छीनो,
हुकूमत को यह महँगाई खा जाएगी,
गरीबों के मुँह से निवाला न छीनो।

आपने यह छह प्रतिशत रेट वृद्धि लिखा है। आपने फिर दिखाया कि हमारी जी.डी.पी. आठ से साढ़े आठ प्रतिशत आएगी और इंफ्लेशन पाँच प्रतिशत आएगा। आपने पिछली बार भी कहा था, लेकिन यह पूरा तो कहीं हुआ ही नहीं है। आप पिछले पाँच साल का टैक्स कलेक्शन रिकॉर्ड देख लीजिए। सन् 2014-2015 में 9.9 प्रतिशत, 2013-14 में 10 प्रतिशत हुआ है। मैं आपको बताना चाहता हूँ कि पिछले पाँच साल से आपका टैक्स कलेक्शन गिर रहा है और आपका इंट्रेस्ट पेमेंट बढ़ रहा है। पिछले पाँच साल का इंट्रेस्ट पेमेंट 43 प्रतिशत से बढ़कर 49 प्रतिशत हो गया है। वर्ष 2011-12 में यह 43 प्रतिशत था, जो अब 49 प्रतिशत हो गया है। अगर आप सिर्फ

ब्याज चुकाने के लिए कर्ज लेंगे तो देश का विकास कैसे होगा? आप करीब 55 लाख करोड़ का कर्ज ले रहे हैं और आप टैक्स करीब 45 लाख करोड़ देंगे। आपका फिजिकल डेपसिट 3.6 से 3.9 बढ़ेगा, आखिर इससे कैसे ग्रोथ होगी? हम लोग जानना चाहते हैं, पूरा देश जानना चाहता है कि आप बजट में बचत कहाँ से करेंगे, फिजिकल डेपसिट को कैसे घटाएँगे, देश की योजनाओं को कैसे आगे बढ़ाएँगे?

अब मैं आपको डिफेंस के बजट की ओर ले चलता हूँ। आपने पिछले साल जितना डिफेंस का बजट रखा था, इस साल भी उतना ही रखा है। बिल्कुल सेम फिगर है, आपने पिछले साल भी 94 लाख करोड़ रुपए का बजट रखा था और इस साल भी 94 लाख करोड़ रुपए का बजट रखा है। आप अपनी फिगर्स उठाकर देख लीजिए। पिछले साल 94,58,088 करोड़ था और इस साल भी 94,58,088 करोड़ है, इसमें एक रुपया भी नहीं बढ़ा है। पिछले साल आपने डिफेंस के मॉडर्नाइजेशन पर 85 लाख करोड़ रुपए खर्च किए थे। डिफेंस के बजट में चीन हमसे तीन गुना ज्यादा खर्च कर रहा है, पाकिस्तान हमसे तीन गुना ज्यादा खर्च कर रहा है, अगर हम अपने डिफेंस के बजट को नहीं बढ़ाएँगे, तो देश की सीमा की सुरक्षा कैसे करेंगे? एक तरफ तो आपको चीन, पाकिस्तान से खतरा है और दूसरी तरफ पड़ोसी देश श्रीलंका तक कह देता है कि हम तुम्हारे मछुआरों को गोली मार देंगे। नेपाल भी चीन के हाथों में जा रहा है। अब आपको स्पष्ट बताना पड़ेगा, मैं नहीं चाहता हूँ कि आँकड़ों की बाजीगरी हो। मैं चाहूँगा कि सही चीज जनता के बीच आनी चाहिए।

किसान से शुरुआत हुई थी। मैंने अभी कहा था कि जी.डी.पी. में किसान का योगदान कम हो गया है और आपने बजट में किसान को क्या दिया है? कल सारे विपक्ष ने किसान के पक्ष में दिल्ली में मार्च किया। हम आपसे फिर कहते हैं कि यह जो भूमि अधिग्रहण बिल है, इसको पास करने की जिद मत करिए। राजहठ और बालहठ दोनों अच्छे नहीं होते हैं। ये कुछ देर के लिए तो प्यारे लगते हैं, लेकिन आगे बहुत ही खतरनाक हो जाते हैं। राजहठ कभी चलता नहीं है। जो इधर बैठे हैं, हमने इनका राजहठ भी बहुत देखा,

हम भी साथ रहे, लेकिन उस राजहठ का परिणाम क्या हुआ? देश में इतनी ज्यादा बेकार जमीन पड़ी है, मैंने अपने उत्तर प्रदेश के मुख्यमंत्रीजी से बात की और मुख्यमंत्रीजी ने कहा कि केंद्र सरकार से कहना कि डिफेंस के लिए जितनी जमीन चाहिए, यहाँ चंबल में वेस्ट में देंगे। हम उनको लाखों एकड़ जमीन दे देंगे। उन्होंने कहा कि उन्हें जमीन चाहिए, हम जमीन दे भी रहे हैं। आप क्यों नहीं राज्यों के मुख्यमंत्रियों से कहते हैं कि उनके यहाँ पर इतनी वेस्ट भूमि पड़ी हुई है। हमारे यहाँ लखनऊ-हरदोई के बीच संडीला में लाखों एकड़ ऊसर जमीन पड़ी हुई है। क्यों नहीं आप भूमि अधिग्रहण बिल में यह कम्पल्सरी करते हैं कि डेवलपमेंट देश की वेस्ट भूमि पर होगा? पूरे देश में हुई बरसात ने किसानों की कमर तोड़कर रख दी है। हम लोग उनको फिर से ऊपर उठा रहे हैं। हमारे उत्तर प्रदेश के मुख्यमंत्रीजी ने कल ही 200 करोड़ रुपए का मुआवजा किसानों को देने की घोषणा की है।

उत्तर प्रदेश में जिन किसानों की फसल का नुकसान हुआ है, उसका मुआवजा हम देंगे। क्यों नहीं केंद्र सरकार किसानों को उनकी फसल के नुकसान का मुआवजा देती है, अगर वह किसानों की हमदर्द है? क्यों नहीं केंद्र सरकार घोषणा करती है कि वह किसानों के हित की बात करेगी? आप हिंदुस्तान के किसानों को 14 प्रतिशत ब्याज पर पैसा दे रहे हैं।

आप किसान को खाद, बीज सस्ता नहीं देगे तो वह कैसे पैदावार बढ़ाएगा? देश में किसान के लिए कौन सा बाजार खुल गया है? आप किसी एक शहर का नाम बता दीजिए, जिसमें आपने किसान के अनाज को सुरक्षित रखने की बात की हो? गन्ना किसान मरा जा रहा है। चीनी मिल भी खत्म, गन्ना किसान भी खत्म, दोनों खत्म हुए जा रहे हैं, लेकिन क्या कभी आप ने इस पर विचार किया है। जो आज चीनी मिलों की हालत है? एक दिन राम विलास पासवानजी सदन में एक प्रश्न का उत्तर दे रहे थे कि देश में सूखा पड़ा तो फसल का उत्पादन गिर गया। उन्होंने लेवी की खरीद 76 प्रतिशत से 26 प्रतिशत कर दी और किसान का धान 700 रुपए में बिक गया। आपने यही किसान के साथ अच्छा किया है और यही आपने किसान को दिया है। आप अपने बजट में कोई एक योजना तो बताइए, जिसमें किसान को दिया है।

आप अपने बजट में कोई एक योजना तो बताइए, जिससे किसान को बजट आकर्षक लगे। मैंने बहुत बार कहा है कि पूरे विश्व में किसान जो उत्पादित करता है, उसको बेचने का काम उस देश की सरकार करती है। अगर घाटा है तो किसान को सब्सिडी दी जाती है, लेकिन हिंदुस्तान ऐसा देश है, जहाँ किसान के उत्पादन की कोई कीमत ही नहीं है। किसान के उत्पादन के बारे में शरद पवारजी ने एक चिट्ठी जेटलीजी को लिखी है। जिसमें उन्होंने लिखा है कि आपने खुद उम्मीद की है कि इस साल फसल का उत्पादन कम होगा, लेकिन आपने किसान को मिलने वाली योजनाओं के पैसों में भारी कटौती कर दी है। आप कहें तो मैं आपको पत्र भिजवा दूँगा। आप उसका पैरा दो पढ़ लीजिए। शरद पवार भी देश के कृषि मंत्री रहे हैं और बहुत बुजुर्ग नेता हैं। उन्होंने उसमें एक-एक डिटेल दी है। मैं आपसे यह कहना चाहता हूँ कि यदि बजट से देश के किसानों का हित नहीं होता है, देश के नौजवानों का भी हित नहीं होता है, तो ऐसे बजट का क्या फायदा? आप इस पर विचार कर लें। अगर आपने किसान को सब्सिडी नहीं दी और बीज, खाद उपलब्ध नहीं कराया, तो केंद्र सरकार किसान से क्या उत्पादन करवा सकती है? राज्य सरकार तो उनको उपलब्ध करवा ही रही है। आप यह भी जान लीजिए कि जब हम पढ़ते थे, तो हमने वह जमाना भी देखा है, जब अमेरिका से हिंदुस्तान में लाल गेहूँ पीएल 480 आता था, उस गेहूँ को खरीदने के लिए लोग लाइन में लगते थे। अंग्रेज उस गेहूँ से बीयर निकालकर सूखे गेहूँ को हिंदुस्तान भेज देते थे। हिंदुस्तान के किसानों ने आज क्रांति करके इतना अनाज पैदा किया है कि हमारी आबादी के तीन गुना बढ़ने के बावजूद भी हम किसी पर आश्रित नहीं हैं। आपने क्या किया, आपने तो चीनी मार्किट फ्री कर दी। आज हिंदुस्तान में चीनी सरप्लस है, लेकिन आपने बाहर की चीनी को इंपोर्ट करने की छूट दे दी। आप क्यों नहीं टैक्स बढ़ा देते, ताकि यहाँ बाहर से चीनी न आए। जब हिंदुस्तान में इतनी चीनी है, अगर चीनी का दाम गिरा, तो शुगर मिल भी खत्म हो जाएँगी और किसान भी खत्म हो जाएगा। मैं उत्तर प्रदेश की ओर आता हूँ। महाराष्ट्र में गन्ने की रिकवरी 12 से 13 प्रतिशत है, लेकिन उत्तर प्रदेश में नौ, सवा नौ प्रतिशत की रिकवरी है। इसके बीच में कैसे शुगर इंडस्ट्री

जिंदा रहेगी? मैं तो चाहूँगा कि आप इन चीजों के बारे में जवाब दें। क्योंकि सभी लोग यह चाहते हैं कि इस पर जवाब होना चाहिए। आपने जो चावल की लेवी घटाई है, आखिर उसका क्या कारण था? हमने एफ.सी.आई. पर विचार के लिए शॉर्ट नोटिस दिया है, इसलिए हम चाहते हैं कि एफ.सी.आई. पर विचार हो। अगर किसान ही नहीं रहा तो श्रीमान, देश कहाँ से रहेगा? हो सकता है कि इस बार किसान भ्रमित हो गया हो, लेकिन हर बार भ्रमित नहीं होगा और न होने वाला है। आप इस बात का ध्यान रखें। बैंक में आपका एन.पी.ए. बढ़कर छह प्रतिशत हो गया है। विश्व में शायद किसी कंट्री में बैंक का एन.पी.ए. छह प्रतिशत हुआ है, आप हर साल बैंक की इतनी मदद करते हैं, लेकिन यह एन.पी.ए. किसका है, किसानों का है, मजदूरों का है, नौजवानों का है? मैंने कई बार कहा है कि आप पढ़ने वाले बच्चे को ब्याज फ्री पैसा दे दीजिए, तो देश का बच्चा पढ़कर तैयार हो जाएगा। किसान को आप ब्याज से फ्री कर दीजिए, तो वह उत्पादन दो गुना करेगा, लेकिन देश के एक बहुत बड़े उद्योगपति, जिन्होंने चुनाव में आपकी मदद की, स्टेट बैंक उनके दरवाजे पर चला गया कि आप हमारा 6,000 करोड़ लोन ले लीजिए। आप इस एन.पी.ए. में बता दें कि कितना प्रतिशत उद्योगपतियों का है और कितना प्रतिशत गरीबों का है, आप सारी फिगर्स जनता के सामने रख दीजिए।

सारा पैसा उद्योगपतियों ने मार लिया, वे बीआईएफआर में चले गए, उन्होंने सिक यूनिट घोषित कर दी। बैंक छूट हो गई, बीआईएफआर ने सिक यूनिट घोषित कर दी, कोई रुपया वसूली नहीं और उस पैसे पर वे ऐश कर रहे हैं। लेकिन वे छात्र और किसान, अगर किसी किसान पर दस हजार रुपए भी बकाया हैं, तो वसूली तहसील में चली जाएगी, उसके खेत में लाल झंडा लग जाएगा। हमारे उत्तर प्रदेश में मुलायम सिंह ने यह घोषित कर दिया है कि किसी किसान का खेत नीलाम नहीं होगा, चाहे किसान के ऊपर जितना भी बकाया हो, हम उसका खेत नीलाम नहीं होने देंगे। यह उत्तर प्रदेश की बात है। उसकी कुर्की नहीं होगी, उसका खेत नीलाम नहीं होगा, आप ऐसी कोई योजना क्यों नहीं लाते हैं, मैं चाहूँगा कि जयंतजी, जब बोलें तो एन.पी.ए. पर आप जरूर बता दीजिएगा।

आनंद शर्माजी भी स्मार्ट सिटी पर बोल रहे थे, यह तो एक ऐसा सपना हुआ, जैसे काले धन का सपना था। कल यह खबर आई कि कैबिनेट ने नया कानून पास कर दिया, जिसमें दस साल की सजा देंगे, सात साल की सजा देंगे। जब काला धन है ही नहीं, तो आप सजा किसको देंगे? एक साल से जिस काले धन पर आप चिल्ला रहे हैं, उससे पहले से काले धन पर चिल्लाया जा रहा है, जब वह काला धन लोगों ने निकाल ही लिया, तो अब विश्व में आपको काला धन कहाँ मिल जाएगा? आप सजा किसको देंगे? हो सकता है कि अपने विरोधियों को काले धन में कहीं-न-कहीं फँसाने की बात करें। लेकिन मैं कहूँगा कि आप क्यों नहीं इस काले धन पर साफ-साफ बोलते? मैं कहीं अरुण जेटलीजी का बयान पढ़ रहा था कि काला धन तो एक कहावत थी, जो हम लोगों ने चुनाव में कही थी। मैं तो कहता हूँ कि उस कहावत को सत्यता में क्यों नहीं कह देते। कह दीजिए कि काला धन एक सत्यता नहीं थी, यह चुनाव का एक जुमला था। यह चुनाव का एक नारा था, चुनाव में बहुत नारे दिए जाते हैं, हमने भी एक नारा दे दिया था, काला धन कभी नहीं वापस आएगा, न काला धन रह गया है, काला धन लीग्लाइज्ड हो गया है, इसको कहने में आपको क्या दिक्कत है? कल लोकसभा में अरुणजी कह रहे थे कि हमने इसे पास कर दिया है, हम जल्दी ला रहे हैं। आपके पास फेमा का कानून है, आपके पास ईडी है, आपके पास सीबीआई है, आपके पास इनकम टैक्स है, इसका क्या मतलब है कि ये सब कमजोर हो गए, जो आपको एक और एक्ट लाना पड़ा? मैंने तो हरदम इस बात को कहा है कि बहुत ज्यादा कानून कभी प्रभावी नहीं होते, कम कानून प्रभावी होते हैं, लेकिन आप लोग तो पता नहीं कितने कानून बनाते चले जा रहे हैं, मैं समझ ही नहीं पा रहा हूँ। ज्यादा कानून बहुत प्रभावी नहीं होंगे। इसलिए इस पर आप फिर से विचार कीजिए और देश को फिर काले धन का सपना दिखाना बंद कर दीजिए, सत्यता बोल दीजिए। देश सत्यता सुनना चाहता है। आप सत्यता नहीं बोलेंगे, क्योंकि हमने जो स्मार्ट सिटी के बारे में कहा, अगर आप सौ स्मार्ट सिटी बनाएँगे, तो उसमें कितने रुपए लगेंगे, वह धन कहाँ से लाएँगे? क्या बजट में आपके पास कोई प्रोविजन है? आपने सौ करोड़ रुपए का प्रोविजन

कर दिया था, एक पैसा खर्च नहीं हुआ।

माननीय वित्त राज्य मंत्रीजी, हम तो इस बात के सदैव खिलाफ रहे हैं कि सरकार व्यापार करे। रूस के साथ जो हम लोगों के संबंध अच्छे हुए, जब देश में कम्युनिज्म ज्यादा प्रभावी हुआ, तो सरकार व्यापार करने लगी, तमाम अंडरटेकिंग्स बन गई।

दिग्विजय भाई तो मुख्यमंत्री भी रहे हैं। आज अपने देश में कुल 290 पीएसयूज से आपको हर साल कितना घाटा हो रहा हैं? कुछ नवरत्न हैं, कुछ और अच्छे हैं, जो हम लोगों को पैसा दे रहे हैं, बाकी तो सब घाटे में चल रहे हैं। मैं कमेटी ऑन पब्लिक अंडरटेकिंग्स का मेंबर हूँ, मैं देखता हूँ, जब एक-एक पीएसयू आती हैं। इन पीएसयूज पर आपके करीब 10 लाख करोड़ रुपए लगे हैं। केवल सरकार के 10 लाख करोड़ रुपए इन पीएसयूज पर लगे हैं, जबकि आपका टोटल घाटा ही 5 लाख करोड़ रुपए का है। आप घाटे के पीएसयूज क्यों नहीं बेच देते? क्या मतलब है, क्या ये सरकारी अधिकारी व्यापार करेंगे? जिन्हें आप इन पीएसयू का सीएमडी बना देते हैं, क्या ये व्यापार करेंगे? यह पीएसयू ऐशोआराम का गृह बन गया है। आपके जितने ऐसे पीएसयूज हैं, आप उनको हटाइए। उनको मार्केट में जाने दीजिए। जब आप ओपन मार्केट की व्यवस्था कर रहे हैं, तो आप इन पीएसयूज को क्यों ढो रहे हैं? ठीक है, आप अपने पास नवरत्न पीएसयूज रखिए, लेकिन आप नवरत्न पीएसयूज के शेयर्स बेच रहे हैं। यह खबर आ रही है कि जो प्रॉफिट में हैं, किसी के 20 प्रतिशत, किसी के 22 प्रतिशत, किसी के 25 प्रतिशत शेयर्स आप बेच रहे हैं, लेकिन घाटे के पीएसयूज नहीं बेच रहे हैं। आप घाटे के पीएसयूज को हटाकर कम-से-कम अपना घाटा पूरा कीजिए, जिससे और घाटा तो आगे न बढ़े।

एयरपोर्ट अथॉरिटी के अंतर्गत लखनऊ, कलकत्ता इत्यादि तमाम एयरपोर्ट्स, जो फायदे में हैं, आपकी सरकार वे सारे एयरपोर्ट निजी क्षेत्र को देना चाहती है। इसका प्रस्ताव पास हो गया है, लेकिन चलिए, देखते हैं कि वह यहाँ पर कब आएगा। मुंबई और दिल्ली तो पहले ही दिए जा चुके हैं, हम तो लखनऊ और कलकत्ता की बात कह रहे हैं, शायद इसमें अहमदाबाद और चेन्नई के एयरपोर्ट्स भी शामिल हैं।

महोदय, अब बेरोजगारी का मामला आता है। मैंने उस दिन इसके संबंध में प्रश्न भी किया था, क्योंकि डीओपीटी ने एक आदेश जारी किया है कि एक साल तक केंद्र सरकार में कोई भी भरती नहीं होगी। यह डीओपीटी का आदेश है। यह कहते हुए हम बहुत खुश होते हैं कि हमारे देश की कुल आबादी के 60 प्रतिशत नौजवान हैं और सीना ठोंककर बताते हैं कि विश्व में इतने नौजवान कहीं भी नहीं हैं, जितने हिंदुस्तान के पास हैं। आज चीन के पास भी उतने नौजवान नहीं हैं, जबकि उसकी आबादी हमसे कहीं ज्यादा है। लेकिन हमारे यहाँ रोजगार की क्या हालत है ? उस दिन कहा गया था कि रोजगार कार्यालय खोले गए हैं, अब तो वे बेकार हैं, अब तो उन रोजगार कार्यालयों का कोई मतलब ही नहीं रह गया है।

आपकी आर्थिक विकास दर कहाँ चली गई है ? आपने खुद यह स्वीकार किया है कि हमारी आर्थिक विकास दर माइनस में चली गई है। धीरे-धीरे आपकी सारी इंडस्ट्रीज बैठती जा रही है। आपने लोहे पर आयात कर बढ़ाया है। कल हमें कागज उद्योगवाले भी मिले थे। उनका कहना है कि अगर बाहर से पेपर का इंपोर्ट रोका नहीं गया तो कागज उद्योग भी खत्म हो जाएगा। चीनी उद्योग की बात तो मैंने पहले ही आपके सामने ला दी है। आप एक बार इस पर विचार क्यों नहीं करते हैं ? हमारे देश की इंडस्ट्री, जो देश के लोगों को रोजगाार दे रही है, देश में पैसा उपलब्ध करा रही है, उसके उत्पादन के लिए हम आयात को क्यों बढ़ावा दें ? यह ठीक है कि हम पर डब्ल्यूटीओ की शर्तें लागू हैं, लेकिन हमको यह भी तो अधिकार है कि हम किस चीज पर कितना आयात शुल्क लगाएँ। आप उन पर आयात शुल्क बढ़ा दीजिए, तो उन वस्तुओं का हिंदुस्तान में आना ही बंद हो जाएगा। कम-से-कम इससे हमारी अपनी यूनिट्स तो सिक नहीं रहेगी। अगर ग्रोथ (–) 1 प्रतिशत चली गई तो आप रोजगार कहाँ से देंगे, आप स्वयं फिगर बता दीजिए, आपके आँकड़ों के हिसाब से इस समय इस देश में कितने लोग बेरोजगार हैं ?

श्रीमान, मैं मनरेगा को रोजगार कभी नहीं मानता हूँ, मजदूरी रोजगार नहीं होती है। अगर आप अकुशल श्रम को भी रोजगार मान रहे हैं, तो यह तो भ्रमवाली चीज होगी।

आज देश का हर नौजवान नौकरी चाहता है। आप टेलीविजन पर तो उसको सुनहरे सपने दिखाते हैं, वह एक ही रात में रईस बनना चाहता है, लेकिन उस नौजवान के लिए आगे कोई भविष्य ही नहीं है, तो वह नौजवान क्या करेगा? उसकी शिक्षा के लिए उसके माँ-बाप ने जो ऋण ले लिया है, वह ऋण भी आज बुरी हालत में है। आज कितने लडके एम.बी.ए. हैं, जो बेरोजगार घूम रहे है। आपको सुनकर ताज्जुब होगा, यह जो नोएडा में हमारा टोल लगा हुआ है, उसमें एम.बी.ए. पास लड़के पाँच-पाँच हजार रुपए महीने नौकरी पर लगाए गए हैं। देश के लिए इससे बड़ा दुर्भाग्य और क्या होगा कि एक एम.बी.ए. पास लड़का, पाँच हजार रुपए में टोल टैक्स की परची काटे? आप इससे ज्यादा और कितने नीचे की स्थिति पर जाएँगे? किससे विश्व में आप अपनी तुलना करेंगे? अगर बेरोजगारी की हालत यही रही, आपका जी.डी.पी. यही रहा, आपका घाटा ऐसे ही रहा, तो दो साल के बाद यहाँ सड़कों पर नौजवान-ही-नौजवान दिखाई देंगे। अगर आपकी औद्योगिक विकास दर खत्म हो गई और आपने उन्हें रोजगार के अवसर नहीं दिए, तो आप गलतफहमी में मत रहिए, आपके आनेवाले 'अच्छे दिन' सिर्फ कागजों पर ही रह जाएँगे, जमीन पर दिखाई नहीं देंगे। हम चाहते हैं कि आप आगे बढ़ें। आपकी सरकार आई है, आपको स्पष्ट मेंडेट मिला है, तो आगे भी बढ़ें।

महोदय, हम बहुत सी चीजों में आपसे सहमत नहीं होते हैं, लेकिन फिर भी राज्यसभा में उसे इसलिए पास करवाते हैं कि लोअर हाउस में आपको जो मेंडेट मिला है, तो अपर हाउस की यह जिम्मेदारी नहीं है कि हर चीज में हम आपका विरोध न करें। हमारे इन मित्रों से बहुत सारी चीजों में हमारा विरोध रहता है। आपका कोयला और खान बिल आया, हमने उस पर सिर्फ इसलिए असहमति नोट नहीं दिया कि चलिए, इसको पास होने दीजिए, कहीं इससे देश की प्रगति रुक न जाए और अगर 31 मार्च तक कोयला रुक गया, तो देश के सामने खड़ी तमाम प्रगति की योजनाएँ रुक जाएँगी। हम सदैव देश हित की बात करते हैं, लेकिन अगर आप देश हित के साथ अहित भी करते जाएँगे, तो वह कहाँ तक चलेगा? अगर हमारा काम विपक्ष का है, तो हमारा काम

आईना दिखाना भी है, तो आप सही सीख लेंगे। अगर आप सही आईना नहीं देखेंगे, तो आपकी मरजी है।

महोदय, आज तक इस देश में यह तय नहीं हो पाया कि गरीब कौन है। इसके लिए चार कमेटीज बैठा ली गई, एक सक्सेना कमेटी थी, तेंदुलकर कमेटी थी, एक रंगराजन कमेटी थी और एक सेनगुप्ता कमेटी थी। यह तय हुआ कि जो व्यक्ति गाँव में हर रोज 18 रुपए पैदा कर लेगा, तो उसकी गरीबी रेखा खत्म हो गई और शहर में इसकी सीमा रेखा 24 रुपए प्रतिदिन रखी गई।

तब हमने कहा था कि अगर योजना आयोग के उपाध्यक्ष 24 रुपए में एक कप चाय भी किसी होटल में पीकर दिखा दें, तो हम समझ जाएँगे कि गरीबी हट गई। आप क्यों नहीं तय करते कि कितने प्रतिशत गरीब हैं? श्रीमान, उत्तर प्रदेश की आबादी 21 करोड़ है और इन्होंने सिर्फ 2 करोड़ लोगों को ही बी.पी.एल. माना है, जबकि मेरा आज भी मानना है कि उत्तर प्रदेश में कम-से-कम 6-7 करोड़ की आबादी बी.पी.एल. के अंतर्गत आनेवाली है। आप बी.पी.एल. इस कारण नहीं बढ़ा रहे हैं कि आपको पैसा देना पड़ेगा, आपके आँकड़े गरीबी रेखा से नीचे जाएँगे, तो वर्ल्ड बैंक के सामने आप हाथ कैसे फैलाएँगे और आप यह कैसे दिखाएँगे कि हमने इतना ऋण लिया, हमने इतनी ग्रोथ की, क्योंकि अगर आप ग्रोथ नहीं दिखाएँगे, तो आगे ऋण कैसे मिलेगा? असत्य आँकड़ों से क्या फायदा? हमें सत्यता पर आधारित होना चाहिए, सत्यता पर आना चाहिए। हम कहते हैं, आज आप घोषणा करिए कि आप किसे गरीब मानते हैं। उन्होंने घोषणा नहीं कि तो वे किनारे चले गए, लेकिन आप तो करिए, आप तो बताइए कि कितनी आमदनी तक के लोगों को आप गरीब मान रहे हैं और उनकी इस देश में संख्या कितनी है? जब तक इस देश में यह संख्या तय नहीं होगी, तब तक गरीब के साथ कभी न्याय नहीं होगा। गरीब का उपहास बहुत अच्छा नहीं होता है। अमीर की चापलूसी तो बड़ी अच्छी लगती है, अमीर के शब्द बहुत अच्छे लगते हैं, लेकिन गरीब की आह बहुत बुरी होती है और किसी गरीब की आह जिसको लग गई, वह राजनीति में बहुत लंबे समय तक नहीं टिकता है। हम गरीबों की मदद करने के लिए आए हैं। आपको तो एक जनरल मैसेज चला गया कि देश की

सरकार उद्योगपतियों की सरकार है, पूँजीपतियों की सरकार है और उनकी मदद करने के लिए है।

माननीय मंत्रीजी, मैं आपसे सिर्फ इतना कहूँगा कि अभी भी आपके पास पूरे दो साल हैं, जिसमें आप क्रांतिकारी कदम उठा सकते हैं, क्योंकि दो साल के बाद आप फिर चुनाव की तैयारी में जुट जाएँगे। फिर आपका जो बजट होगा, वह क्रांतिकारी नहीं होगा, आपकी नीति और सोच भी क्रांतिकारी नहीं होगी और फिर आपको अगले पाँच साल की चिंता होगी। जब जनता ने आपको इतना बड़ा मेंडेट दिया, तो क्यों नहीं क्रांतिकारी कदम उठाते हैं, क्यों नहीं क्रांतिकारी निर्णय लेते हैं? ऐसा निर्णय लीजिए कि देश के लोग आपको याद रखें। कम-से-कम एक बात जान लीजिए, नेताजी मुलायम सिंहजी कहते हैं कि जो चर्चा में रहता है, जो पर्चा में रहता है और जो खर्चा में रहता है, उसको राजनीति में कोई नहीं मार सकता। चर्चा में रहो, पर्चा में रहो, खर्चा में रहो, डिसीजन लेते रहो, बोल्ड बनो और जनता के बीच में जाकर अपनी बात कहो, तो कभी कोई हरा नहीं पाएगा, लेकिन अगर दोमुँही बात होगी, कहोगे कुछ और करोगे कुछ, तो यह समझ लो कि यह पब्लिक है, यह सब जानती है, इससे कुछ छिपा हुआ नहीं है। पब्लिक के बीच ज्यादा आडंबर और असत्य नहीं चल पाएगा। इसी कारण मैं कह रहा हूँ कि जब आपका बजट पर जवाब हो, तो आप कुछ निर्णय घोषित करें। जो उस सदन में न किए हों, तो इस सदन में निर्णय लेकर घोषित करें, जिससे देश की जनता को विश्वास हो कि जिन्हें हमने वोट दिया था, उन्होंने वाकई हमारे सामने सच्चे सपने रखे हैं। असत्य सपने बहुत दिन तक सुख नहीं देते हैं।

बहुत-बहुत धन्यवाद!

(नरेश अग्रवाल का राज्यसभा में दिया गया भाषण)

□

किसानों के दिल की बात करके मैंने किसानों का दिल छू लिया

माननीय उपसभापतिजी, हमने कल भी यह माँग की थी और यह माँग कोई राजनीतिकरण करने के लिए नहीं की थी। अगर इस चर्चा का जवाब प्रधानमंत्रीजी दें, तो देश के सामने शायद एक नया संदेश जाएगा। श्रीमान, हम लोग हर सत्र में किसानों के ऊपर लगातार चर्चा जरूर करते हैं, लेकिन कोई समाधान नहीं निकलता है। मुझे याद है कि पिछले सत्र में शरदजी ने कपासवालों की बात उठाई थी और लोगों ने भी धान किसानों की बात कही थी। उस पर चर्चा हो गई, लेकिन कुछ समाधान नहीं निकला। मुझे यह कहते हुए दुःख हो रहा है कि उस सूखे की स्थिति का अभी तक कोई पैसा राज्य सरकारों के पास नहीं पहुँचा है। उसके बाद अतिवृष्टि और ओलावृष्टि भी आ गई।

श्रीमान इस देश के लिए किसानों का योगदान कम नहीं है। अगर आजादी की लड़ाईवालों का देश में योगदान है, तो किसानों का भी कम योगदान नहीं है। मुझे याद है कि जब मैं छोटा था, तो इस देश में अमेरिका का लाल गेहूँ आता था। श्रीमान, अमेरिकन, गोरे लोग उस गेहूँ से बियर निकाल लेते थे और तब उसको हिंदुस्तान में भेजते थे।

उस गेहूँ का नाम पीएम-480 था और इस देश के लोग लाइन लगाकर अपना पेट भरने के लिए उस गेहूँ को लेते थे। फिर इस देश में हरित क्रांति हुई और आज हमने देश में इतना अनाज उत्पादित किया कि हमारी पॉपुलेशन तीन गुना ज्यादा होने के बावजूद हम आत्मनिर्भर हो गए और विश्व के तमाम

देशों को अनाज देने लगे, लेकिन किसानों का क्या हश्र हुआ ? महोदय, उस समय जी.डी.पी. में किसानों का योगदान 45 प्रतिशत था और आज यह घटकर महज 13 प्रतिशत रह गया है। उस समय जोत बड़ी थी, लेकिन आज जोत छोटी हो गई है, परिवारों में बँटवारा हो गया है। आज जोत घाटे का सौदा होती चली जा रही है, जिसका नतीजा हो रहा है कि आज किसान के बेटे की रुचि खेती की तरफ नहीं है। आज किसान का बेटा भी चाहता है कि वह बड़ा अफसर बने, उसे भी अच्छी जगह नौकरी मिले, उसके बच्चे भी शहरों में रह सकें और वे भी आधुनिक भारत में आधुनिक जिंदगी जी सकें, लेकिन क्या यह संभव हो पा रहा है ? हमारी कौन सी ऐसी नीति या योजना बनी है, जिससे कि सर्वहित का समाधान निकलता हो ?

मैं चाहूँगा कि प्रधानमंत्रीजी इस चर्चा का जवाब दें, मैंने कल इस बात को कहा था कि इस विषय से रामविलास पासवानजी का भी विभाग जुड़ा है, डॉ. संजीव कुमार बालियानजी का भी विभाग जुड़ा है। अभी जो दिल्ली में घटना हुई, उससे गृह मंत्रालय भी जुड़ा हुआ है और वित्तमंत्री का भी विभाग जुड़ा है। इसलिए अगर जवाब प्रधानमंत्रीजी देते तो ज्यादा अच्छा होता, लेकिन यह तो सरकार को तय करना है। श्रीमान, मैं चाहता हूँ कि इस पर सार्थक बहस हो और उससे सार्थक समाधान भी निकलना चाहिए, जिससे देश के किसानों को लगे कि किसान के हित में इस सरकार ने कुछ फैसला किया है।

आज भी यह बात सत्य है कि हमारी 70 प्रतिशत आबादी खेती पर निर्भर है। आज हमने कह दिया कि 13,000 रुपए प्रति हैक्टेयर डैमेज लॉस देंगे, तो आप कौन सा बहुत बड़ा डैमेज लॉस दे रहे हैं ? आज बैंक्स का एन.पी.ए. 2 परसेंट से बढ़कर 6 परसेंट हो गया है, लेकिन इस 6 परसेंट में कौन लोग हैं ? मैंने तो कहा है कि इस बारे में सार्थक बहस हो जाए कि देश के बैंकों का पैसा कौन नहीं लौटा रहा है, क्या किसान नहीं लौटा रहा है या बड़े पूँजीपति नहीं लौटा रहे हैं ? अगर किसान पर 10 हजार रुपए भी कर्जा हो गया तो आर.सी. पहुँच जाएगी और किसान से वसूली शुरू हो जाएगी, किसान के बेटे ने अगर पढ़ाई के लिए कर्ज से लिया, तो उसकी वसूली के

लिए तुरंत कारवाई हो जाएगी। उसके लिए कोई नियम नहीं बने हैं, लेकिन अगर उद्योगपति पैसा नहीं देगा, तो वह अपनी इंडस्ट्री को बीआईएफआर में डाल देगा और एन.पी.ए. में चला जाएगा। मैंने तो कल भी माँग की है और आज भी कहता हूँ कि अगर आप किसानों का कर्जा माफ कर देंगे तो कोई बहुत बड़ा एहसान नहीं कर देंगे। आज वोटों के लिए कर्जा माफ नहीं होगा, पिछली बार तो वोटों के लिए हुआ था, लेकिन आज किसान की हालत फटेहाल हो गई है। आज देश में जिस प्रकार से किसान आत्महत्या कर रहा है, क्या यह सोचने का प्रश्न नहीं है ? मैं संख्या पर नहीं जाता। कृषिमंत्रीजी परसों लोकसभा में बयान दे रहे थे और उन्होंने उत्तर प्रदेश के संबंध में कुछ बयान दिए, जोकि तथ्यों से परे थे। मैंने उनसे कहा कि उत्तर प्रदेश सरकार ने 6700 करोड़ का लॉस दिखाया है, लेकिन आपने सिर्फ 231 करोड़ रुपए अब तक उत्तर प्रदेश सरकार को दिए हैं। क्या इतने बड़े लॉस के लिए 231 करोड़ देने के बाद आप समझ लेंगे कि उनकी समस्याओं का समाधान हो जाएगा ? अभी बालियानजी कई जिलों के दौरे पर गए थे, आप वहाँ बयान दे आए और धमका भी आए, लेकिन सत्यता तो बताइए। आप 6700 करोड़ का 50 परसेंट तो दे दीजिए, जबकि 1100 करोड़ उत्तर प्रदेश सरकार ने दे दिए हैं। श्रीमान, उत्तर प्रदेश सरकार देश की पहली सरकार है, जिसने किसान के आत्महत्या करने पर उसके परिवार को 7 लाख रुपए राहत के रूप में दिए। मैं वह रकम भी पर्याप्त नहीं मानता, क्योंकि इस देश में किसान की कीमत रुपयों में नहीं होनी चाहिए। इस देश में किसान की कीमत इनसानियत के आधार पर होनी चाहिए। श्रीमान, उत्तर प्रदेश सरकार ने 7 लाख रुपए दिए। हम लोगों ने तो मुख्यमंत्रीजी से यह भी माँग की है कि अगर कोई भी किसान मर गया है, तो उसे अपने विवेकाधीन कोष से पाँच लाख रुपए दे दीजिए। इससे उसका परिवार अपने आँसू पोंछने और फिर से खड़े होने लायक तो बन जाएगा, लेकिन आपने क्या किया है ? कल प्रोफेसर साहब ने बीमा कंपनियों की बात कही। उत्तर प्रदेश में बीमा कंपनीज 2000 करोड़ रुपए ले लें, उसमें 141 करोड़ रुपए किसानों का अंशदान हो।

अभी तक बीमा कंपनियों ने मुआवजे के रूप में सिर्फ 1.69 करोड़ या

दो करोड़ रुपए दिए हैं और फिर यह कह दिया जाता है कि बीमा कंपनियों का चयन आपने किया था, लेकिन बीमा कंपनी तो वित्त मंत्रालय के अंतर्गत आती हैं। आपने बीमा कंपनियों को क्यों नहीं कहा? हमने फसल के लिए तो घोषणा कर दी कि फसल बीमा योजना लागू कर रहे हैं, लेकिन फसल बीमा योजना की सत्यता क्या है? मैं आपको जो फिगर्स दे रहा हूँ, आप इन फिगर्स को चैक कर लीजिए। एक-एक फिगर पूरी तरह सत्य है। मंत्रीजी, आज यह घोषणा हो जाए कि देश का जो भी किसान होगा, जो भी फसल पैदा करेगा, उसका बीमा करने की जिम्मेदारी केंद्र सरकार और राज्य सरकार की मिलकर होगी, तो मैं समझूँगा कि किसानों को कुछ मिला है। आप कहीं-न-कहीं तो किसानों को देने की बात कीजिए, किसानों के कर्जों का ब्याज ही माफ कर दीजिए। इससे किसान कम-से-कम यह तो समझेगा कि उसके कर्जें में से उसे कुछ तो राहत मिली।

उपसभापतिजी, मैं आत्महत्या पर कोई राजनीति नहीं करना चाहता हूँ, अभी भूपेंद्र भाई दिल्ली के कांड पर बोल रहे थे। हम किसी सरकार को दोष नहीं देना चाहते, लेकिन उस कांड ने देश को हिलाकर रख दिया, विश्व को हिलाकर रख दिया और हम मजबूर भी हो गए, जो हम इस पर चर्चा कर रहे हैं। अब इसके लिए दिल्ली की सरकार पर आरोप हो या केंद्र की सरकार पर आरोप हो, मैं इसके पक्ष में नहीं हूँ। आज मुझसे मीडियावाले पूछ रहे थे कि नरेशजी, यह जो दिल्ली सरकार और दिल्ली पुलिस, दोनों के बीच में झगड़ा है, तो कौन क्या करे? यह झगड़ा नहीं होना चाहिए। यहाँ सवाल यह है कि वह किसान क्यों मरा? देश का किसान मरा है, उसने आत्महत्या की है। एक विकासशील देश के लिए यह बहुत शर्मनाक बात है। रामविलास पासवानजी यहाँ बैठे हैं, इन्होंने अखबारों में तमाम घोषणाएँ कर दी कि हमने एफ.सी. आई. को डायरेक्शन दे दी है कि किसान का जैसा भी गेहूँ होगा, एफ.सी. आई. खरीदेगी। मैं आपको बता दूँ कि उत्तर प्रदेश में आपकी एफ.सी.आई. 70 परसेंट किसानों को वापस भेज रही है। अभी आपने मानक कम किए, आपने 6-7 परसेंट टूट को 10 परसेंट किया, आपने चमक कर कह दिया कि 50 परसेंट कम हो, लेकिन जब किसान के चेहरे और खेत से चमक ही चली

गई, तो फिर इस ऑर्डर का क्या फायदा है? आप कहते हैं कि आप गरीबों के नेता हैं। उत्तर प्रदेश में आपके भाषण भी मैं पढ़ लेता हूँ, आपके वक्तव्य पढ़ लेता हूँ। यह ठीक है कि राजनीति की बात अलग है, लेकिन एक मंत्री के रूप में तो आपको कम-से-कम यह घोषणा करनी चाहिए कि जो भी किसान एफ.सी.आई. के सेंटर पर गेहूँ लेकर जाएगा, उसका गेहूँ चाहे किसी रूप का हो, प्रदेश सरकार खरीदेगी।

माननीय पासवान साहब, शरदजी जब कृषिमंत्री थे, तो उन्होंने पी.पी.पी. के नाम से एफ.सी.आई. में एक योजना चलाई, पब्लिक प्राइवेट पार्टनरशिप के नाम पर योजना बनी। चूँकि देश में गोदामों की कमी है तो उन गोदामों की कमी को कैसे पूरा किया जाए, जिसमें अनाज रखा जा सके और इसके लिए यह एक योजना बनी है। आपने योजना को सार्वजनिक किया, अब आप सिर्फ इतना बता दीजिए कि इस योजना में कितने प्रतिशत योगदान आया? श्रीमान, मैं बताता हूँ, दस प्रतिशत योगदान भी इसमें नहीं आया। आज एफ.सी.आई. और सेंट्रल वेयरहाउसिंग कॉरपोरेशन, दोनों की जो स्थिति है, शायद उससे शर्मनाक स्थिति और क्या होगी? इसमें आप पूरा-का-पूरा परिवर्तन करिए। जितना बड़ा करप्शन एफ.सी.आई. और सी.डब्लू.सी. में है, उससे बड़ा करप्शन कहाँ होगा? मैं समझता हूँ पासवान साहब, इतना बड़ा मेंडेट मिला है, तो आपको कोई ऐसा निर्णय लेने में घबराने की क्या जरूरत है, आप तो एक विद्वान् और बहादुर मंत्री हैं। आप एक ऐसा निर्णय लीजिए, एफ.सी. आई. के गोदामों की कमी को दूर करिए, अपनी पॉलिसी को बदलिए। अगर आपने पॉलिसी को नहीं बदला, तो देश में आपके पास गेहूँ, चावल और किसान की दूसरी उपज खरीदने के लिए स्थान नहीं रहेगा।

माननीय उपसभापतिजी, मैं सरकार से यह भी चाहूँगा कि सरकार यह स्पष्ट कर दे कि किसानों का बीज, खाद और किसानों को मिलनेवाला पानी मुफ्त कर दिया जाएगा। उत्तर प्रदेश सरकार ने प्रदेश के किसानों का पानी मुफ्त कर दिया है। हमारे देश में मुफ्त पानी की घोषणा इसलिए की गई, क्योंकि हमारे चुनाव घोषणा-पत्र में इसका उल्लेख था। आपने अपने घोषणा-पत्र में कहीं नई बात नहीं की। कल यहाँ एक माननीय सदस्य कह

रहे थे कि आपने अपने घोषणा-पत्र में लिखा था कि किसान को उसकी उपज की लागत का डेढ़ गुना मूल्य देंगे, लेकिन डेढ़ गुना तो छोड़ दीजिए, उसे उसकी लागत का मूल्य भी नहीं मिल रहा है।

महोदय, मैं आज आपके माध्यम से सरकार से कहना चाहता हूँ कि आज यह घोषणा करें कि निरंतर खाद की सब्सिडी में जो कमी कर रहे हैं, निरंतर बीज पर सब्सिडी में जो कमी कर रहे हैं, किसान को मिलनेवाली बिजली की दर जो निरंतर बढ़ रही है, यह नहीं बढ़ेगी। कम-से-कम इसी की घोषणा आज कर दीजिए। मैं समझूँगा कि इस आपात स्थिति में जब किसान दर्द से कराह रहा है और जब देश के ग्रामीण अंचल की रीढ़ टूट रही है, तब इस देश की सरकार उनके लिए कुछ कर रही है या नहीं, कम-से-कम इस बात को देश जान तो सके।

महोदय, जैसा मैंने पहले कहा, मैं इस पक्ष में बिल्कुल नहीं हूँ कि किसान पर राजनीति की जाए या आरोपों की बात की जाए, लेकिन मैं इस पक्ष में जरूर हूँ कि इस बहस का कोई सार्थक हल निकलना चाहिए। इस बहस का अंत ऐसा नहीं होना चाहिए जैसे कि सदन में हर चर्चा का अंत होता है। मैं चाहता हूँ कि इस चर्चा का सार्थक हल निकलना चाहिए, फिर चाहे वह कैसे भी निकले। यह सरकार का काम है। मैं कहता हूँ कि आप देश में जो तमाम तरह की सब्सिडी देते हैं, वो सब बंद कर दें और सिर्फ किसान को सब्सिडी दीजिए। देश का किसान जिंदा रहेगा, तो देश जिंदा रहेगा। यदि देश का किसान मर जाएगा, तो देश समाप्त हो जाएगा, मेरा ऐसा मानना है। मैं इस बात को बड़े विश्वास के साथ कहता हूँ।

श्रीमान, गन्ना किसानों की बात आई है। आज केवल उत्तर प्रदेश के गन्ना किसानों के 10 हजार करोड़ रुपए से ऊपर चीनी मिलों पर बकाया है। पूरे देश के किसानों के संभवतया 19 हजार करोड़ रुपए बकाया हैं। उत्तर प्रदेश की जो फिगर मैं बता रहा हूँ, वह इसी सरकार की फिगर है। मैं ऐसा कहकर कोई चीनी मिलों की पैरवी नहीं कर रहा हूँ। इस बात को आप भी समझ रहे हैं कि उनकी क्या स्थिति है। हम आपसे कहते हैं कि आप बाहर की चीनी हिंदुस्तान में क्यों आने दे रहे हैं? डब्ल्यूटीओ की शर्तों में यह तो नहीं

लिखा कि आप चीनी पर टैक्स नहीं लगा सकते है। शायद अब आप लगाने जा रहे हैं, क्योंकि हमने कहीं ऐसा पढ़ा है, लेकिन आपने ऐसा पहले क्यों नहीं किया? अगर किसान गन्ना देगा और चीनी सस्ती मिलेगी, तो चीनी मिल मरेगी या गन्ना किसान मरेगा। दोनों में एक ही जिंदा रहेगा, दोनों जिंदा नहीं रह सकते। इसलिए आपको ऐसी पॉलिसी तय करनी चाहिए, जिससे किसान भी जिंदा रहे और शुगर मिलें भी जिंदा रहें। ऐसा नहीं है कि खाली शुगर मिलों को मार देंगे, तो किसान जिंदा रह जाएगा और यदि ऐसा हुआ तो किसान भी खड़ा नहीं रह पाएगा।

महोदय, उस दिन वित्तमंत्रीजी से मिला, मैंने कहा था कि अगर किसान के गन्ने का मूल्य 270 रुपए प्रति क्विंटल होगा, तो चीनी कम-से-कम 30 रुपए प्रति किलो बिकनी ही चाहिए। अगर इससे कम में चीनी बिकी, तो किसान खड़ा नहीं रह पाएगा। मेरी इस बात को किसानों ने भी माना। इतने दिनों से यह बात उठ रही है, लेकिन अभी तक हमारे देश में इस विषय में कुछ विशेष नहीं हुआ है।

महोदय, पूरे विश्व में, अमेरिका में भी, जो इतना संपन्न देश है, जहाँ एक आदमी के पास कम-से-कम 200 एकड़ जोत है और ऑस्ट्रेलिया में 100 एकड़ से कम जोत का कोई किसान नहीं है, वहाँ इतनी बड़ी जोत के किसानों को यदि वह राष्ट्र सब्सिडी भी दे रहा है और उनकी उपज को खरीदने की भी जिम्मेदारी ले रहा है, तो यहाँ एक-एकड़ या एक बीघा जोत के किसान की कौन जिम्मेदारी लेगा?

महोदय, आपने महिला बैंक बनाया। उसी प्रकार आज घोषणा कर दीजिए कि किसान बैंक भी बनेगा और किसान ऋण लेगा, उसका एक परसेंट भी ब्याज किसान पर नहीं पड़ेगा, तो मैं समझूँगा कि आप किसान के पक्ष में हैं। आपने महिला बैंक बनाया, मैं उसका विरोधी नहीं हूँ, लेकिन किसान के लिए बैंक क्यों नहीं बनेगा? आपका लेबर रेट क्या है, मैं बताना चाहता हूँ कि आप 2 प्रतिशत ब्याज पर पूरे विश्व से ऋण लेते हैं और 14 प्रतिशत ब्याज पर किसान को ऋण देते हैं। 12 प्रतिशत का मुनाफा ही कम कर दीजिए और किसान बैंक बनाकर आप किसानों को 2 प्रतिशत ब्याज पर ऋण दे दीजिए।

इस देश का किसान अपने आप खड़ा हो जाएगा। तब तो लगेगा कि कुछ सार्थक बहस हुई और कुछ सार्थक नतीजा निकला, लेकिन बहस के बाद लीपापोती, एक-दूसरे पर दोषारोपण होता है। अगर सिर्फ यही हुआ, तो मैं समझूँगा कि किसनों के हित में कुछ नहीं हुआ और अपनी बात कहते चले जाएँगे और अंत में कुछ नहीं निकलेगा।

ठीक है, श्रीमान, किसानों पर हो रही ज्यादतियों पर बोलते हुए मैं ज्यादा बोला, लेकिन मैं इन शब्दों के साथ इस सरकार से उम्मीद करता हूँ कि इसे राजनीतिक माँग मत मानिएगा और आदरणीय प्रधानमंत्रीजी से हम सबकी तरफ से अनुरोध कर दीजिएगा कि राष्ट्रहित में प्रधानमंत्रीजी आपको कश्मीर से कन्याकुमारी तक, अगर इस देश के किसान ने, गरीब ने मेंडेट दिया है, तो उस किसान और गरीब को कुछ रिलीफ देने के लिए अगर इस सदन से आप घोषणा कर देंगे तो उसका पूरा श्रेय आपको मिलेगा और कहीं-न-कहीं हम समझेंगे कि हम वकीलों ने भी किसान की वकालत की और मुकदमा जीता।

बहुत-बहुत धन्यवाद!

(नरेश अग्रवाल का राज्यसभा में दिया गया भाषण)

□

न्याय व्यवस्था में बुनियादी बदलाव की जरूरत

माननीय कानून मंत्रीजी पेशे से वकील हैं, मैं भी कभी वकालत करता था। यह अलग बात है कि मैंने बहुत दिनों से कोर्ट जाना छोड़ दिया है। मैं जिस समय जिला न्यायालय में वकालत करता था सन् 1972 से 1980 तक, उस समय ऐसे जज होते थे कि अगर जिरह या बहस में कहीं भी हम लोग गलत हो जाते थे तो वे खुद बताते थे कि आप इस लाइन पर चलिए। लेकिन आज जो आपने फास्ट ट्रैक वाला सिस्टम किया है, उसमें कहीं-न-कहीं दोषी भी छूट जाते हैं, लेकिन आज दोषी को फँसाने के लिए दस निर्दोषों को भी सजा दे दी जाए तो उस पर सीआर अच्छी लिखी जाती है। मैं आपसे कहूँगा कि हाईकोर्ट का जज बनने के लिए जिला न्यायाधीशों का जो कोटा है, वह बहुत कम है। आप देखिए, हर जगह प्रमोशन में, आई.ए.एस. में भी 50-50 प्रतिशत का कोटा होता है, लेकिन डिस्ट्रिक जजेज का प्रमोशन में बहुत बुरा हाल है। वे लोग हाईकोर्ट के जज बनते-बनते 60 साल की उम्र क्रॉस कर जाते है। उन्हें मौका ही नहीं मिल पाता। तो मैं पहली बात आपसे यह कहूँगा कि उनका कोटा बढ़ाया जाए, क्योंकि वे लोग अनुभव व योग्यता लेकर आते हैं और बहुत साल नीचे से जिंदगी गुजारकर आते हैं।

दूसरा आपने जो सिस्टम बनाया है, वह ठीक है। इसका हम स्वागत करते हैं। लेकिन मैं आपसे कहता हूँ कि हाई ज्यूडिशियरी सर्विस एक्जाम क्यों नहीं लागू कर देते हैं ? आप परीक्षा लीजिए और आप जो कमीशन बना रहे है, वह एक्जाम पास होनेवालों को इनलिस्ट करे, उसकी गाइडलाइन बनाई जाए।

यह काम करें तो कहीं भी उँगली नहीं उठेगी। क्योंकि जितने योग्य वकील होंगे, वही यह परीक्षा पास करेंगे और उसके माध्यम से आपको देश में, आप जो कह रहे थे कि अय्यर टाइप के जज क्यों नहीं मिलते हैं, तो उस टाइप के जज मिलेंगे।

मुझे आपसे एक और बात कहनी है। हाईकोर्ट में जजेज के बेटे उसी कोर्ट में प्रैक्टिस करते हैं और श्रीमान क्या हम इसे रोक नहीं सकते हैं। अगर नेता का बेटा नेता है, तो वकील का बेटा वकील बनेगा और डॉक्टर का बेटा डॉक्टर बनेगा। तो जज साहब भी क्या कर सकते हैं? लेकिन कहीं-न-कहीं इसमें उँगली उठने लगती है। यह ठीक हैं कि वह लड़का अपने पिता की कोर्ट में नहीं जा सकता, लेकिन यह भी एक सिस्टम है, उसमें उँगली उठती है। अब मैं खत्म कर रहा हूँ। इस सिस्टम को आप कैसे ठीक करेंगे, इस पर भी आपको एक गाइडलाइन बनानी चाहिए।

बहुत-बहुत धन्यवाद!

(नरेश अग्रवाल का राज्यसभा में दिया गया भाषण)

□

देश में एक एजुकेशन सिस्टम क्यों नहीं?

उपसभाध्यक्ष महोदय, धन्यवाद, जो आपने मुझे माननीय शिक्षामंत्री द्वारा रखे गए इस अमेंडमेंट पर बोलने का मौका दिया। श्रीमान, योग्य और विवादी शिक्षामंत्री जी, मैंने विवादी शब्द इसलिए भी कहा, कि आप हमारे बड़े भाई हैं, आप शिक्षा को एक प्रारूप में, एक नीति में लाना तो चाहते हैं, लेकिन शायद तय नहीं कर पा रहे है, कि इसकी शुरुआत कहाँ से करें? माननीय डॉ. लोहिया ने जो करीब 63 साल पहले सबको शिक्षा के अधिकार की बात कही थी, तब उनकी सोच यह थी कि समाज के हर वर्ग को शिक्षा दी जाए। पता नहीं हम क्यों टुकड़ों में इन चीजों को ला रहे हैं? वैसे तो आप कानून के बहुत बड़े ज्ञाता हैं, लेकिन मेरा मानना यह है कि बहुत से कानून बड़े प्रभावी नहीं होते हैं। मैंने हरदम कहा है कि कम कानून प्रभावी होते हैं, ज्यादा कानून प्रभावी नहीं होते हैं। इसी तरह मैं यह कह रहा हूँ कि शिक्षा बहुत प्रकार की होने के कारण प्रभावी नहीं हो पा रही है। अगर शिक्षा को सीमित तरीके से लाया जाए, पूरे देश की नीति को सोचकर लाया जाए, तो शायद यह शिक्षा प्रभावी होगी और जिन लोगों को हम शिक्षा का लाभ पहुँचाना चाहते हैं, उन लोगों को शिक्षा मिल जाएगी।

आपकी अपनी सोच है, आप सोचिए। बहुत दिनों से Education for all की बात हो रही है। दो चीजें हैं, Education for all Food for all ये विवादित चीजें हैं। मैं विवादित इसलिए कह रहा हूँ, क्योंकि UPA इनको नहीं ला पा रही है। इन दोनों पर बहुत विचार हुआ। यह तय किया गया

कि इस देश में सबको शिक्षा देंगे और सबको खाना देंगे। आप कोई भी रिपोर्ट उठाकर देख लीजिए। योजना आयोग ने तो गरीब की जो परिभाषा दी, उससे पूरा देश आश्चर्यचकित रह गया कि गाँव में 22 रुपए पाने वाला व्यक्ति और शहर में 28 रुपए पाने वाला व्यक्ति अमीर हो गया। हम सबको सेंट्रल हॉल की कैंटीन में छूट मिलती है, उसके बावजूद हम अमीर नहीं हो पा रहे हैं, तो गाँव में रहने वाला व्यक्ति 22 रुपए में कैसे अमीर हो पाएगा? मैं कह रहा हूँ कि आप इस चीज पर विचार करिए।

आखिर क्विक Food for all Education for all आप क्यों नहीं लाते? क्या कठिनाई है? राज्य तैयार हैं। आपने राज्यों को भेजा, राज्यों ने इस पर आपको अपने प्रस्ताव और सुझाव भेजे। मुख्य मसला यह था कि फाइनेंस कैसे होगा? आपने कहा कि 50-50 परसेंट करो, राज्य 90 और 10 परसेंट की बात कर रहे थे, फिर 80 और 20 परसेंट पर राजी हुए। क्यों नहीं आप राज्यों के मुख्यमंत्रियों और शिक्षामंत्रियों की बैठक बुलाते? अगर बुलाई भी हो, तो formal मत करिए, बल्कि एक ऐसी बैठक बुलाइए, जिसमें कोई चीज तय हो सके।

उपसभाध्यक्षजी, आज हम 64 सालों के बाद ढूँढ़कर disabled बच्चों के लिए एक अमेंडमेंट ला रहे हैं। मानसिक रूप से विकलांग बच्चों को हम इस अमेंडमेंट के माध्यम से शिक्षा देंगे। मैं पूछना चाहता हूँ कि आप उनको शिक्षा देंगे, तो उनके लिए स्कूल कहाँ से लाएँगे, उनके लिए ट्रेंड टीचर्स कहाँ से लाएँगे? अगर आप उनको सामान्य बच्चों के स्कूल में डाल देंगे, तो जगहँसाई में बच्चे घर चले जाएँगे। क्योंकि बच्चे तो बच्चे हैं, किस पर क्या कमेंट कर दें। आपको सामाजिक परिदृश्य भी देखना पड़ेगा। अगर आप सामाजिक परिदृश्य देखे बिना कानून लागू करते चले गए, तो यह प्रभावी नहीं होगा। आप कहेंगे कि मैं एजुकेशन मिनिस्टर था, मैं disabled बच्चों के लिए यह बिल लाया था, लेकिन सख्ती से वह बिल लागू हुआ या नहीं, यह हमें देखना पड़ेगा। इसके लिए कहाँ से कॉलेज आएँगे, कहाँ से शिक्षक आएँगे, पैसे का सिस्टम क्या होगा, उन बच्चों के खाने का सिस्टम क्या होगा और अंत में उनको कहाँ रोजगार मिलेगा? अगर आप

उनकी शिक्षा के साथ रोजगार की गारंटी नहीं दे रहे हैं, तो फिर disabled बच्चे कहाँ पढ़ने जाएँगे? कौन माँ-बाप अपने disabled बच्चे को पढ़ने के लिए भेज रहा है? वैसे भी वे उन्हें अपने पर बोझ समझते हैं। लड़का तो फिर भी ठीक है, यदि लड़की हो, तो वह बहुत बड़ा बोझ है। इसलिए जब आप इसका जवाब दें, तो कम-से-कम इन बातों को स्पष्ट कर दें, ताकि सदन के माध्यम से आम जनता के बीच यह संदेश पहुँच जाए कि माननीय कपिल सिब्बलजी देश के सबसे योग्य मंत्री हैं, यदि वे कोई चीज लाए हैं, तो वह वास्तविक रूप में परिणत हुई है और इससे उन्हें लाभ होगा।

माननीय मंत्रीजी, आज कितनी तरह की एजुकेशन है। आप देख लीजिए कि इस देश में, खासतौर से उत्तर प्रदेश में Convent, CBSE, ICSE, State Board, Primary Education, Sanskrit, Urdu, प्रौढ़ शिक्षा, अनौपचारिक शिक्षा आदि के बारे में हम जानते हैं। अब इसके बाद और कितनी शिक्षाएँ हैं? आखिर इन सब शिक्षाओं में आप किस शिक्षा में इस अमेंडमेंट को लागू करेंगे? आप जो अपना अमेंडमेंट लागू कर रहे हैं, उसे आप किन-किन क्षेत्रों में लागू करेंगे, कितने प्रतिशत में लागू करेंगे? मैं फिर कहता हूँ, जो मैंने शुरू में कहा कि हमारे देश में जो इतने प्रकार की एजुकेशन दी जा रही है, वह एजुकेशन सिस्टम के ढाँचे को बिगाड़ रही है। आप किसी भी देश में चले जाइए, एजुकेशन की एक लैंग्वेज है और एक ही प्रकार है। देश के किसी भी भाग में पढ़ा हुआ बच्चा, पूरे देश में समान माना जाता है। आज इतने माध्यम एजुकेशन सिस्टम्स से पढ़े हुए बच्चों की क्या हालत हो रही है? कोई राज्य सरकार उनकी डिग्री को हाईस्कूल के बराबर घोषित कर रही है, कोई राज्य सरकार कुछ और घोषित कर रही है। मैं आपको बता सकता हूँ कि उर्दू की तमाम ऐसी डिग्रियाँ हैं, जिनको उत्तर प्रदेश की सरकार ने अब हाई स्कूल और इंटर के समान घोषित किया है। इससे पहले मदरसे से पढ़े हुए बच्चे निकल जाते थे, उनकी डिग्री की कहीं कोई मान्यता ही नहीं थी, उनको कहाँ नौकरी मिलेगी? किसी क्षेत्र में वे Apply नहीं कर सकते थे। यह हमारे देश की शिक्षा का सिस्टम था। यह ठीक है कि यह State Subject है, लेकिन State Subject होने के

साथ-साथ अगर Central Act बन जाए, तो बहुत अच्छा होगा। मैं यह नहीं कहता हूँ कि State Autonomy पर भारत सरकार प्रभावी हो।

मैं इससे बिल्कुल सहमत नहीं हूँ। स्टेट आटोनॉमस है, स्टेट का अपना आटोनॉमस सबजेक्ट होना चाहिए। मैं मंत्री महोदय से कहना चाहता हूँ कि आप राज्यों के मंत्रियों को बुलाकर उन स्टेट्स के सबजेक्ट को कंक्रीट करके कंट्री में एक ऐसा एजुकेशन सिस्टम बना दीजिए कि देश के हर बच्चे को उस सिस्टम के माध्यम से निकलना चाहिए, जिससे वह पूरे देश में अपनी डिग्री को मान्यता दे सके। उसके बाद देश के किसी भी हिस्से में जब वह पढ़कर जाए, तो यह न कहलाए कि यह उत्तर भारत का छात्र है या दक्षिण भारत का छात्र है। वह यह कहलाए कि वह हिंदुस्तान का छात्र है और पूरे विश्व में हमारी डिग्री को मान्यता मिले। मैं चाहता हूँ कि आप इन चीजों पर विचार करिए और विचार करने के बाद आप सामूहिक रूप से एक एजुकेशन सिस्टम लाएँ। सर, एजुकेशन टू ऑल का मतलब यही था कि सभी श्रेणी के लोगों को उसमें लाया जाए। मैं मंत्रीजी से जानना चाहता हूँ कि एजुकेशन टू ऑल में क्या दिक्कत है, राज्यों की तरफ से क्या दिक्कत आ रही है? राज्यों ने तो अपने सुझाव दिए, हर राज्य ने उसको स्वीकृति दी, कोई ऐसा राज्य नहीं था, जिसने एजुकेशन टू ऑल को स्वीकृति न दी हो। जब कोई राज्य आपत्ति नहीं कर रहा है, उनके सिर्फ फाइनेंशियल प्रपोजल्स हैं, तब आप इसको स्वीकार करिए और इसकी घोषणा करें। ताकि देश की जनता में कम-से-कम यह संदेश तो जाए कि देश की मौजूदा सरकार निर्णय ले लेती है।

श्रीमान, मैं समाप्त कर रहा हूँ। मैं केवल सुझाव दे रहा हूँ, चेता भी रहा हूँ कि आपने दिल्ली के चुनाव देख लिये हैं, यूपी के भी चुनाव देख लिये हैं, 2014 आ रहा है, अगर आप देश के और चुनाव देखना चाहते हैं तो वह भी देख लीजिए। आप निर्णय लेने की स्थिति में आइए, ताकि देश की जनता को यह संदेश जाए कि केंद्र की सरकार अनिर्णय की सरकार नहीं है, निर्णय लेनेवाली सरकार है। वरना जो स्थिति होने जा रही है, उसके बारे में मैं आपको अभी से चेता रहा हूँ। आप इस बात को समझ लीजिए।

हम उत्तर भारत के लोग हैं, जो कहते हैं, वह सही कहते हैं, क्योंकि हम राजनीति में पैदा हुए हैं, राजनीति में रहते हैं और हम 24 घंटे राजनीति करते हैं। मैं आपको केवल यही संदेश देना चाहता हूँ।

धन्यवाद।

(नरेश अग्रवाल का राज्यसभा में दिया गया भाषण)

□

ऊर्जा को केंद्रीय सूची में लेना चाहिए

माननीय वाइस चेयरमैन साहब, ऊर्जा मंत्रीजी को हमारी बड़ी शुभकामनाएँ हैं, आपने बड़ा चैलेंज स्वीकार किया है। ऊर्जा और कोयला दोनों मंत्रालय आपके पास हैं। ईश्वर करें, आप सफल हों। इन लाइनों के साथ कि 'अँधेरे में जो बैठे हैं, जरा उन पर भी नजर डालो, अरे ओ रोशनीवालो।'

श्रीमान जब मैं ऊर्जा मंत्री था, इस कंट्री में पावर रिफॉर्म्स शुरू हुए थे। माननीय अटलजी इस देश के प्रधानमंत्री थे। अटलजी ने सारे ऊर्जा मंत्रियों का सम्मेलन बुलाया था और अटलजी पर्सनली चाहते थे कि पावर सैक्टर में रिफॉर्म का फायदा हो। मैं पूछना चाहता हूँ कि इस सब्जेक्ट को नेशनल सब्जेक्ट क्यों नहीं बनाया जाता? राज्य का विषय होने के कारण तमाम राज्य चुनाव के लिए मुफ्त बिजली की घोषणा कर देते हैं। राज्यों में बिजली का टैरिफ अलग-अलग है। बहुत से राज्य जनरेशन प्लांट इस कारण नहीं लगा पाते कि कहीं ऐसक्रो गारंटी की कमी न हो जाए, क्योंकि उनके पावर कॉरपोरेशन की जितनी लिमिट थी, वह लिमिट पी.पी.ए. में कर चुके हैं। अब नए फाइनेंशियल क्लोजर कैसे हों जो वह लगाएँगे। ऐसक्रो गारंटी का प्रोविजन है, अगर ऐसक्रो गारंटी नहीं देंगे, तो बैंक फाइनेंशियल क्लोजर नहीं करेगा, लोन नहीं मिलेगा। इसी कारण यूपी में चार-पाँच पावर प्लांट को आपने कोयले को लिंकेज नहीं दिया, ऐसक्रो गारंटी का प्रोविजन है, ऐसक्रो गारंटी की कमी है। चार नए पावर प्लांट यूपी में आना चाहते हैं, लेकिन सिर्फ इस कारण नहीं आ पा रहे हैं, क्योंकि उनके सामने ये दोनों समस्याएँ हैं। मैं

चाहूँगा कि आप इस पर विचार करिए। अगर आपने पावर रिफॉर्म की बात की, रेग्युलेटरी कमीशन आपने बना दिए। स्टेट के अलग बन गए, सेंट्रल रेग्युलेट्री कमीशन अलग बैठ गया। यह तो एक तरीके से पावर सैक्टर में आपने एक थर्ड पार्टी बना दी। उस समय कुमार मंगलमजी थे। उन्होंने बड़ा समझाया था कि अगर रेग्युलेटरी कमीशन बन जाएगा तो पावर सेक्टर पर कोई दबाव नहीं रहेगा। सेंट्रल रेग्युलेटरी कमीशन ने, पीक ऑवर में अगर 49.7 हट्र्ज से नीचे हमारा लोड जाता है, तो हम जो बिजली लेंगे, उन्होंने यू.आई. कर दिया। उन्होंने यू.आई. का हमसे पैसा ले लिया। आज आपके सेंट्रल रेग्युलेटरी कमीशन के पास छह हजार करोड़ रुपए हैं। यह नियम है कि रेग्युलेटरी कमीशन जिन राज्यों से एक्स्ट्रा बिजली का पैसा लेगा, अगर आपने पीक ऑवर में हम पर फाइन लगाकर सात रुपए, बारह रुपए लिये और जिस राज्य से आपने हमको बिजली दी, उस राज्य को आपने तीन रुपए या चार रुपए दिए तो जो एक्स्ट्रा पैसा है, उस पैसे को आप उसी राज्य में बिजली के क्षेत्र में प्रगति करने के लिए देंगे। मैं चाहूँगा कि आप उत्तर में बताएँ कि सेंट्रल रेग्युलेटरी कमीशन के पास जो छह हजार करोड़ रुपए हैं, क्या सेंट्रल रेग्युलेटरी कमीशन उस रुपए को देगा? आपने नेशनल इलेक्ट्रिसिटी फंड बनाया। बड़ी जोर से घोषणा हुई, भारत सरकार एक लाख करोड़ रुपए का नेशनल इलेक्ट्रिसिटी फंड बना रही है और जिन राज्यों की हालत अच्छी नहीं है, उनकी मदद इस फंड से की जाएगी।

यह ठीक है कि उत्तर प्रदेश भी उसी में है, जहाँ बिजली का लाइन लॉस ज्यादा है। इसको चाहे आप थेफ्ट कह लो, करीब 60 हजार मेगावाट की प्रतिवर्ष बिजली चोरी होती है, जिसको हम थेफ्ट में लेते हैं, करीब 40 परसेंट, 25 परसेंट। आपने ऑबजेक्ट रखा कि 15 परसेंट आना चाहिए। नेशनल इलेक्ट्रिसिटी फंड का आपका पिछले वर्ष मात्र दो हजार करोड़ रुपया खर्च हुआ। क्यों नहीं आप अपनी गाइडलाइंस को ठीक करते हैं? जो राज्य रिफॉर्म कर चुके हैं, जो राज्य रिफॉर्म करके आगे बढ़ना चाहते है, उसमें हमारा उत्तर प्रदेश भी है, उन राज्यों की मदद आप क्यों नहीं करते है? आपने कहा कि फाइनेंशियल रिस्ट्रक्चरिंग प्लान बनाया है, एफ.आर.पी. के लिए आपने कहा।

आपने कहा कि पावर कॉरपोरेशन के ऊपर जो भी लोन है, 50 परसेंट स्टेट बीयर कर लें, 25 परसेंट हम बीयर करेंगे और 25 परसेंट पावर कॉरपोरेशन बीयर करे। आप देख लीजिए 50 परसेंट उत्तर प्रदेश में सरकार ने बीयर कर लिया। आपको मालूम है कि बैंक हमसे कितना ब्याज ले रहे हैं। साढ़े बारह परसेंट से कम कोई बैंक नहीं ले रहा है। आपका आर.ई.सी. और पी.एफ.सी. भी हमसे साढ़े बारह परसेंट ब्याज ले रहा है। करीब चार हजार से साढ़े चार हजार करोड़ रुपए तो एक राज्य उत्तर प्रदेश बिजली के क्षेत्र में सालाना ब्याज दे रहा है। अगर हम चार हजार से साढ़े चार हजार करोड़ रुपए का ब्याज देंगे तो फिर पावर कॉरपोरेशन की क्या हालत होगी, ऊर्जा के क्षेत्र में सुधार कहाँ से होगा। राजीव गांधी विद्युतीकरण योजना हैं, आपने कह दिया कि सब गाँवों का हम विद्युतीकरण कराएँगे, लेकिन आपने दो शर्तें रख दीं।

एक तो यह कि एसकेलेशन राज्य को तय करना होगा और राज्य ने अगर प्लान में और गाँव बढ़ाए, तो उसका खर्च राज्य को वहन करना पड़ेगा। आपने राजीव गांधी विद्युतीकरण योजना के तहत यह शर्त लगा दी है। आज एसकेलेशन बहुत तेजी से हो रहा है। आप सारे राज्यों को बैठाकर पूछ लीजिए कि ग्रामीण विद्युतीकरण योजना की क्या स्थिति है? राज्य इस योजना को लागू क्यों नहीं कर पा रहे हैं? दरअसल आज कीमतें बढ़ती जा रही हैं, ठेकेदार काम छोड़कर भाग रहे हैं, जिस कारण गाँवों का विद्युतीकरण नहीं हो पा रहा है। आप ए.पी.डी.आर.पी. योजना ले लीजिए, जिसे आपने शहरी क्षेत्रों के विद्युतीकरण के लिए लागू किया है। आपने उनको सारा पैसा लोन के तौर पर दिया और कह दिया कि आप लाइन लॉस 15 परसेंट कर लेंगे, तो हम इसे ग्रांट में बदल देंगे अन्यथा यह आपके ऊपर लोन बना रहेगा। ऐसा क्यों है? श्रीमान, मैं कहना चाहता हूँ कि आपने एन.ई.ए. बनाया है, तो राज्यों को जो आप ए.पी.डी.आर.पी. का पैसा दे रहे हैं, उस ए.पी.डी.आर.पी. के पैसे को आप कर्ज की जगह अनुदान में क्यों नहीं बदल देते? मैं आपसे कहना चाहता हूँ कि यह एक राष्ट्रीय इश्यू होना चाहिए। दरअसल, हमारे पास माँग और आपूर्ति में बहुत बड़ा अंतर है। मैं जानना चाहूँगा कि इस अंतर को हम कैसे पूरा कर पाएँगे?

श्रीमान, आज भी हिंदुस्तान में कुल जिनती बिजली पैदा हो रही है, उससे दो-तीन गुना हमारी डिमांड है। अगर हम गाँवों का विद्युतीकरण कर देंगे, तो सन् 2030 तक हमारी माँग 60 लाख मेगावाट तक पहुँच जाएगी। हम इतनी बिजली कहाँ से लाएँगे? आज हमारी क्या स्थिति है, क्या आपने कभी इस बारे में विचार किया है? श्रीमान इंडस्ट्रियल सेक्टर में पहले ऊर्जा की खपत 60 प्रतिशत थी, जिसे आप क्रॉस सब्सिडी से पूरा करते थे, आज वह 44.84 प्रतिशत है। इसमें रेलवे भी शामिल है। श्रीमान, घरेलू क्षेत्र की 22 प्रतिशत रह गई है। कृषि की 17 प्रतिशत और व्यापारिक क्षेत्र में 9 प्रतिशत रह गई है। अगर कॉमर्शियल और इंडस्ट्रियल दोनों सेक्टर्स में आपकी खपत न बढ़ी तो फिर क्रॉस सब्सिडी कैसे होगी? मैं ऊर्जा मंत्रीजी से जानना चाहूँगा कि आखिर चाइना में इंडस्ट्रियल सेक्टर में 60 प्रतिशत से ऊपर पावर खर्च हो रही है, लेकिन वह हिंदुस्तान में गिरकर 45 प्रतिशत आ गई है, तो इसका असर हमारे इंडस्ट्रियल सेक्टर पर कहीं-न-कहीं तो आ रहा है। यह गिरावट क्यों हो रही है? अगर हम 8-9 रुपए यूनिट में इंडस्ट्रियल बिजली देंगे और फिर चाइना से प्रतिस्पर्धा की बात करेंगे, तो फिर कैसे भरपाई कर पाएँगे? आज चाइना ने हिंदुस्तान के बाजार पर पूरा कब्जा कर लिया है, क्योंकि हमारे यहाँ लेबर कॉस्ट, बिजली की कॉस्ट और मैटीरियल कॉस्ट इतनी ज्यादा है कि हम जो भी चीज बनाते हैं, वह चाइना की कॉस्ट से ज्यादा बैठती है। श्रीमान, चाइना तो इंडस्ट्रियल सेक्टर में बिजली को सब्सिडाइज कर रहा है, लेकिन हम वहाँ रेट बढ़ाते जा रहे है, क्योंकि हम कृषि क्षेत्र में और बी.पी.एल. सेक्टर में छूट देते चले जा रहे हैं। इसलिए आपको कहीं-न-कहीं तो बैलेंस करना होगा। अगर हम चैक बैलेंस के हिसाब से नहीं चले, तो पावर सेक्टर में विध्वंस हो जाएगा।

श्रीमान, मैं आज सुबह अखबार में पढ़ रहा था कि सेंट्रल सेक्टर के थर्मल पावर स्टेशंस में मात्र चार दिन का कोयला शेष रह गया है। यह न्यूज 'टाइम्स ऑफ इंडिया' के फ्रंट पेज पर दी हुई थी। आप कोल मंत्री हैं और जानते होंगे कि पूरे विश्व में सबसे ज्यादा कोयला हिंदुस्तान में है। इस देश में कोयले के बड़े-बड़े भंडार हैं, लेकिन हमें ऑस्ट्रेलिया और दक्षिण अफ्रिका

से कोयला लाना पड़ रहा है, क्योंकि आपकी कोई कोल पॉलिसी नहीं है। पिछली बार कोल स्कैम को इतना बड़ा मान लिया गया कि जिन लोगों को कोयला दिया गया था, वे सब आज सीबीआई के अंतर्गत आरोपी बन गए हैं। आप कोई कोल पॉलिसी तय नहीं कर रहे हैं आप बताएँ कि हिंदुस्तान में कौन सी नई कोलरी खुल रही है? हमारे यहाँ तो धीरे-धीरे जो कोलरीज हैं, वे भी बंद होती जा रही हैं। यहाँ हमारे बिहार, बंगाल, झारखंड और ओडिशा के साथी बैठे हुए हैं। इन सब राज्यों में कोल पॉलिसी न होने के कारण काम नहीं हो पा रहा है। श्रीमान, उत्तर प्रदेश में चार पावर स्टेशंस सिर्फ इसलिए नहीं लग पा रहे हैं, क्योंकि आपने उनको कोल लिंकेज नहीं दिया है। हमारे अनपरा और ओबरा सबसे महत्त्वपूर्ण पावर स्टेशंस हैं और हरदुआगंज का पावर स्टेशन दो दिन बंद रहा, क्योंकि कोयला नहीं था।

श्रीमान, हम पावर सेक्टर में रिफॉर्म की बात कर रहे हैं। पिछले दिनों एटोमिक पावर के बारे में बहुत चर्चा हुई थी। एटोमिक पावर के चक्कर में हिंदुस्तान की पार्लियामेंट में वह घटना हो गई, जो पहले कभी नहीं हुई थी। पार्लियामेंट में नोट भी लहरा दिए गए, लेकिन नतीजा क्या निकला? श्रीमान, हिंदुस्तान में जितनी टोटल पावर जनरेट होती है, उसमें में एटोमिक पावर सिर्फ 2 परसेंट होती है।

हम करीब 44-45 प्रतिशत पावर थर्मल से जनरेट कर रहे हैं, करीब 30 प्रतिशत हाइड्रो से कर रहे हैं, लेकिन सिर्फ 2 प्रतिशत एटोमिक से है। इस पर 2 प्रतिशत के लिए इतना बड़ा शोर हो गया, जैसे पता नहीं आगे क्या होगा? जैसे हम अमरीका से साइन कर लेंगे, तो हिंदुस्तान की पावर शॉर्टेज खत्म हो जाएगी। उसमें क्या निकला? हम तो चाहेंगे कि आप उस पर भी अपना जवाब दीजिए। आप उनकी गलती को मत ओढ़िएगा, क्योंकि आजकल आपने यह फैशन बना लिया है कि जो इन्होंने किया, हम उसे ही ले रहे हैं। आपने कहा कि रेल किराया हमने बढ़ाया, यह आपने बढ़ाया हुआ था, फलाँ जो किया, यह आपने किया हुआ था, डीजल पर आप दाम बढ़ा गए थे। मैं चाहता हूँ कि आप अपने निर्णय लें, स्टेप्स लें। अगर आप कहीं अपने स्टेप्स पर नहीं आए, तो यह आगे बड़ा मुश्किल होगा। आप

पावर सेक्टर के चैलेंज को स्वीकार करें।

सर, मैं आपसे उत्तर प्रदेश से संबंधित दो–तीन बातें कहूँगा, वैसे कहना तो बहुत था। मैं अपनी बात गॉडगिल फॉर्मूले से शुरू करूँगा कि फोर्थ प्लान में गाडगिल फॉर्मूला बना कि कैसे राज्यों को सेंट्रल सेक्टर की बिजली दी जाएगी। आज यह बारहवाँ प्लान चल रहा है और फोर्थ प्लान के गॉडगिल फॉर्मूले को आपने आज भी स्वीकार कर रखा है। क्यों नहीं आप इसको आबादी, क्षेत्रफल के हिसाब से तय करते? क्या यह जरूरी है कि सन् 1928 में जो गॉडगिल कह गए हों, वही 2028 में भी चलेगा? आप गॉडगिल फार्मूला चेंज करिए। राज्यों के मुख्यमंत्रियों ने आपको जो पत्र लिखे हैं, उन पत्रों के हिसाब से अगर आप नहीं आएँगे, तो पावर सेक्टर में कैसे काम होगा? हमारी 765 केवी की एक अनपरा–उन्नाव लाइन बंद है। बीच में वाइल्ड लाइफ फॉरेस्ट आ गया है, आपने नेशनल वाइल्ड लाइफ बोर्ड का गठन नहीं किया। यह एक बहुत इंपोर्टेंट लाइन है। मैं आपसे एक बात कह देता हूँ कि आप जनरेशन में सफल हो सकते हैं, नुकसान नहीं है। आप ट्रांसमिशन में सफल हो सकते हैं, नुकसान नहीं है, लेकिन डिस्ट्रिब्यूशन में जिस दिन सफल हो जाएँगे, उस दिन पावर सेक्टर अपने आप चमक जाएगा।

सर, मुझे याद है, जब मैं ऊर्जा मंत्री था, श्रीनगर, विष्णुप्रयाग, दोनों इसलिए डिले हुए थे, क्योंकि वे वहाँ से ट्रांसमिशन लाइन मुरादाबाद तक नहीं ला पा रहे थे। उनके सामने प्रॉब्लम थी कि जो बिजली हम जनरेट करेंगे, वह बिजली ग्रिड में कैसे जाएगी। ऊर्जा मंत्रीजी, यह जो हमारी अनपरा लाइन है, इसको क्लीयर कर दीजिए।

सर, मैं आपसे कहूँगा कि एन.एच.पी.सी. हिंदुस्तान में एक इतना बड़ा हाइड्रो पावर जनरेट करने की पावर रखता है और आपने तो अरुणाचल को छुआ ही नहीं, जो अरुणाचल एक लाख मेगावाट पावर जनरेट कर सकता है। उत्तरांचल को आपने पूरा छुआ ही नहीं, हिमाचल में आपने आधा हिमाचल छुआ है। हमारे पास इतना बड़ा हिमालय है, इतना बड़ा पानी का स्रोत है, जहाँ से हम हाइड्रो पावर से सस्ती बिजली ले सकते हैं। चीन ने एक लाख मेगावाट का हाइड्रो पावर स्टेशन बनाया, जो काम कर रहा है। हमने पावर

सेक्टर में एन.एच.पी.सी., एन.टी.पी.सी., आर.ई.सी., पी.एफ.सी. इतने क्षेत्र खोल रखे हैं।

सर, हम तो छोटे राज्य के थे, ये देश के हैं। तभी तो मैंने कहा कि इनको मेरी शुभकामनाएँ हैं। पीयूष भाई के साथ हर्षवर्धनजी को भी शुभकामनाएँ हैं। व्यापारी समाज के हैं, आप सफल होना, असफल मत होना, बड़ी बेइज्जती होती है। मैं इतना ही कहूँगा कि हर प्रधानमंत्रीजी उत्तर प्रदेश के लिए एक अलग से मीटिंग बुलाते थे, लेकिन अब पता नहीं क्यों यह परंपरा खत्म हुई? इन लोगों ने जाकर खत्म की। अब तो मोदीजी खुद उत्तर प्रदेश से जीतकर आए हैं। प्रधानमंत्रीजी का उत्तर प्रदेश से संबंध है, कलराज मिश्रजी भी बैठे हैं, बड़े पावरफुल हैं। राजनाथ सिंहजी बड़े पावरफुल हैं। यह अलग बात है कि प्राइवेट सेक्रेटरी अपनी मरजी का नहीं मिलेगा, लेकिन मैं इतना चाहता हूँ कि प्रधानमंत्रीजी उत्तर प्रदेश के लिए एक अलग से मीटिंग बुलाएँ। यह एक बहुत बड़ा प्रदेश है, 22 करोड़ की आबादी का और 1000 किलोमीटर लंबा प्रदेश है। उत्तर प्रदेश देश की राजनीति को एक दिशा देता है, कम-से-कम वहाँ की समस्याओं के लिए एक मीटिंग बुलाई जाए और हमारे प्रदेश की समस्याओं को देखते हुए उनको क्लीयर करें। मैं आपसे कहूँगा कि अगर उत्तर प्रदेश में पावर सेक्टर सफल हो गया, तो देश के अन्य पाट्‌र्स में जरूर सफल हो जाएगा।

बहुत-बहुत धन्यवाद!

(नरेश अग्रवाल का राज्यसभा में दिया गया भाषण)

□

बदलाव चाहता है देश का ट्रांसपोर्ट सिस्टम

माननीय उपसभापति महोदय, माननीय गडकरीजी वैसे तो इतने मृदुभाषी हैं कि विरोध करना भी चाहें तो नहीं करते, लेकिन वे जिसके लिए बिल लाए हैं, हम सभी लोग उसको सपोर्ट करते हैं। माननीय कोर्ट के आदेश के बाद आपके लिए जरूरी था, इसलिए हम लोगों ने आज कहा भी कि इसको जल्दी पास करा लीजिए, क्योंकि यह गरीबों के हित में है। मुझे भी परिवहन मंत्री रहने का मौका मिला, मैं करीब चार साल उत्तर प्रदेश का परिवहन मंत्री रहा। मुझे याद है कि जब राजेश पायलटजी देश के परिवहन मंत्री थे, तो उन्होंने मोटर व्हीकल एक्ट में बहुत परिवर्तन किए थे। उनके जमाने में बहुत पुराने एक्ट में परिवर्तन हुआ। मैं चाहूँगा कि आप भी कुछ परिवर्तन करें।

अभी जो हमारे यहाँ सिस्टम है, चाहे स्टेट का हो, क्योंकि ट्रांसपोर्ट मुख्य रूप से स्टेट का सब्जेक्ट है, लेकिन यह सिस्टम इतना खराब है कि इस सिस्टम में बदलाव करने की जरूरत है। आज विश्व में सबसे ज्यादा डेथ चीन में होती हैं, तो रोड एक्सीडेंट के मामले में दूसरे नंबर पर हमारा देश है। हमने रोड सेफ्टी सिस्टम के लिए कोई प्लानिंग नहीं की है। मैं जब यूपी में मंत्री था तब इस बात के लिए लगातार प्रयास करता था कि जब विदेश में रोड सेफ्टी सिस्टम है, तो हिंदुस्तान में क्यों नहीं हो सकता? दिल्ली के पास जो यमुना एक्सप्रेसवे है, उसकी बहुत अच्छी सड़क बनी है और जो आदमी उस पर जाता है, वह सोचता है कि 100-120-140 की स्पीड से नीचे क्यों चलें और सबसे ज्यादा

एक्सीडेंट इसी वे पर हो रहे हैं। एक्सीडेंट के बाद लोगों की डेथ इसी वजह से होती है कि हमारे पास कोई सेफ्टी सिस्टम नहीं है। कोई दुर्घटना के बाद मदद करना नहीं चाहता, क्योंकि सोचता है कि अगर पुलिस थाने गए तो रोज गवाही देने कौन आएगा? हमें रोड सेफ्टी पर विचार करना चाहिए और कहीं-न-कहीं इसमें बदलाव करना चाहिए। इसके लिए आपको राज्यों को पैसा देना पड़ेगा, क्योंकि राज्यों के पास पैसा नहीं है। कम-से-कम 100 किमी पर रोड सेफ्टी होनी चाहिए। एक ड्राइविंग लाइसेंस बनाने की प्रथा है। आप बताइए कि आपके नाम लाइसेंस है और आप दस्तखत मत करिए, जिस राज्य से कहिए, हम आपके नाम का लाइसेंस बनवाकर मँगवा देंगे।

जब आप एडमिट कर रहे हैं, मैने भी एडमिट किया था। मेरे ही नाम का लाइसेंस बनवा दिया और मेरे पास लेकर आया। आप दुनिया में कहीं भी इंडिया का डी.एल. लेकर जाएँगे, तो वे इसको वैलिड कैसे मान लेंगे? अमेरिका आदि में तो लाइसेंस पाना एक तरह से जीवन की आवश्यकता है, अगर उन्हें लाइसेंस मिल गया तो समझिए, एक तरह से उन्हें नौकरी मिल गई। इंडिया की लाइसेंसिंग प्रणाली बहुत ही खराब है। आखिर इस सिस्टम को कौन ठीक करेगा? इसमें एक कमी और भी है, हमारे यहाँ ट्रेनिंग सेंटर्स बहुत कम हैं। जब हमने यूपी में पता किया कि डी.एल. देने से पहले ट्रेनिंग सेंटर्स कितने हैं, तो मालूम हुआ कि उत्तर प्रदेश के कानपुर में केवल एक ट्रेनिंग सेंटर है, बाकी प्रदेश में कोई सेंटर नहीं है। एक हजार किमी. लंबे उत्तर प्रदेश में सिर्फ कानपुर में ही ट्रेनिंग सेंटर होगा, तो कैसे पूरे प्रदेश के लोगों को ट्रेनिंग मिल सकेगी या लाइसेंस मिलने से पहले उनका ट्रायल हो सकेगा? इस बारे में मैं चाहूँगा कि आप चाहे राज्यों के परिवहन मंत्रियों को बुलाइए और उनके साथ मीटिंग कर एक ऐसी व्यवस्था डेवलप कीजिए कि यहाँ के लाइसेंस होल्डरों को भय रहे कि दो बार चालान होने पर लाइसेंस जब्त हो जाएगा, तो शायद हमारे यहाँ एक्सीडेंट डेथ रेट कम हो जाए।

हमारे यहाँ चालकों को सिग्नल प्रणाली के बारे में ही नहीं पता है। एक्सीडेंट से बचने के लिए बहुत सारे संकेत बने हैं। मैं चाहूँगा कि सिग्नल सिस्टम को क्लास रूम में पढ़ाना अनिवार्य कर दिया जाए। कुछ समय के लिए

इसे पढ़ाना हमारे प्रदेश में अनिवार्य किया गया था। बच्चों को सिग्नल सिस्टम पता होना चाहिए कि किस सिग्नल का क्या उद्देश्य है। आप एक्ट में स्पीड सिस्टम के लिए जरूर प्रोविजन कर दीजिए। हमारे यहाँ स्पीड ब्रेकर न होकर कमर ब्रेकर हैं। दुनिया में कहीं भी ऐसे ब्रेकर नहीं होते हैं, जैसे हमारे यहाँ बने हैं। यहाँ हमारे यहाँ तो हर आदमी अपने घर के सामने स्पीड ब्रेकर बनवा देता है। अगर एल-4 एल-5 की प्रॉब्लम सबसे ज्यादा हिंदुस्तान में है, तो इसका कारण स्पीड रही है। मैंने देखा है कि अमेरिका में स्पीड ब्रेकर न होकर स्पीड सिग्नल व साइन बनाते हैं। श्रीमान, नेशनल हाईवे पर स्पीड ब्रेकर बैन हैं, स्टेट हाईवे पर बैन हैं, लेकिन आज आप देखिए, सभी जगहों पर ब्रेकर मिल जाएँगे। सर, मेरे सुझाव बहुत छोटे हैं, जो बहुत जरूरी भी है, इसलिए ये मैं सुझा रहा हूँ।

मैं चाहूँगा कि आप जो प्रभावी एक्ट बनाएँ, उसमें आप स्पीड ब्रेकर सिस्टम के ऊपर भी विचार करें और साथ ही रजिस्ट्रेशन नंबर प्लेट को हाई सिक्योरिटी प्लेट बनाने के बारे में भी विचार कर लें, क्योंकि हाई सिक्योरिटी नंबर प्लेट बनाने का एक बड़ा भारी रैकेट है। हमारे ऊपर भी हाई सिक्योरिटी प्लेट बनवाने का बहुत बड़ा दबाव था, जो इसलिए था, क्योंकि इस सिस्टम में बहुत लंबा खेल था।

जो हम आपको अकेले में बता देंगे, हाउस में नहीं बताना चाहते हैं। हम तो आपके छोटे भाई हैं, आप थोड़ा सा दिल बड़ा कीजिए। साउथवालों का दिल भी बड़ा होता है, जैसे हम लोगों का दिल बड़ा है। मैं कह रहा हूँ, आप उसे एक बार रिव्यू करिएगा, क्योंकि माननीय सर्वोच्च न्यायालय से एक आदेश हुआ है और उस आदेश के तहत ही जबरिया दबाव डालकर राज्यों से यह करवाया जा रहा है, लेकिन यह बहुत बड़ा घोटाला है। मैं चाहूँगा कि आप इसे एक बार देखें और रोकें। अगर वह अच्छा सिस्टम है तो उसे दूसरे तरीके के अपनाया जाए। यदि आप कुछ परिवर्तन ला देंगे तो देश में एक तरीके से कुछ परिवर्तन हो जाएँगे और लोगों की जिंदगियाँ भी बच जाएँगी तथा लाइसेंस भी ठीक मिलने लगेंगे। इन्हीं शब्दों के साथ मैं इस बिल का समर्थन करता हूँ।

(नरेश अग्रवाल का राज्यसभा में दिया गया भाषण)

□

गाँववाला कहाँ से लाए पैन नंबर?

डिप्टी चेयरमैन साहब, मैंने सोचा था कि आज वित्तमंत्रीजी इस सदन में कुछ घोषणा करेंगे और कुछ ऐसी चीजें लाएँगे, जिसकी जनता को इनसे अपेक्षा है। लोगों की चाहत थी कि जब बजट आएगा तो आयकर के स्लैब में कुछ बढ़ोतरी होगी। लोगों को कुछ छूट की उम्मीद थी, लेकिन मुझे दु:ख है कि ये आज जो एप्रोप्रिएशन बिल और फाइनेंस बिल लाए हैं, उसमें कोई नई चीज नहीं है। माननीय वित्तमंत्रीजी आप हमें सिर्फ इतना बता दीजिए कि अगर आदमी एक रुपया पैदा करता है तो कितना–कितना डायरेक्ट और इनडायरेक्ट टैक्स लगता है, यानी अपने देश में कितने प्रतिशत टैक्स लगता है। आपने आयकर पर तो अधिकतम स्लैब 30 प्रतिशत कर दिया, इसके अलावा आपने कितने सैस और कितने टैक्स और लगाए हैं। अगर आप इन सबको जोड़ेंगे तो पाएँगे कि लगभग 50 प्रतिशत से अधिक एक आदमी से टैक्स लिया जा रहा है। यदि आप इतना टैक्स ले लेंगे तो आदमी क्या करेगा? ब्लैक मनी जनरेट करेगा और वो उसकी मजबूरी होगी।

महोदय, हम लोगों ने हमेशा मंत्री महोदय से कहा कि आप जितना सरलीकरण करेंगे, लोग उतना ज्यादा टैक्स देने में विश्वास करेंगे। आज हिंदुस्तान की आबादी के सिर्फ तीन प्रतिशत लोग टैक्स देते हैं। इसमें सैलरीवाले लोग भी मौजूद हैं, इस देश के 97 प्रतिशत लोग टैक्स नहीं देते हैं। आप जो नया बिल लानेवाले हैं, उसमें आप यह कहने जा रहे हैं कि 20 हजार रुपए से ऊपर अगर कोई पेमेंट करेगा तो उसे चेक द्वारा करना पड़ेगा और यदि नगद पेमेंट करना चाहता है तो पैन नंबर देना होगा। आप मुझे इतना

बता दीजिए कि गाँव का रहनेवाला किसान जब अपने बेटे या बेटी की शादी करता है, श्री कलराज मिश्रजी, आप यहाँ बैठे हैं, आप तो देवरिया से चुनाव लड़े हैं, आप तो जानते ही हैं कि जब गाँव का किसान बेटी या बहू के लिए गहने खरीदने दुकान पर जाता है तो वह कहाँ से पैन नंबर लाएगा और कहाँ से इनकम टैक्स फार्म भरेगा और कहाँ से उसे फॉर्म मिलेगा?

पुनियाजी ₹ 20,000 से ऊपर कोई खरीद करेगा, उस पर यह लागू होगा। अब जो ये नया कानून ला रहे हैं, उसमें ऐसा है। आप नया लॉ तो ला रहे हैं तो यह भी देख लीजिए, आप तो आई.ए.एस. रहे हैं।

महोदय, मैं यह कहना चाहता हूँ कि आप जो नया बिल ला रहे हैं, वो शायद इसी सत्र में ला रहे हैं, उसके अनुसार यदि किसान किसी को ₹ 20,000 से ऊपर पेमेंट करता है तो वह पैन नंबर कहाँ से लाएगा। वो भी आपका ही वोटर है, वह तो मीडियम क्लास का है, उस वोटर का आपने क्या खयाल रखा?

महोदय, हम लोगों ने अभी एग्रीकल्चर पर चर्चा की तो यह बात कही कि ओला और वर्षा से तमाम किसानों का नुकसान हुआ है और देश में फसलों की बरबादी हुई, तो उस समय हम लोगों ने सुझाव दिए कि जैसे आप महिला बैंक बना सकते हैं तो देश के किसानों के लिए किसान बैंक क्यों नहीं खोल सकते हैं? ग्रामीण बैंक आपने खोले थे, लेकिन उससे किसानों को कोई फायदा नहीं हुआ। कोऑपरेटिव बैंक का सिस्टम साउथ में ठीक रहा, लेकिन नॉर्थ में फेल हो गया।

आप यह बताइए कि किसान पैसा कहाँ से लाएगा? आज यह हालत हो गई है कि किसान की परचेजिंग कैपेसिटी जीरो प्रतिशत हो गई है। आज ही मैं पढ़ रहा था कि अब मोटरसाइकिल एवं छोटी कारें बिकनी कम हो गई हैं, क्योंकि किसान की आमदनी नहीं रही। उसकी रबी की फसल समाप्त हो गई, उसकी खरीदने की क्षमता खत्म हो गई। अब गाँव का लड़का भी साइकिल पर नहीं चलना चाहता, वह भी मॉर्डन लाइफ स्टाइल में जीना चाहता है, लेकिन आपने उसके लिए कौन सा प्रोविजन किया है? केवल इनकम टैक्स नहीं ले रहे, बस इतनी छूट दे दी, लेकिन आप सुविधा देने की बात नहीं कर

रहे। पता नहीं वित्तमंत्रीजी कौन सी डील कर रहे हैं, मैं तो चाहता था कि वित्तमंत्रीजी भी यहाँ बैठते और जो बातें मैं कह रहा हूँ, मैंने जयंत भाई के लिए नहीं कहा, वित्तमंत्रीजी के लिए कहा। मैं तो कहूँगा कि आप बेसिक एप्रोच पर क्यों नहीं जा रहे। यह जो बजट आपका बना है, वह किसके लिए है ? हम चाहेंगे कि आप जवाब दें।

महोदय, बदनौरजी बैठे हैं, अभी वे इस बिल की बड़ी तारीफ कर रहे थे, लेकिन मैं चाहता हूँ कि इस देश में टैक्स देनेवाला कितने प्रतिशत टैक्स दे रहा है और विश्व में इनकम पर सबसे ज्यादा टैक्स किस देश में लगता है, आखिर हम लोग भी तो जान सकें। मैं तो अपील करूँगा कि अगर सदन सहमत है तो आज आर्टिकल 100 पर जो बहस शुरू हो रही थी, उस पर हम लोग पूरी बहस कर लें, क्योंकि हमारे सदन का अधिकार इस तरीके से अगर लोकसभा चाहेगी तो इस सदन का कोई अधिकार ही नहीं रहेगा। ऐसा लग रहा है कि यह सदन तो प्रॉक्सी सदन हो जाएगा और हम सिर्फ हाथ उठानेवाले मेंबर बनकर रह जाएँगे। अगर हम आज आपके बिल को पास न कराएँ, तो भी कोई अंतर नहीं पड़ता। हम अगर बिल को वैसे ही लौटा दें या उसको वोट करके लौटा दें तो भी चौदह दिन में आपका बिल वैसे भी पास हो जाएगा। मैं चाहता हूँ कि लोग जो आयकर स्लैब चाहते हैं, आपने तीन स्लैब किए एक आम स्लैब—एक 60 वर्ष से ऊपर के लोगों के लिए और एक 80 से ऊपर के नागरिकों के लिए तो आप उस स्लैब को बढ़ाइए, क्या दिक्कत है आपको ? और आप सरलीकरण कीजिए। जी.एस.टी. आनेवाला है, आप शायद इसी सत्र में लानेवाले हैं, लोकसभा में तो आपने पास कर लिया। जब वैट लगाया गया था, तब भी हम लोगों से कहा गया था कि वैट लागू हो जाएगा तो सारे राज्यों में एक ही दर का टैक्स हो जाएगा। उस समय लोग भी खुश थे। आज दिल्ली में पेट्रोल-डीजल यूपी की अपेक्षा 4-5 रुपए सस्ता है। यहाँ से तमाम डीजल-पेट्रोल यूपी में ब्लैक होता है। दिल्ली के ही लोग अपनी गाड़ियों का पंजीकरण यहाँ न करा कर हरियाणा में करा रहे हैं। क्योंकि दिल्ली में पंजीकरण अधिक महँगा है। आप हमें विश्वास दिलाइए, क्योंकि तमाम राज्यों ने यह भी कहा कि जी.एस.टी. जो आप लगाएँगे, उसके ऊपर

टैक्स लगाने की छूट हमको दी जाए। उसके बाद क्या पूरे देश में टैक्स एक समान होगा? क्योंकि आपने 27 प्रतिशत अधिकतम रखा है, लेकिन राज्य उसके ऊपर भी टैक्स लगाना चाहते हैं। यह ठीक है कि आपने पेट्रोलियम, अल्कोहल तथा तंबाकू आदि राज्य सरकार के ऊपर छोड़ दिया, लेकिन राज्य अब भी डरे हुए हैं। हमारे मुख्यमंत्रीजी ने प्रधानमंत्रीजी को चिट्ठी लिखी है। जब जी.एस.टी. आएगा तब मैं उस चिट्ठी का जिक्र करूँगा कि हमने क्या-क्या आशंकाएँ व्यक्त की हैं। ठीक है, हम जी.एस.टी. लागू करने के पक्ष में हैं। हमसे लोग कहते हैं कि जी.एस.टी. आएगा तो फायदा होगा और हमारी जी.डी.पी. बढ़ेगी। हम चाहते हैं कि जी.डी.पी. बढ़े, लेकिन हम यह भी जानना चाहेंगे कि बजट घाटा आप कैसे करेंगे? आज एन.पी.ए. 6 परसेंट हो गया, पूरा इंडियन बैंक का। पिछली बार आपके पिताजी यशवंत सिन्हाजी हमारी कमेंटी के चेयरमैन थे, तब मैंने उनसे पूछा, बैंक के लोग आए हैं, मैंने कहा कि मैं जानना चाहता हूँ कि देश के सबसे बड़े सौ डिफाल्टर कौन लोग हैं? किस-किस पर कितना रुपया बाकी है? तो हमसे कहा गया कि बैंक सीक्रेट एक्ट के तहत हम आपको नहीं बता सकते।

जिसकी वजह से 6 परसेंट एन.पी.ए. हुआ। अगर गाँव के गरीब का पाँच हजार कर्जा बाकी रह जाए तो आप तहसील में लाल रंग से उसका नाम लिख देते हैं, वह बैंक सीक्रेट एक्ट में नहीं आता। अभी स्टेट बैंक ने एक पूँजीपति को तो 60 हजार करोड़ रुपए देने की बात कह दी।

नाम तो किसी का भी ले सकते हैं। पूँजीपति का हाउस मेंबर होना जरूरी थोड़े ही है। आज पूरा देश जानना चाहता है कि देश के सबसे बड़े 100 डिफाल्टर्स कौन हैं? जो बैंकों का पैसा नहीं दे रहे हैं और सरकार घाटे में चल रही है। हम गाँव के गरीब का नाम जान जाते हैं, पुलिस भी उसे पकड़ने के लिए पहुँच जाती है, लेकिन जो लाखों-करोड़ों के बकाएदार हैं, उनके संबंध में हम कुछ बात नहीं करते। यह कैसा कानून है? एक दिन एक चैनल दिखा रहा था कि हमारे सैनिक नई तकनीक की रायफल नहीं ले सकते, नई तकनीक की गन नहीं ले सकते, वे बर्फ में रहने लायक नहीं हैं, आप डिफेंस का बजट क्यों नहीं बढ़ाते हैं? चीन डिफेंस पर हमसे तीन गुना

खर्च कर रहा है, पाकिस्तान भी हमसे ज्यादा खर्च कर रहा है। हम जानना चाहते हैं कि डिफेंस का बजट इतना कम क्यों है ? आप डिफेंस का बजट क्यों नहीं बढ़ाते हैं ?

उपसभाध्यक्ष महोदय, अब मैं ब्लैक मनी की बात करता हूँ। आप दो साल से ब्लैक मनी-ब्लैक मनी कह रहे हैं। परसों इकोनॉमिक टाइम्स, में छपा था कि रिलायंस ने एक साल में कितने हजार करोड़ रुपए सिंगापुर के माध्यम से भारत में रूट किए ? उन्होंने सारी कंपनियों के नाम दिए कि इन-इन कंपनियों के जरिए इतना रुपया इंडिया में आया।

महोदय, मैं एक ऐसी बहस कर रहा हूँ, जिसे सभी लोग सुनना चाहते हैं। हम गाँव की बात कर रहे हैं, हम गरीब की बात कर रहे हैं, हम इस देश की इकोनॉमी की बात कर रहे हैं। जो अखबार में निकला है, आप कहेंगे तो मैं चिट्ठी के साथ कटिंग लगाकर आपको भेज दूँगा, किन-किन देशों से कितना पैसा इंडिया में आया है। क्या यह पैसा ब्लैक मनी नहीं है। अब आपको ब्लैक मनी कहाँ मिलेगी ? आपने ब्लैक मनी को वापस लाने का तरीका तो खुद ही दे दिया। अब आप ब्लैक मनी का बिल लाकर जनता को यह दिखाना चाहते हैं कि आपने ब्लैक मनी के खिलाफ आपने क्या किया ? आज हिंदुस्तान अकेला ऐसा देश है, जहाँ पर इतने एक्ट्स में आपने लोगों को अरेस्ट करने की पावर दे दी। आपने इनकमटैक्स, ई.डी., सेबी, फेमा सहित कई को यह पावर दे दी। इसके अलावा आपने एक प्रत्यक्ष कर बोर्ड बनाया है। जब आप इतने लोगों को पावर देते चले जा रहे हैं, तो उस पावर का कितना एक्सरसाइज हो रहा है ? आखिर हिंदुस्तान में किसी समस्या का अरेस्ट करना, जेल भेजना ही एक समाधान रह गया है। मैं जानना चाहता हूँ कि जब से सेबी बनी तो क्या पॉन्जी स्कीम इंडिया में बंद हुई ? आज भी कम-से-कम एक लाख करोड़ रुपया तमाम पॉन्जी कंपनियों में लगा हुआ है और सबसे ज्यादा बंगाल, बिहार, नॉर्थ-ईस्ट या साउथ इंडिया इफेक्टेड हैं, हम लोग बचे हुए हैं।

आज आप यह घोषणा करें कि आप देश की जनता को कैसे गारंटी देंगे कि उसका पैसा सेफ है। हिंदुस्तान में कितनी पॉपुलेशन पर एक बैंक है ? प्रधानमंत्री जनधन योजना के अंतर्गत यह कहा गया कि आप लोग इस

योजना में खाता खोलें। बताएँ कि अब तक कितने खाते खुले और कितने प्रतिशत एकाउंट पे हुआ। आपने सेवा कर, वेल्थ टैक्स तो समाप्त कर दिया, लेकिन सेवा कर को एक से बढ़ाकर दो प्रतिशत कर दिया और कहा कि हमने लगभग 900 करोड़ रुपए खोए हैं, लेकिन एक प्रतिशत टैक्स बढ़ाने से आपने करीब 6 हजार करोड़ ज्यादा ले लिये। चूँकि टाइम हो गया है, इसलिए मैं अपनी बात खत्म करता हूँ। मंत्रीजी, मैं आपसे यह चाहूँगा कि आज बड़ा स्पष्ट जवाब होना चाहिए। खाली यह सोचकर कि हमको आर्टिकल 110 में पावर है, इस सदन को कोई अधिकार नहीं है, हम जो चाहेंगे सदन से करवा लेंगे, यह बात बहुत दिनों तक चलनेवाली नहीं है। आपने खुद माना कि देश में करीब 4–5 सौ ऐसे कानून हैं, जिनको समाप्त किया जाना चाहिए।

अगर आप उनको समाप्त करने की बात कर सकते हैं, तो हम भी संविधान में संशोधन की बात कर सकते हैं, मैं चाहूँगा कि आप इन बातों का स्पष्ट जवाब दें, जिससे देश की जनता जान सके।

आपने किसानों के लिए जो निर्णय लिये हैं या आप जो और निर्णय लेने जा रहे हैं, आखिर आप वो निर्णय बताएँगे, तो मैं समझूँगा कि देश के सामने नई सरकार ने कुछ किया है, अन्यथा जो होना है, वह तो होगा ही।

धन्यवाद!

(नरेश अग्रवाल का राज्यसभा में दिया गया भाषण)

□

राजनीति में बिचौलिया समाप्त नहीं कर पाए, व्यापार में कैसे समाप्त कर पाएँगे?

मैं वालमार्ट के पक्ष में नहीं, मैं अग्रवाल मार्ट के पक्ष में बोलने के लिए खड़ा हुआ हूँ। मैं वालमार्ट का विरोधी हूँ और मैं व्यापारी मार्ट के पक्ष में बोलने के लिए खड़ा हुआ हूँ। प्रधानमंत्रीजी, हमारे नेता माननीय मुलायम सिंह यादवजी ने लोकसभा की दो दिन की बहस में जो बातें कहीं, मैं तो अब भी कहूँगा कि आप उन पर विचार कर लीजिए। देश अंग्रेजी बोलने से नहीं चलेगा, देश इस देश की संस्कृति से चलेगा। मैं अपनी बात की शुरुआत एक कहानी सुनाकर करना चाहता हूँ। बड़ा प्रचार कर रहे हैं कि वालमार्ट आएगा, उससे देश में बड़ा धन आ जाएगा, इंवेस्टमेंट हो जाएगा, रुपया मजबूत हो जाएगा। एक राजा ने अपने राज्य में सब प्रजा को एक आदेश दिया कि कल सवेरे सब लोग एक-एक बाल्टी दूध लेकर आएँगे और उसको तालाब में डाल देंगे, जो नहीं लाएगा, उसको सजा दी जाएगी। कुछ लोगों ने सोचा कि सभी तो दूध लाएँगे, हम पानी लेकर चले जाएँगे। सभी ने ऐसा सोच लिया और दूध कोई नहीं लाया, सब बाल्टी में पानी ले आए। जब राजा ने उस तालाब को देखा, तो दूध नहीं मिला, सब पानी-ही-पानी मिला। कहीं ऐसा ही न हो जाए। यह मैं इसलिए कह रहा हूँ कि डब्ल्यू.टी.ओ. के समय भी बात कही गई थी कि शुरुआत तो की है। आप हमारे पुराने साथी हैं। मुझे इसकी खुशी है। यंग जेनरेशन को आगे आना चाहिए और आप आगे आए

हैं, प्रधानमंत्रीजी की ब्लैसिंग भी इस मामले में आपके साथ रहेगी। मैंने कहा कि जो पेप्सी कोला और कोकाकोला ने किया, क्या गारंटी है प्रधानमंत्रीजी, एफडीआई लाने के बाद जो वालमार्ट आएगा, जो और लोग आएँगे, जो टेस्को वगैरह आएँगे, वे सौ प्रतिशत चीन का बना सामान इस देश में नहीं लाएँगे। आप कहते हैं कि बिचौलिए समाप्त कर देंगे। अश्विनीजी सवेरे बोल रहे थे कि हम बिचौलिया समाप्त करने के लिए इसे ला रहे हैं। अरे, राजनीति में बिचौलिया समाप्त नहीं कर पाए, व्यापार में कैसे बिचौलिया समाप्त कर देंगे। राजनीति में जब तक बिचौलिए न हों, तब तक हमारी जय-जयकार करनेवाला कोई नहीं होगा। आप यह भूल जाइए कि पब्लिक अपने आप जय-जयकार करने आ जाएगी।

बिचौलियों के माध्यम से जय-जयकार होती है और बिचौलिया ही हमारा संदेश है। जब हम राजनीति में ही बिचौलिया खत्म नहीं कर पाए तो इसमें कैसे खत्म कर देंगे? आनंद शर्माजी, आप व्यापारियों का दर्द समझिए। गाँव का एक व्यापारी पूरे गाँव को भूखा नहीं रहने देता है। जिस गाँव में तमाम लोग हैंड टू माउथ हैं, जो रोजाना अनाज नहीं खरीद सकते, पैसे नहीं कमा सकते, उनको भी उधार देने का काम गाँव का एक व्यापारी करता है, जो पूरे गाँव को महीने भर जिंदा रखता है और पूरे गाँव को भूखा नहीं रहने देता है, आप कहते हैं कि हम उनको खत्म कर देंगे। मॉल खुल जाएँगे या वालमार्ट खुल जाएँगे तो उनमें ये गरीब को घुसने हीं नहीं देंगे, उधार देना तो बहुत बड़ी बात होगी। आप सत्यता पर तो आइए, एयर कंडिशंड की सोच हटाइए और जनता की सोच पर जाइए। कांग्रेस जो एयर कंडिशंड की सोच में चली गई है, आज इसी के कारण यह इस स्थिति में है। बहस की शुरुआत मैत्रेयन भाई ने शुरू की और हमारे लोग भी सपा के लिए कह रहे थे। सपा न सरकार को बनाने के लिए जिम्मेदार है, न सरकार को बिगाड़ने के लिए जिम्मेदार है। हम इसकी जिम्मेदारी नहीं लेना चाहते। हमने न सरकार को बनाया है और न हम बिगाड़ना चाहते हैं। आपने कह दिया कि प्रदेश के राज्य इसके लिए जिम्मेंदार होंगे, तो हम इसको उत्तर प्रदेश में लागू नहीं होने देंगे। जब इस देश में वैट लागू हुआ था, जब तक हमारी सरकार उत्तर प्रदेश में रही, हमने वैट

को लागू नहीं होने दिया। हमारी सरकार के हटने के बाद ही उत्तर प्रदेश में वैट लागू हुआ। यूरोप में बहुत पहले से वैट का कानून लागू था। हिंदुस्तान में भी वैट के कानून को लागू कर दिया। हमने समझा था कि यह बड़ी भारी चीज होगी। वैट लगाने के बाद भी क्या फायदा हुआ ? आप इन चीजों की सत्यता पर तो आइए।

मैं बिल्कुल सही बात कह रहा हूँ। आपको इन चीजों पर विचार करना पड़ेगा। इस देश में गांधीजी ने जो आजादी की लड़ाई लड़ी थी तो उन्होंने विदेशी कपड़े इसलिए नहीं जलाए थे कि वे विदेश के बने हुए थे। उन्होंने विदेशी कपड़े इसलिए जलाए थे कि देश के लोगों में राष्ट्रीयता की भावना पैदा हो और देशप्रेम पैदा हो। जब लोगों में देशप्रेम पैदा होगा, तब देश को आगे बढ़ाने की बात होगी। आज यह कमी है। जब देश आजाद हुआ तो पंडित नेहरूजी के नेतृत्व में बड़े उद्योगों की वकालत की गई। उस समय कांग्रेस में एक वर्ग इस बात को लेकर खड़ा हुआ कि अगर देश में छोटे और मध्यम उद्योग न रहेंगे, केवल बड़े उद्योगों की नीति पर चलेंगे तो यह देश आगे नहीं बढ़ेगा। अगर गाँव के उद्योग-धंधे बंद हो जाएँगे तो क्या आप किसानों को उनकी उत्पादित लगात दिलवाएँगे ? आप किसानों को उनकी उत्पादित लागत कैसे दिलवाएँगे ? आप गाँवों में कुटीर उद्योग बंद कर रहे हैं। हम देखते हैं कि होली पर पिचकारी और दिवाली पर दी भी चीन का बना होता है। कुछ लोग हाउस में अंग्रेजी बोलते हैं और शायद वे यह न जानते हों कि गणेश-लक्ष्मीजी, जो हमारे भगवान् के सिंबल हैं, अगर वे भी चाइना से बनकर आएँगे तो प्रधानमंत्रीजी, गाँव का कुम्हार क्या करेगा, गाँव का विश्वकर्मा क्या करेगा और गाँव का पाल क्या करेगा ? गाँव में एक जाति व्यवस्था होती है, जिसके आधार पर लोग अपना व्यापार करते हैं। प्रधानमंत्रीजी, मैं कह रहा हूँ कि यह सोचने की बात है। आज अमेरिका हिंदुस्तान में आ रहा है। हम लोग सोचते हैं कि अमेरिका को हमारे देश से बड़ा प्यार हो गया है। अमेरिका को हमारे देश से कभी प्यार नहीं होगा। अमेरिका इस देश को हर समय क्वेश्चन मार्क में रखेगा। वह कभी इस देश की तरक्की नहीं चाहेगा। अमेरिका का प्रेम इस देश के खुदरा व्यापार से है। इस देश का खुदरा व्यापार, जो लाखों-

करोड़ों में हैं, वह इस क्षेत्र पर भी कब्जा करना चाहता है। आनंद शर्माजी, अब दूसरी ईस्ट इंडिया कंपनी को भारत में मत आने दीजिए। पहली ईस्ट इंडिया कंपनी कलकत्ता से प्रवेश करके आई थी। उस कंपनी ने फिर पूरे देश पर कब्जा किया था।

हमारे बंगाल के साथी यहाँ बैठे हुए हैं, वे सब जानते हैं। अगर आप दूसरी ईस्ट इंडिया कंपनी को दिल्ली से एंटर करा रहे हैं, तो उनको राजधानी पर कब्जा करने में कोई समय नहीं लगेगा। आपको इन चीजों पर विचार करना पड़ेगा। प्रधानमंत्रीजी, अगर हमने गाँव में रोजगार छीन लिया, अगर हमने गाँव के कॉन्सेप्ट को नहीं समझा, अगर हमने सामाजिक व्यवस्था को तोड़ दिया, तो यह देश के लिए बहुत खतरनाक चीज होगी। यह ठीक है कि इतने बड़े मॉल्स खुले हैं ये मॉल्स चाहे रिलायंस के हों, चाहे और किसी के हों, लेकिन किसने कोल्ड स्टोरेज लगवा दिया, किसने सड़क बनवा दी? हमारे साथियों ने कहा था कि अगर आपको गाँव को सुधारना है, अगर आपको किसान की उन्नति करनी है, तो आप उसको सस्ता भी दीजिए। सस्ता पानी दीजिए, सस्ती बिजली दीजिए, उसके उत्पादन को बेचने की जिम्मेदारी लीजिए, लेकिन आप बेचने की क्या जिम्मेंदारी लेंगे? मैं कल ही खाद्य मंत्रीजी से मिला था। हमारे उत्तर प्रदेश में इतना धान पैदा हुआ है, लेकिन आपकी एफ.सी.आई. वहाँ से चावल नहीं खरीद रही है। मंडी में, किसान के लिए 200 रुपए प्रति क्विंटल रेट कम हो गया है। मैं उनसे मिला, उन्होंने पंजाब से उत्तर प्रदेश को 4 लाख टन चावल भेज दिया, लेकिन उत्तर प्रदेश से नहीं खरीदा। प्रधानमंत्रीजी, यह बहुत गंभीर बात है।

आप उत्तर प्रदेश में किसानों से कहते हैं कि हम किसानों को उत्पादन की लागत दिलाएँगे। मैंने एक छोटा सा उदाहरण दिया है कि जो उत्तर प्रदेश इतना धान, इतना चावल, इतना गन्ना और गेहूँ पैदा करता है कि पूरे हिंदुस्तान को खिला सकता है, उस प्रदेश के किसानों का चावल और धान एफ.सी. आई. इस लिए नहीं खरीद रही हो कि उन्हें दूसरे राज्यों को फायदा पहुँचाना है और पंजाब से उत्तर प्रदेश को 4 लाख टन चावल भेज रही हो, तब यह कहाँ का न्याय हुआ? अगर यह आपका नियम है, अगर आपकी सरकार

इस तरीके से चलेगी, तो वॉलमार्ट नहीं, आप और कोई मार्ट ले आइए, आप इस देश के किसानों की व्यवस्था नहीं सुधार सकते हैं। आप जो इस देश के किसानों की आर्थिक स्थिति सुधारने की बात करते हैं, उस बात पर कम-से-कम चिंतन तो कीजिए कि आज किसान की आर्थिक स्थिति कैसे सुधरेगी। आप किसान को मंडी दीजिए और मंडी में उसके अनाज को खरीदने की व्यवस्था कीजिए। जैसा कि अभी लोगों ने कहा कि पूरे विश्व में एग्रीकल्चर सब्सिडी दी जाती है, जिनमें अमरीका, ऑस्ट्रेलिया, लंदन जैसे देश हैं। ऐसी कौन सी जगह है, जहाँ पर किसानों को सब्सिडी नहीं दी जाती है, लेकिन हिंदुस्तान में किसानों को क्या दिया जाता है? रोज डी.ए.पी के दाम 500, 600 रुपए प्रति बोरी बढ़ते हैं। मैंने जेनाजी से पूछा, आपकी सब्सिडी उतनी ही है, जितनी आप 3 साल से खाद पर दे रहे हैं, जबकि किसानों के लिए 600 रुपए प्रति बोरी दाम बढ़ गए हैं। आखिर ये दाम क्यों बढ़ गए, किसको फायदा पहुँचाया जा रहा है, क्या आपने कभी इस पर विचार किया है? यूरिया के दाम बढ़ गए, डी.ए.पी. के दाम बढ़ गए, खाद और बीज के दाम बढ़ गए, बिजली के दाम बढ़ गए। किसान हर चीज बढ़े हुए दाम पर लेगा और किसान का माल सस्ता बिकेगा, यह देश की अर्थव्यवस्था में दिखता है। मुझे उस दिन बहुत तकलीफ भी हुई, जब शरद पवारजी हमारे सवाल का जवाब दे रहे थे कि वे इस देश में कृषि नीति बनाने के लिए उनसे मिले। जानते हैं कौन? अंबानी, गोदरेज आदि। वे खुद ही पाँच लोगों की कमेटी के बारे में बता रहे थे। अगर किसानों की समस्याओं के समाधान के लिए टाटा और अंबानी कमेटी में रखे जाएँगे, तो इससे बड़ा दुर्भाग्य किस देश का होगा? मैं जो बात कह रहा हूँ, यह आपका लिखित जवाब है। मैंने कहा है, यह लिखित जवाब है। आप बजट बनाते हैं, लेकिन प्रधानमंत्रीजी, बजट के बारे में कभी भी किसानों से बात नहीं की जाती है, इस देश के उद्योगपतियों से बजट की बात की जाती है। वित्तमंत्रीजी देश के सारे उद्योगपतियों को बुलाते हैं, उनसे दो-दो दिन तक डिस्कशन करते हैं कि हमारे देश का बजट कैसा होना चाहिए। अगर इस देश के किसानों से और गरीबों से एक दिन भी बजट पर चर्चा कर लेंगे, तो अच्छा होगा, क्योंकि हम कहते हैं कि आज भी देश की 70 प्रतिशत

आबादी कृषि पर निर्भर है। जब उनकी आय का साधान कृषि है, तो फिर आप कृषि पर आधारित नीति क्यों नहीं बनाते हैं, आप कृषि पर आधारित बजट क्यों नहीं बनाते हैं? आप बड़े-बड़े लोगों पर आधारित बजट बनाते हैं, जिसके कारण आज आर्थिक स्थिति में इतनी गिरावट आई है। आखिर यह गिरावट क्यों आई है? आप तो अर्थशास्त्री है, मैं अर्थशास्त्री नहीं हूँ। हम राजनीतिज्ञ है, कहा जाता है, 'जैक ऑफ ऑल, मास्टर ऑफ नन', हमारे लिए कहा जाता है कि हम हर चीज में ज्ञानी हैं और किसी में ज्ञानी नहीं हैं। खैर, आपके लिए तो ऐसा नहीं कहा जा सकता, लेकिन हमारी अर्थव्यवस्था क्यों फेल हुई, आखिर इस पर डिस्कशन क्यों नहीं होता है? एक दिन हमारी इसी अर्थव्यवस्था पर डिस्कशन हो जाए। हम वैश्विक अर्थव्यवस्था ले आए, हमने पूरे विश्व को हिंदुस्तान में आने का न्योता दे दिया, आज हम स्वयं को मॉडर्न अर्थव्यस्था का भारत कहने लगे कि भारत इक्कीसवीं, बाईसवीं सदी में चलने लगा।

लेकिन भारत की अंदरूनी स्थिति क्या है, भारत में गरीबी की स्थिति क्या है, भारत की अर्थव्यवस्था क्यों टूटी, भारत में क्यों गरीबी है? आज भी स्थिति यह है कि तमाम किसान आत्महत्या करने पर मजबूर हैं। आपके बैंक का रेट क्या है? आप उद्योग के बारे में कहते हैं। आज हिंदुस्तान के सारे उद्योगपति हिंदुस्तान में पैसा इंवेस्ट नहीं कर रहे हैं, बल्कि अफ्रीकन कंट्रीज में इंवेस्ट कर रहे हैं, बाहर इंवेस्ट कर रहे हैं। माननीय मंत्रीजी, आप आँकड़े दे दीजिएगा, मैं आपसे आँकड़े चाहूँगा कि प्रतिवर्ष इस देश के उद्योगपति कितने रुपए हिंदुस्तान से बाहर इंवेस्ट कर रहे हैं और वे हिंदुस्तान में रुपए इंवेस्ट क्यों नहीं कर रहे हैं। अगर वालमार्ट यहाँ इंवेस्ट कर सकता है, तो हमारे देश के उद्योगपति क्यों नहीं कर रहे हैं? अफ्रीका, साउथ अफ्रीका, वहाँ हमारे देश के उद्योगपतियों ने पैसा लगा दिया। अफ्रीकन कंट्रीज—चाहे नाइजीरिया हो, कीनिया हो या कहीं चले जाइए, हमारे देश के सारे उद्योगपतियों ने वहाँ पैसे लगाए। आखिर वे हिंदुस्तान से क्यों भाग रहे हैं? कभी आपने सोचा? हमारे देश की इंडस्ट्री की जो उत्पादन कॉस्ट है, वह कभी चीन से कंपीट नहीं कर सकती। वहाँ बिजली की दर, लेबर रेट, सब पर एक अंकुश है, क्योंकि वहाँ डेमोक्रेटिक सरकार नहीं है। हमारे यहाँ सबसे हाई रेट की बिजली है, लेबर

महँगी है, कच्चा माल महँगा है। इसलिए उत्पादन कॉस्ट इतनी ज्यादा हो गई कि हम पूरे वर्ल्ड से कंपीट नहीं कर पा रहे हैं। धीरे-धीरे ऐसी स्थिति बनती चली जा रही है कि कहीं एक दिन ऐसी स्थिति न हो जाए कि हमारे यहाँ बेरोजगारी-ही-बेरोजगारी हो जाए। हमारे यहाँ इस देश में छोटे-छोटे, करीब 20 करोड़ लोग मध्यम व्यापारी हैं। अगर वे बेरोजगार हो गए, तो इस देश में एनार्की की स्थिति पैदा हो जाएगी। इस निर्णय को लेने से पहले कम-से-कम इन बिंदुओं पर विचार करना चाहिए। आप इसे ले आए, लेकिन स्टैंडिंग कमेटी ने अपनी रिपोर्ट में क्या कहा? प्रधानमंत्रीजी, स्टैंडिंग कमेटी ने अपनी रिपोर्ट में कई चीजें कहीं, उन्होंने तमाम कमीशन बनाने को कहा।

श्री उपसभापति : नरेशजी, आप दो मिनट में अपनी बात समाप्त कीजिए।

श्री नरेश अग्रवाल : सर, हम पर आपकी कृपा वैसे ही बनी रहती है, हम कहाँ ज्यादा बोलते हैं।

जब कमेटी की रिपोर्ट आई, तो उस रिपोर्ट में कमेटी ने कुछ पॉलिसी बनाने को कहा था, नेशनल कमीशन बनाने को कहा था, कुछ कानून बनाने को कहा था और रेगुलेटरी अथॉरिटी बनाने को कहा था। उस पर आपने अपने प्रस्ताव में कुछ नहीं कहा, उन पर कभी आपने चर्चा नहीं की। आप बताइए कि कमेटी की जो रिपोर्ट आई, उस रिपोर्ट में कमेंटी ने जो सुझाव दिए, आखिर आप कौन-कौन से सुझाव स्वीकार कर रहे हैं और कौन-कौन से अस्वीकार कर रहे हैं? कमेंटी में कंसेंसस की राय थी। आप कंसेंसस की बात कर रहे थे, तो कमेंटी की राय भी कंसेंसस की थी। क्या आपने कंसेंसस की उस राय को माना? बहुत अच्छी नहीं होती है सरकार की जिद। जिद जनता के मन को नहीं जीत सकती, जनता के दिल को नहीं जीत सकती। हो सकता है कि जिद हमारे सेटिस्फैक्शन के लिए हो, हमको जिद में संतोष हो जाए, लेकिन उससे जनता को कोई लाभ नहीं मिलेगा। अगर आपने जनता का विश्वास खो दिया, तो हो सकता है कि आप थोड़े दिन और जिद कर लें, लेकिन उसके बाद जिद करने का मौका नहीं मिलेगा। इसलिए मैं कह रहा हूँ कि चेत जाइए। मैं तो अपने राज्य की स्थिति के हिसाब से कह रहा हूँ, पूरे देश में क्या स्थिति है? चेत जाइए, इन चीजों को समझिए और जिद मत करिए। मैं अब भी कहता

हूँ कि देश के व्यापारियों के हित में, देश के किसानों के हित में इस काले कानून को, मैं तो इसको काला कानून कहूँगा, इस काले कानून को मत लागू करिए। यह जो आपकी नीति है, आप जो फैसला लेने जा रहे हैं, इस पर एक बार फिर से पुनर्विचार कीजिए। नेता वह बढ़िया होता है, बड़ा नेता वह माना जाता है, जो अपने आप आलोचना सुनने के बाद आत्ममंथन करता है। जो नेता आलोचना पर नाराज होता है, वह कभी नेता नहीं होता। बड़ा नेता वह होता है, जो आलोचना सुनता है। मैं तो प्रधानमंत्रीजी की इसी बात का कायल हूँ कि प्रधानमंत्रीजी हर चीज को सुनते हैं। प्रधानमंत्रीजी, अंत में मैं इतना ही कहूँगा कि—

तुम्हारे वादों का कद भी तुम्हारे जैसा है
तभी जो नापकर देखूँ, तो कम निकलता है।

जो हमने कहा है, इसको सत्य मत होने देना, इसको असत्य कर देना, इस पर फिर से विचार कर लेना। जरूरी नहीं कि कल आप वोटिंग कराइए, लेकिन अगर इस पर आप फिर से विचार कर लेंगे और देश हित में सोचेंगे, तो मैं जरूर समझूँगा कि यह बड़े कद की बड़ी सरकार है और राष्ट्र के हित में सोच रही है।

बहुत-बहुत धन्यवाद!

□

साक्षात्कार

नरेश अग्रवाल तो राजनीति के लिए ही बने हैं

सवाल : नरेशजी, आप अगर राजनीति में नहीं आते तो क्या करते?

जवाब : जब हम पढ़ाई करके निकले तो मेरी सोच वकालत करने की थी, क्योंकि मैंने कानून की पढ़ाई की थी। लेकिन चूँकि परिवार का परिवेश राजनीतिक था, इस वजह से राजनीति में कूद गए और मुझे राजनीति अच्छी भी लगती है।

सवाल : जब आप राजनीति में आए, उस समय कांग्रेस पार्टी में हरदोई में आपका खूब विरोध था, तो डरकर कभी इसे छोड़ने का मन नहीं किया?

जवाब : देखिए, यह बात बिल्कुल सही है, मैंने जब कांग्रेस में राजनीति शुरू की तो लोकल नेता मेरा खूब विरोध करते थे। वे नहीं चाहते थे कि मैं राजनीति में आगे बढ़ूँ, लेकिन मैंने संघर्ष का रास्ता चुना और आगे बढ़ा। कभी यह विचार तो मन में आया ही नहीं कि उनके विरोध की वजह से राजनीति छोड़ दूँ, बल्कि यह कहूँ कि मेरे भीतर उस समय और दृढ़ इच्छाशक्ति मजबूत हुई।

सवाल : आपके बारे में कहा जाता है कि आप राजनीति के मौसम विज्ञानी हैं, जिस पार्टी की सरकार आनेवाली होती है, उसे पहले ही भाँप लेते हैं और उस पार्टी में शामिल हो जाते हैं।

जवाब : हमारे राजनीतिक जीवन को जो पढ़ेगा, वह हमारे दल बदलने को एकदम सही ठहराएगा। जिस तरह से राजनीतिक योग्यता होते हुए भी जातीय आधार पर मुझे परेशान किया गया, उसे कोई भी सही नहीं ठहराएगा।

पचास साल के राजनीतिक जीवन में मैंने 35 साल तो विपक्ष में गुजारे हैं, फिर मैं मौसम विज्ञानी कैसे हो सकता हूँ।

सवाल : आप कांग्रेस में थे और आपने कांग्रेस को तोड़कर लोकतांत्रिक कांग्रेस बनाई और कल्याण सिंहजी को मुख्यमंत्री बनाकर खुद मंत्री बन गए। उसी समय विधानसभा में पहली बार मारपीट की घटना घटी, उसके लिए आपको क्यों न जिम्मेदार माना जाए?

जवाब : यह बिल्कुल सही है कि मैंने कांग्रेस को तोड़ा और लोकतांत्रिक कांग्रेस का गठन किया, लेकिन यह सब मैंने उत्तर प्रदेश में स्थायी सरकार देने के लिए किया था। सन् 1989 के बाद से उत्तर प्रदेश में स्थायी सरकार नहीं बन पा रही थी। मुझे लगा कि स्थायी सरकार होनी चाहिए, इस वजह से यह रास्ता चुना और सफल भी रहा। उसके बाद से आज तक उत्तर प्रदेश में सभी सरकारें पाँच साल तक चल रही हैं। जहाँ तक विधानसभा के भीतर की घटना की बात है तो वह एकदम अचानक हो गई थी। मुझे भी लगता है कि इस तरह की दुर्भाग्यपूर्ण घटना विधानसभा में नहीं होनी चाहिए थी।

सवाल : आप अभी बीजेपी में हैं, जब आपने कांग्रेस तोड़कर बीजेपी की सरकार बनाई थी, उसी समय आपको बीजेपी में शामिल हो जाना चाहिए था, आप उस समय बीजेपी में क्यों नहीं गए?

जवाब : कांग्रेस को तोड़ते समय मैंने जितेंद्र प्रसादजी से वादा किया था कि बीजेपी में शामिल नहीं होऊँगा। उनके न रहने के बाद मेरी अटल बिहारी वाजपेयीजी से बात हुई। वे चाहते भी थे कि मैं बीजेपी में शामिल हो जाऊँ और मिलकर चुनाव लड़ा जाए, लेकिन तभी मेरे साथ बीजेपी ने छल किया और मैं मिलकर चुनाव नहीं लड़ा।

सवाल : आप समाजवादी पार्टी से राज्यसभा सांसद थे, अखिलेश यादव ने आपको टिकट नहीं दिया, तो आप बीजेपी में चले गए, अगर समाजवादी पार्टी ने आपको राज्यसभा भेज दिया होता, तो भी क्या आप बीजेपी में शामिल होते?

जवाब : आदरणीय मुलायम सिंह यादवजी को मैं बहुत वर्षों से नेता

मानता आया हूँ और उनका सम्मान भी खूब करता रहा हूँ। जब बीजेपी ने मुझे मंत्रिपरिषद् से ड्रॉप किया, उस समय मैं बिल्कुल ही अकेला था और चौराहे पर खड़ा था। मैं दूसरे दिन विश्वास के साथ उनके पास गया और उन्होंने बिना किसी शर्त के मुझे स्वीकार कर लिया। इसकी वजह से सदैव ही मेरा झुकाव सपा की तरफ रहा। अगर मेरा टिकट सन् 2018 में नहीं कटता तो मैं समाजवादी पार्टी में ही रहता। अखिलेश यादवजी ने जिस बेइज्जती से मेरा टिकट काटा, उस समय मेरे पास बीजेपी में जाने के अलावा कोई रास्ता ही नहीं था।

सवाल : आप सपा छोड़कर बीजेपी में गए और बीजेपी ने भी जब समय आया तो आपको राज्यसभा नहीं भेजा, इससे बीजेपी में जाने से क्या फायदा हुआ?

जवाब : देखिए, राजनीति में विश्वास सबसे बड़ी ताकत होती है। मैं भी विश्वास के साथ बीजेपी में चला गया। अब राजनीति में तो ऊँच-नीच होती रहती है।

सवाल : बीजेपी ने 75 का जो फॉर्मूला बनाया है, उससे नहीं लगता है कि वह आगे यानी लोकसभा के चुनाव में आपको टिकट देगी?

जवाब : मुझे नहीं लगता है कि राजनीति में कोई भी फॉर्मूला स्थायी होता है। श्री येदुरप्पा के केस में बीजेपी ने अपने फॉर्मूले को शिथिल किया। वैसे भी राजनीति में जितनी उम्र बढ़ती है, उसके पास उतना ही तजुर्बा होता है और उसी के आधार पर पार्टियाँ आगे बढ़ती हैं।

सवाल : बीजेपी अगर आपको सन् 2024 में टिकट देती है, तो क्या आप चुनाव लड़ेगे?

जवाब : पार्टी में कभी भी न नहीं होता है, जो भी पार्टी कहेगी, उसे करेंगे। वैसे भी 75 वाला फॉर्मूला अभी मेरे ऊपर लागू नहीं होता है। मैं तो बीजेपी से कहूँगा कि वह मेरा उपयोग करे, मुझे जहाँ रखेगी बीजेपी को कुछ दूँगा ही। राजनीति में इतना लंबा कॅरियर शायद ही देश में लोगों के पास है। मेरे तजुर्बे से बीजेपी को कुछ मिल ही जाएगा।

सवाल : अगर बीजेपी आपको टिकट नहीं देती है, तो फिर आगे की राजनीति आप कैसे करेंगे ?

जवाब : मुझे लगता है कि अगर आपको बड़ी राजनीति करनी है, तो राष्ट्रीय दल के साथ ही आगे बढ़ना चाहिए। बीजेपी और कांग्रेस दो ही राष्ट्रीय दल हैं। कांग्रेस से इतना धोखा खाने के बाद उनके साथ तो जाने का सवाल ही नहीं है। आदरणीय मोदीजी को हमने बड़ा भाई और नेता दोनों माना है, यह उनको देखना है कि मुझे वे किस हाल में रखते हैं। मैं बीजेपी में ही रहूँगा, लेकिन जब महसूस करूँगा कि मेरे साथ अन्याय हो रहा है, उस समय मैं अपनी बात जरूर रखूँगा।

सवाल : नरेशजी, जिस तरह आप पॉलीटिक्स में स्ट्रेट फॉरवर्ड रहते हैं क्या उसी तरह परिवार में भी रहते हैं ?

जवाब : देखिए, मैं अपने को परिवार का हेड मानता हूँ और परिवार में जो राजनीति है, वह मेरी वजह से है। इस वजह से उनके सामने मैं अपना स्टैंड क्लियर रखता हूँ। भाई लोग कभी-कभी नाराज हो जाते हैं फिर, महसूस करते हैं कि जो मैं कह रहा हूँ, वह सही है। इसी वजह से मेरा पूरा परिवार एक साथ है।

सवाल : नरेशजी, क्या घर के भीतर भी आप एक सख्त प्रशासक है ?

जवाब : नहीं-नहीं, परिवार में बिल्कुल भी सख्त नहीं हूँ, लेकिन मेरी इस तरह की एक छवि बनी हुई है। वह जिसके साथ रहते हैं, उसका पूरा साथ देते हैं, जिसका विरोध भी करते हैं वह भी डटकर करते हैं। मैं अपनी इस छवि को तोड़ना भी नहीं चाहता हूँ और जहाँ तक परिवार की बात है, सबको साथ लेकर चलता हूँ। कभी-कभी परिवार में झुक भी जाता हूँ।

सवाल : नितिन अग्रवाल जो आपके बेटे हैं, जब वे नौकरी में थे और आप उस समय यूपी सरकार में मंत्री थे, लेकिन वे दिल्ली में बस में लटककर जाते थे। आपने उनको गाड़ी नहीं दी थी, ऐसा कहा जाता है ?

जवाब : नितिन को दिल्ली में पढ़ाई के बाद एक बैंक में नौकरी मिल गई और मैं नहीं चाहता था कि वे जॉब करें, लेकिन वे नहीं माने। नौकरी करने

की जिद पर अड़े रहे तो मैंने भी उनकी सारी सुविधाए बंद कर दीं। तब वे बस में लटककर बैंक जाते थे। एक दिन मेरे एक मित्र ने नितिन को बस में जाते देखा तो उन्होंनें मुझे फोन किया, फिर मैंने उनको गाड़ी दिलवाई। मैंने भी सोचा, गाड़ी से जाकर बैंक की नौकरी वह कितने दिन कर पाएँगे। हुआ भी यही, वे ज्यादा दिन नौकरी नहीं कर पाए और नौकरी छोड़ दी।

सवाल : आप जब पढ़ाई करते थे, तो आपको आपके पिताजी सारी सुविधा देते थे?

जवाब : पिताजी हमारे अनुशासन के मामले में बहुत ही सख्त थे। जिस वजह से हम लोगों को अनुशासन में रहना पड़ता था। उस समय मुझे मात्र सौ रुपए महीना खर्चे का मिलता था। उसी में खाना, धोबी और सबकुछ करना होता था। एक दिन की बात है, हम तीन मित्र थे और मेरे पास सिर्फ एक रुपया था। यह चिंता थी कि आज खाना कैसे खाया जाएगा। मुझे खाना बनाना आता नहीं था, तब एक मित्र ने सब्जी बनाई और मैंने एक रुपए की दस रोटी बाजार से मँगाई तब जाकर खाना खाया और रात गुजारी। उस समय एक तंदूरी रोटी दस पैसे की मिलती थी।

सवाल : पढ़ाई के समय सुना आप क्लास छोड़ करके फिल्में खूब देखते थे?

जवाब : मुझे पढ़ाई के समय फिल्म देखने का बहुत शौक था। उस समय छात्रों को कंसेशन पर टिकट मिलता था, हम लोग चुपके से फिल्म देखने जाते थे। इसी कारण जब मेरे पिताजी हॉस्टल में मुझसे मिलने आते थे, मैं उन्हें कभी नहीं मिला, जिस कारण वे मुझसे बहुत नाराज रहते थे। एक बार की बात है, ठंड का सीजन था और नाइट शो सिनेमा देखने का प्लान बना। हम लोगों के पास जाड़े के ज्यादा कपड़े नहीं थे, लेकिन जाना था तो कंबल ओढ़कर कैपिटल सिनेमा में हम लोगों ने पिक्चर देखी। उस समय पिक्चर देखने का इतना जुनून था।

सवाल : पॉलिटिक्स में आने के बाद भी पिक्चर देखना जारी है या नहीं?

जवाब : 12 साल हो गए सिनेमा हॉल में जाकर मैंने कोई फिल्म नहीं देखी। अंतिम फिल्म हमने सिनेमा हॉल में 'डर्टी' फिल्म देखी थी। घर पर कभी-कभी टी.वी. पर फिल्म देख लेता हूँ, लेकिन एक साथ तीन घंटे तक कभी नहीं देख पाया। मुझे फिल्म देखकर समझ आ जाता है कि आखिर में क्या होनेवाला है। इस वजह से अंत तक फिल्म नहीं देखता। एक बार हम चार मित्रों ने पढ़ाई के दौरान ही नावल्टी सिनेमा में 'सिंकदर-ए-आजम' फिल्म देखने की सोची और हॉस्टल से निकल पड़े। रास्ते में एक मित्र ने कहा, चलो पहले ठंडाई पी लेते हैं। साइकिल से हम लोग चौक में राजा की ठंडाई की दुकान पर गए और सबने एक-एक गिलास ठंडाई पी। इसके बाद हम सीधे सिनेमा देखने गए। हम लोगों की ठंडाई में भाँग मिली थी। सिनेमा में हम लोगों को केवल तलवार की आवाज सुनाई दे रही थी और कुछ समझ नहीं आ रहा था। सिनेमा देखकर बाहर निकले तो हमारा व्यवहार अजीब सा था। एक व्यक्ति वहीं पर मिले जब उनसे बताया तो उन्होंने भाँग का नशा उतारने की तरकीब बताई। उन्होंने बताया कि आप लोग अरहर की दाल भिगोकर उसे पीसकर पी लो, नशा उतर जाएगा। रात में ही हम लोगों ने नरही में गुप्ता की दुकान खुलवाई और दाल खरीदी, फिर उसे भिगोकर-पीसकर हम सबने पीया और चारपाई पर सो गए, लेकिन नशा नहीं उतरा। पूरी रात यही लगा कि हम चारपाई के साथ हवा में उड़े जा रहे हैं, उसके बाद हमने कभी ठंडाई नहीं पी।

सवाल : आपकी फैमिली ज्वाइंट है या फिर सेप्रेट?

जवाब : हमारा परिवार संयुक्त है, पिताजी के समय में जो व्यवस्था दी गई थी, वही आज भी चालू है। पिताजी ने अपने समय में दो भाइयों का अलग घर बनवा दिया था, वे वह लोग उसमें रहते हैं। एक घर में तीन भाई का परिवार रहता है। इस देश का कल्चर संयुक्त परिवार का ही है। मेरा मानना है कि संयुक्त परिवार में बड़ी ताकत होती है। इधर नई पीढ़ी में अलग से फ्लैट में रहने का शौक पैदा हुआ है, जो परिवार को तोड़ रहा है। इसके लिए फिल्म और टी.वी. सीरियल ज्यादा जिम्मेदार हैं। गाँव में अभी भी संयुक्त परिवार का कल्चर देखा जा सकता है।

सवाल : आपके बारे में कहा जाता है कि आप दोस्ती और दुश्मनी दोनों के लिए जाने जाते हैं। साथ ही कहा जाता है कि आपके पत्रकारों से भी अच्छे संबंध हैं?

जवाब : देखिए, यह बात बिल्कुल सही है कि आज भी इस बात के लिए जाना जाता हूँ कि अपने साथी का बहुत अंत तक साथ देता हूँ। विधायक बनने के बाद लखनऊ में बहुत पत्रकारों से मेरा संपर्क हुआ। मैं उनके साथ रिश्ता निभाता था और उन्होंने भी उस रिश्ते को मेरे साथ निभाया। नई पीढ़ी में वह बात नहीं है, क्योंकि मुझे लगता है, उनके लिए सिर्फ टी.आर.पी. ही है। चूँकि अभी मैं सत्ता में नहीं हूँ, इस वजह से ज्यादा मेल-मिलाप पुराने पत्रकार मित्रों से नहीं हो पाता है, लेकिन संबंध वे भी निभा रहे हैं और मैं भी।

सवाल : निजी जीवन में आपको क्या लगता है, आपको जो मुकाम मिलना चाहिए, वह मिल पाया या नहीं?

जवाब : मैं कोई बहुत अमीर परिवार में पैदा नहीं हुआ। मैं पूरी तरह से सेल्फ मेड आदमी हूँ, राजनीति में भी सभी थपेड़ों को सहकर यहँ तक पहुँचा हूँ। एक बार चुनाव में मुझे रहने के लिए कहीं जगह नहीं मिली, तो मैंने चबूतरे पर सोकर चुनाव लड़ाया। मैं ईश्वर से यही प्रार्थना करता हूँ कि जितनी सहनशीलता से मैंने यह सफर तय किया है, उससे युवाओं को सीख लेनी चाहिए। जल्द ही मैं युवाओं के लिए राजनीतिक कैंप लगाऊँगा, जहाँ बताऊँगा कि राजनीति में सबकुछ पैसा ही नहीं है। पैसा प्राथमिकता नहीं होनी चाहिए, बल्कि वचन प्राथमिकता होनी चाहिए। सीताराम केसरीजी कहते थे, नरेश, पैसे के पीछे मत दौड़ना, पद पाओगे तो खुद लक्ष्मीजी तुम्हारे पीछे आएँगी। नई पीढ़ी को यही संदेश देना चाहता हूँ, इसमें कितना सफल हो पाता हूँ, यह समय बताएगा। हालाँकि आज तक किसी भी कार्य में मैं असफल नहीं हुआ हूँ।

□

विदेश यात्राएँ

अपनी विदेश यात्रा में जो मैंने देखा

अपनी पचास साल की राजनीतिक यात्रा में मैंने कई देशों का दौरा किया। एम्स्टर्डम, पेरिस, लंदन, स्विट्ज़रलैंड, वियना, न्यूयॉर्क, वाशिंगटन, सेन फ्रांसिस्को, टोक्यो के साथ बर्लिन, मियामी, फ्रैंकफर्ट गया।

श्री केसरी नाथ त्रिपाठी, उत्तर प्रदेश विधानसभा अध्यक्ष के नेतृत्व में संसदीय प्रतिनधिमंडल की यात्रा में मॉस्को, वियना, रोम, लंदन, पेरिस, एम्स्टर्डम, मैड्रिड की यात्रा की। पर्यटन मंत्री रहते हुए विश्व पर्यटन प्रदर्शनी में सम्मिलित होने कई बार लंदन व बर्लिन गया।

विश्व परिवहन कॉन्फ्रेंस में सम्मिलित होने बैंकॉक व मलेशिया गया।

विश्व ऊर्जा सम्मेलन में सम्मालित होने बर्लिन, ह्यूस्टन व मियामी गया।

इसके अलावा निजी दौरे पर सिंगापुर, ऑकलैंड, क्राइस्ट चर्च, गोल्ड कोस्ट, सिडनी गया।

निजी दौरे पर लंदन, स्कॉटलैंड व पेरिस गया।

मेरी पसंदीदा जगह स्विट्ज़रलैंड, पेरिस व लंदन हैं।

विदेश यात्रा करने के बाद मेरी सोच का नजरिया ग्रामीण स्तर से निकलकर विश्व भ्रमण में गया और मैंने वहाँ की सोच देखी, उसके आगे अपने आप को बौना पा रहा था। आज भी हम विश्व के मानचित्र में पचास साल पीछे हैं।

मैं खयाल से विश्व के देशों ने अपने विकास के लिए सबसे पहले इनफ्रास्ट्रक्चर डेवलप किया। जब मैं बर्लिन गया तो वहाँ के लोग मुझे बर्लिन से 10 किलोमीटर दूर एक गाँव दिखाने ले गए। उस गाँव में जब मैं पहुँचा तो

समझ नहीं पाया कि गाँव में हूँ या शहर में हूँ। सभी तरीके की सुविधाएँ गाँव में थीं और सबसे बड़ा बदलाव देखा जाए तो यूरोप, अमेरिका में लोग शहर से गाँव की तरफ भाग रहे हैं, वे शहर की भीड़भाड़ से दूर रहना पसंद करते हैं और हमारे देश में लोग गाँव से शहर की तरफ भाग रहे हैं, जिससे शहर में भीड़ तंत्र का राज होता जा रहा है और पर्यावरण की समस्या भी बढ़ रही है। विश्व के ज्यादातर देश इनसान की जिंदगी को मूल्यवान समझते हैं, लेकिन अपने यहाँ धर्म का इतना प्रभाव है कि इनसान के जीवन का कोई महत्त्व नहीं रह गया है।

आबादी के मामले में वे लोग आबादी नियंत्रण में विश्वास रखते हैं और यूरोप के देशों में घटती आबादी चिंता का विषय बना हुआ है। कानून सर्वोपरि है। देश के प्रधानमंत्री व राष्ट्रपति को भी कानून के दायरे में रहना पड़ता है और वहाँ का कानून उन्हें मानने के लिए बाध्य करता है। एक सिपाही भी उनका चालान काट सकता है।

आज भी न्यूजीलैंड, ऑस्ट्रेलिया, कनाडा, ब्रिटेन, सिंगापुर आदि के प्रधानमंत्री व राष्ट्रपति बिना सुरक्षा के जनता के साथ वहाँ मौजूद जनता के पब्लिक ट्रांसपोर्ट में जाने से शर्म नहीं महसूस करते, जबकि अपने देश में वीआईपीए कानून से ऊपर है। नेताओं के देखते-देखते हमारे देश में न्यायतंत्र, मीडिया और सरकारी अधिकारी भी अपने आप को वीआईपी श्रेणी में जोड़ते हैं और बहुत से शहरों में तो उनके आगमन पर चौराहों पर ट्रैफिक रोक दिया जाता है। माहौल में खुलापन है, कहीं-कहीं वो खुलापन नग्नता का रूप भी ले रहा है और वो हमारी सभ्यता के बिल्कुल खिलाफ है, लेकिन हम उनकी सोच, उनके विकास और अनुशासन की नकल नहीं कर रहे हैं, बल्कि उनकी आधुनिक सभ्यता को जीवन का अंग बना रहे हैं।

मैंने जितने भी देशों की यात्रा की, उनकी मातृ भाषा एक थी, नाम एक था, जबकि हमारे देश के तीन नाम हैं, इंडिया, भारत और हिंदुस्तान और विदेशों में हम इंडिया के नाम से जाने जाते हैं। हमारे यहाँ सब राज्यों की भाषा अलग है, इससे भी हमारे देश को विकास करने में मदद नहीं मिली। मैं समझता हूँ कि आज विश्व में 17 से ज्यादा अंग्रेजी बोलनेवाले देश नहीं होंगे,

लेकिन हम लोगों की मानसिकता ऐसी हो गई है कि हम अपने आप को दूसरे दर्जे का नागरिक मानते हैं।

जब मैं सांसद बनकर दिल्ली आया तब यहाँ अंग्रेजी बोलनेवाले का बड़ा कद माना गया, लेकिन देश के अधिकांश प्रधानमंत्री हिंदी भाषा के क्षेत्र से हैं। हमें इस सोच को बदलना चाहिए। हम एक तरफ तो गर्व करते हैं कि हम विश्व की सबसे बड़ी आबादी के देश हैं और चीन से अपनी तुलना करते हैं, लेकिन चीन क्षेत्रफल के मामले में भारत से 4 गुना बड़ा है और 100 गुना अधिक विकसित है।

विदेश में सफाई, शिक्षा, बेरोजगारी को प्राथमिकता दी जाती है। यहाँ तक कि कई राष्ट्रों में बेरोजगारों को भत्ता भी दिया जाता है। वहाँ मनुष्य का जीवन और देश प्राथमिकता है, लेकिन मैं समझ नहीं पाया कि हमारे देश की क्या प्राथमिकता है? वहाँ राष्ट्र भावना कूट-कूट के भरी है। आजादी के बाद हिंदुस्तान में भी ऐसा ही था, लेकिन मैं दुःखी हूँ कि आज अपने देश में राष्ट्रीयता की जगह पर अर्थव्यवस्था यानी पैसा को प्राथमिक हो गया है। हम अपने देश की सभ्यता को भूलते जा रहे हैं और विदेशी नग्नता को अपनाते जा रहे हैं और इसमें फिल्मी दुनिया और विज्ञापन का बहुत बड़ा योगदान है।

देश की सरकार को मैं समझता हूँ कि वोट की जगह राष्ट्रीयता, सभ्यता और समाज पर जोर देना चाहिए, जो विदेश में है। इसलिए मैं कहता हूँ कि हम उनसे बहुत पीछे हैं।

मैं सरकार से कहूँगा कि सरकार किसानों, नौजवानों और छात्रों व समाज में रूढ़िवादिता पैदा करनेवालों को जरूर विदेश भेजें, जिससे उन्हें विश्व की स्थिति देखने को मिले। मुझे खुशी है कि हमारे देश की सरकार 6 trillion की इकोनॉमी बनाना चाहती है, लेकिन जब चीन और अमेरिका की तुलना करते हैं तो आर्थिक रूप से बहुत पीछे हैं। इसमें यदि पिछली सरकार को दोष दिया जाता है तो कुछ गलत नहीं है।

अंत में अपने देशवासियों से कहूँगा कि हममें बहुत क्षमता है। हम लोगों ने आजादी के लिए बहुत कुरबानियाँ दी हैं और सब धर्मों ने दी हैं। जो सोच

बन रही है कि विशेष जनजाति आबादी बनाकर देश के धरम को बदल देगा, इसे बदलना चाहिए। हम लोगों का मंत्र होना चाहिए कि भारत हमारा है और भारत ही हमारी माता, पिता, सभ्यता और इतिहास है।

विश्व के पन्नों पर अपना नाम तभी लिखेंगे जब कुरबानी का जज्बा रखेंगे। मेरे खयाल से मेरे कहने में जो पीड़ा झलक रही है, उसे आज हम समझ सकेंगे और मैंने जो देखा है, महसूस किया है, उन्हें शब्दों के माध्यम से इस पुस्तक का अंश बना रहा हूँ और मुझे आशा है कि मेरी बातों को गंभीरता को अपने जीवन में अपनाएँगे।

□

उपलब्धियाँ

उत्तर प्रदेश व उत्तराखंड में मेरे द्वारा कराए प्रमुख कार्य

1. हॉट मिक्स प्लांट से सड़क निर्माण परियोजना के तहत हरदोई, उन्नाव, कानपुर, कन्नौज, फर्रुखाबाद, शाहजहाँपुर, सीतापुर व लखीमपुर में पक्की सड़क बनवाई।
2. हरदोई शहर की सभी सड़कें हॉट मिक्स प्लांट से बनाई गई।
3. हरदोई शहर की सभी गलियों में इंटर लॉकिंग हरदोई में बिजली के सभी खंबे व तार बदलवाए।
4. हरदोई में 15 सब स्टेशन पर बिजली की समस्याओं को सुचारु प्रवाह से संचालित किया।
5. हरदोई शहर में 132 KVA से 220 KVA का बिजली सब स्टेशन बनवाया, जिससे जिले की विद्युत कटौती की समस्या हल हो गई।

   संडीला में 132 KVA का सब स्टेशन।

   बाघौली में 132 KVA का सब स्टेशन।
6. पूरे उत्तर प्रदेश में 33 से ज्यादा 33000 KW के सब स्टेशन का निर्माण करवाया।
7. आनपरा से उन्नाव के बीच 400 KVA का सब स्टेशन बनवाया।
8. आनपरा A & B विद्युत परियोजनाओं का निर्माण कराकर विद्युत उत्पादन जापानी तकनीक द्वारा शुरू कराया।
9. ओबरा पावर स्टेशन का नवीनीकरण कराना और 1200 MW का ओबरा थर्मल पावर;रूस के सहयोग से टांडा थर्मल पावर स्टेशन, जो अपने उत्पादन का केवल 25 प्रतिशत बिजली उत्पादन कर रहा था और घाटे में चल रहा था, को NTPC को देकर 100 प्रतिशत उत्पादन करवाया।
10. श्रीनगर सब स्टेशन (वर्तमान उत्तराखंड) से Synergy ____ हाइड्रो पावर प्रोजेक्ट का निर्माण कराया।
11. श्रीनगर (वर्तमान उत्तराखंड) से मुरादाबाद पर नई बिजली वितरण लाइन का निर्माण।

12. पूरे हरदोई शहर में सारे बिजली के खंबों का नवीनीकरण
    हरदोई में 20 से ज्यादा सब स्टेशन का नवीनीकरण
    उत्तर प्रदेश के हजारों गाँवों में बिजली का विद्युतीकरण
    उत्तर प्रदेश के हर विधायक को 10 गाँवों में विद्युतीकरण का कोटा आवंटित किया।
13. उद्योग क्षेत्र को अलग विद्युत मीटर प्रदान किया और बिजली लाइन को अलग किया।
14. मेरे ऊर्जा मंत्री के कार्यकाल में कर्मचारी संगठनों द्वारा की गई हड़ताल को समाप्त करवाया। बिजली विभाग की 2 प्रमुख हड़तालों को खत्म करवाया। घाटे में चल रहे उत्तर प्रदेश राज्य बिजली बोर्ड (यूपीएसईबी) को विभाजित करने के सरकार के फैसले का विरोध कर रहे हजारों हड़तालियों के साथ आगे बातचीत करने से इनकार कर दिया और 20 करोड़ के विशाल राज्य उत्तर प्रदेश में बिजली की कमी और बड़े पैमाने पर बिजली चोरी को समाप्त करने के लिए पुनर्गठन करने का एक महत्त्वपूर्ण कदम उठाया।
    रोजा पावर प्लांट उत्तर प्रदेश में शाहजहाँपुर के पास रोजा गाँव में 1,200 मेगावाट क्षमता का कोयला आधारित थर्मल पावर प्लांट का कार्यान्वयन किया।

16. परिवहन

16.1. पहली बार प्रदेश में परिवहन विभाग द्वारा AC बसों का निर्माण व जनता को उपलब्ध कराया।

16.2. हरदोई, बरेली, रामपुर, बनारस आदि में आधुनिक बस स्टेशन का निर्माण।

16.3. UPSRTC की बसों की बाड़ी का कानपुर वर्कशॉप में आधुनिक तरीके से निर्माण कराया।

16.4. UPSRTC के घाटे को समाप्त करके प्रॉफिट में लाए।

16.5. प्रतिवर्ष 500 नई बसें खरीदकर उनको चलवाना और पुरानी बसों को हटाना।

16.6. ग्रामीण स्तर पर नए बस रूटों पर बसों का संचालन कराया।

16.7. RTA व STA का गठन कर प्रतिमाह उनकी बैठक करवाना, जिससे क्षेत्र की परिवहन समस्याओं का समाधान कराया।

16.8. आम जनता के लिए परिवहन की समस्याओं के समाधान हेतु प्रत्येक जनपद में ARTO ऑफिस खुलवाए।

16.9. कर्मचारी संगठनों द्वारा की गई हड़ताल को समाप्त करवाया।

16.10. प्रदेश में परविहान की आमदनी को हर वर्ष 25 प्रतिशत बढ़ाना और आय को 11,000 करोड़ से ऊपर पहुँचाया।

□□□